LAILA MARIA WITT

mit Nina Schnackenbeck

Gemeinsam werden wir kugelrund

So machst du die Schwangerschaft
zur schönsten Zeit deines Lebens

W0181356

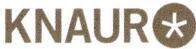
KNAUR

Besuchen Sie uns im Internet:
www.knaur.de

Aus Verantwortung für die Umwelt hat sich die Verlagsgruppe
Droemer Knaur zu einer nachhaltigen Buchproduktion verpflichtet.
Der bewusste Umgang mit unseren Ressourcen, der Schutz unseres Klimas
und der Natur gehören zu unseren obersten Unternehmenszielen.
Gemeinsam mit unseren Partnern und Lieferanten setzen wir uns für eine
klimaneutrale Buchproduktion ein, die den Erwerb von Klimazertifikaten
zur Kompensation des CO_2-Ausstoßes einschließt.
Weitere Informationen finden Sie unter: www.klimaneutralerverlag.de.

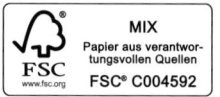

Originalausgabe Oktober 2020
Knaur TB
© 2020 Knaur Verlag
Ein Imprint der Verlagsgruppe
Droemer Knaur GmbH & Co. KG, München
Alle Rechte vorbehalten. Das Werk darf – auch teilweise –
nur mit Genehmigung des Verlags wiedergegeben werden.
Redaktion: Iris Rinser
Covergestaltung: ZERO Werbeagentur, München
Coverabbildung: DMITRII SIMAKOV / Glitterstudio / shutterstock.com
Bildnachweis: Alle Übungsfotos: Michael Gabat;
alle übrigen Fotos: Archiv Laila Maria Witt
Gestaltung und Satz: Sandra Hacke
Druck und Bindung: Firmengruppe APPL, aprinta druck, Wemding
978-3-426-79109-7

2 4 5 3 1

Das findest du alles im Buch

Hallo, du Liebe!

Ich freue mich wahnsinnig, dass dieser Ratgeber in deinen Händen gelandet ist. Wahrscheinlich bist du schwanger oder hast einen Kinderwunsch. Und genauso wahrscheinlich kommt jetzt eine unglaublich aufregende Zeit auf dich zu.

Ich freue mich mit dir! Und ab jetzt bin ich gern an deiner Seite. Sieh mich einfach als große Schwester oder beste Freundin an.

Ich möchte dir Mut machen. Denn: Vor dir liegen, im wahrsten Sinne des Wortes, *wunder*bare Monate. Ich bin fast ein bisschen neidisch, denn ich habe es alle vier Male geliebt, schwanger zu sein.

Und lass dir von mir gesagt sein: Du wirst in der Schwangerschaft wunderschön sein und so richtig deine Weiblichkeit spüren und leben.

Natürlich wird es auch schwierige Phasen geben. Und bestimmt sooo viele Fragen: *Wie groß ist mein Baby, und entwickelt es sich, wie es soll? Darf ich mir in der Schwangerschaft die Haare färben? Was ziehe ich bloß an? Was kann ich noch bedenkenlos essen? Was brauche ich wirklich, wenn mein Baby kommt? Welche Geburtsklinik ist die beste, oder traue ich mir sogar eine Hausgeburt zu?*

Keine Sorge: Ab jetzt nehme ich dich an die Hand, und du bist nicht mehr allein mit all deinen Fragen.

Mit diesem Buch versuche ich, deine Gedanken zu lesen, alle deine Fragen zu beantworten und bei Unsicherheiten für dich da zu sein. Vom positiven Schwangerschaftstest bis zur Geburt; egal, ob erstes Kind oder viertes – auf den nächsten Seiten wirst du alles erfahren, was es rund um die wundervollen 40 Wochen voller Liebe, Übelkeit, Hormonschwankungen und zu eng gewordener Jeans zu wissen gibt.

Gemeinsam werden wir kugelrund!

Deine Laila

PS: Was mir noch wichtig ist: Ich gebe in diesem Buch Ratschläge, die ich alle sorgfältig geprüft habe. Wenn trotzdem Unsicherheiten oder Beschwerden auftauchen sollten, sprich bitte immer mit deiner Frauenärztin oder Hebamme!

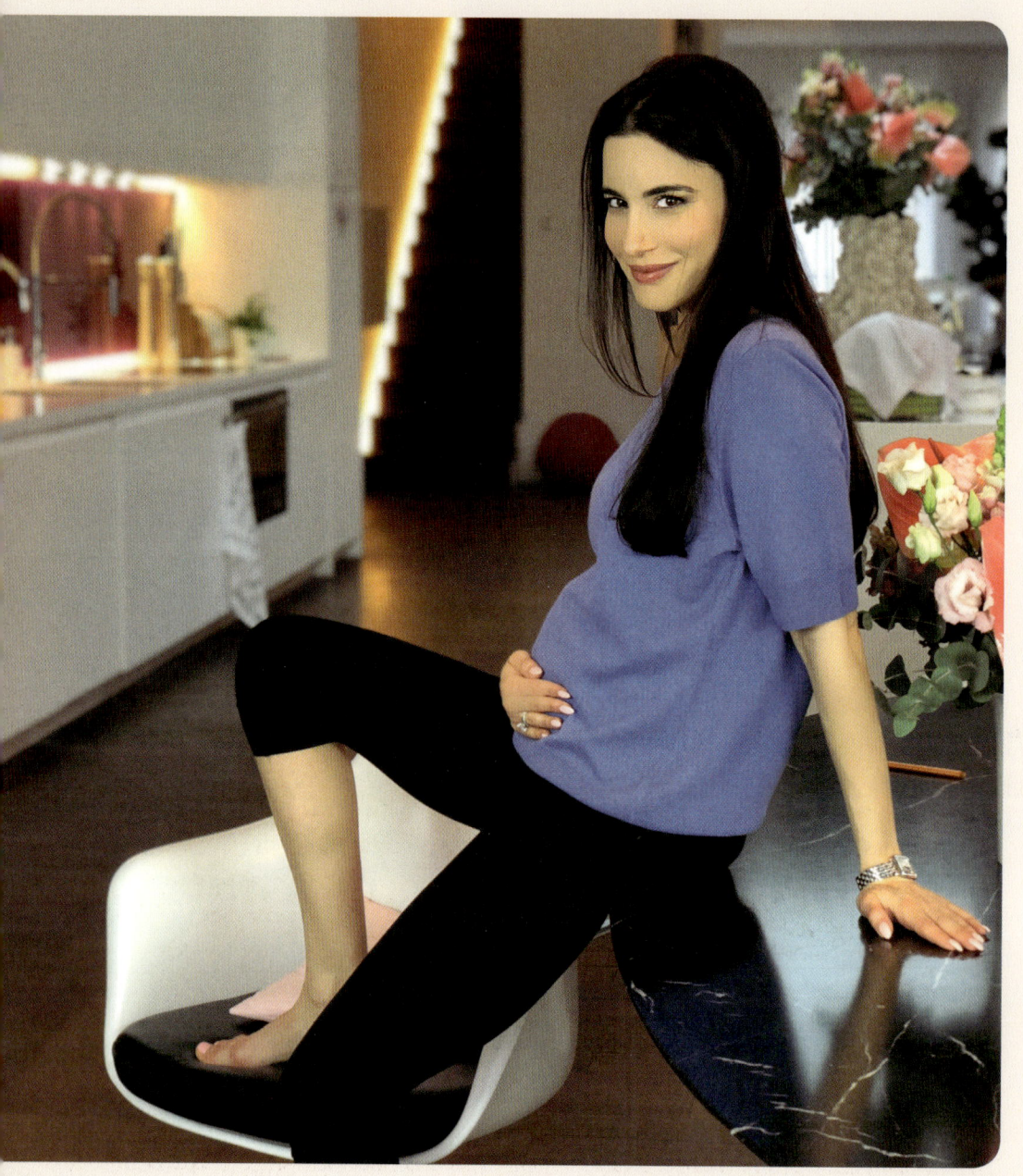

Aus der Küche, die dir bestimmt aus meinen Videos bekannt ist

Eine kleine
Lese- und Nutzhilfe

Dieses Buch ist nach Schwangerschaftswochen aufgebaut, sodass du parallel zu deiner Schwangerschaft ein Kapitel nach dem nächsten lesen kannst. Allerdings gibt es auch Themen, die bei der ein oder anderen von euch an anderer (früherer oder späterer) Stelle der Schwangerschaft auftauchen. Das ist in der Regel kein Grund zur Sorge. Wenn du aber unsicher bist, womit auch immer, rate ich dir, dich einmal mit deiner Frauenärztin (oder später, wenn du eine hast, mit deiner Hebamme) in Verbindung zu setzen. Nichts, was du wissen willst, muss dir peinlich sein! Denn Absicherung geht immer vor.

Wenn du zu einem Thema etwas wissen willst, das noch nicht dran war, schlage es einfach hinten im Stichwortregister nach. Da findest du nämlich alle Themen, die in diesem Buch stecken, alphabetisch geordnet.

Du kannst das ganze Buch natürlich auch in einem Rutsch durchlesen, wenn du Lust hast. Und immer dann nachschlagen, zurück- oder vorblättern, wenn das Thema dann akut ist und du die Details wieder vergessen hast.

Du findest durch das Buch hindurch auch immer wieder meine ganz persönlichen Tipps, die mir am Herzen liegen. Die sind besonders hervorgehoben, du wirst es sehen. Und dann gibt es hier und da ein paar Texte, die ebenfalls in farbigen Kästen stecken. Die sind manchmal kurz, manchmal etwas länger. Sie behandeln spezielle Themen etwas genauer. Wenn sie dich interessieren, liest du sie, sonst überblätterst du sie einfach.

Ich habe auch meine liebsten oder wirkungsvollsten Übungen und Lieblingsrezepte während meiner Schwangerschaft in dem Buch untergebracht. Die kannst du ganz schnell in der vorderen Buchklappe nachschlagen.

Da kannst du außerdem nachsehen, auf welchen Seiten du die Checklisten zum Abhaken findest, die dich in deiner Schwangerschaft begleiten: zur Wahl der Geburtsklinik, zum Packen der Kliniktasche, zur Bestückung deines Vorratsschranks und welche Erstausstattung du für dein Baby brauchst.

Die Sache mit dem Geschlecht ...

Da es sich bei der Schwangerschaft und damit bei diesem Buch um ein »Frauenthema« handelt und es darum sicherlich (vor allem) von Frauen gelesen wird (auch, weil ich selbst eine Frauen*ärztin* habe), benutze ich im Buch meist die weibliche Form. Bei der Frauen*ärztin* oder der Ärztin generell fällt das besonders auf, weil wir da in der Alltagssprache eigentlich immer die männliche Form benutzen. Das bedeutet aber natürlich nicht, dass ein (Frauen-)*Arzt* nicht ebenso gut behandeln und wertvollen Rat aussprechen kann. Bitte, ihr Männer da draußen, fühlt euch davon nicht ausgeschlossen.

Und was mir noch ganz, ganz wichtig ist: Es ist mir bewusst, dass es immer mehr homosexuelle Paare mit Kindern gibt, ich habe selbst zwei in meinem Freundeskreis. Natürlich seid ihr alle ebenso jederzeit angesprochen, auch wenn ich, wenn es um den oder die Partner/in geht, die männliche Form verwende! Bitte nicht böse sein, wenn es das ein oder andere Mal ausschließlicher klingt, als es gemeint ist und sein soll. Es gibt einfach bestimmte Themen, die gezielt an Männer, also an werdende Papas, gerichtet sind, bei denen eine weibliche Form nicht wirklich Sinn macht.

Du willst schwanger werden

TIPPS UND TRICKS ZUM KINDERWUNSCH

Du Liebe, ich freue mich, dass es jetzt losgeht! Und da rauschen wir auch gleich rein ins erste Kapitel: Du und dein Schatz habt euch dazu entschlossen, dass ihr ein Kind bekommen wollt. Das ist wunderbar! Und es wird euch als Paar noch mal ganz fest zusammenschweißen und eure Beziehung auch verändern. Seid offen dafür und geht mit dem, was kommt. Denn natürlich werdet ihr auch vor ganz neue Herausforderungen gestellt werden. Aber dazu ist man ja schließlich ein Paar – man durchlebt Höhen und Tiefen gemeinsam.

Apropos Herausforderung: Nicht jede Frau wird sofort, wenn sie es sich wünscht, schwanger. Es gibt jedoch ein paar Tipps und Tricks, die dabei helfen können, und die verrate ich dir.

Aber erst mal die Statistik vorneweg: Pro Zyklus liegt die Wahrscheinlichkeit, schwanger zu werden, bei ungefähr 15 bis 20 Prozent. Bei der Hälfte der Paare klappt es mit dem Schwangerwerden innerhalb der ersten drei Monate, bei 75 Prozent innerhalb eines halben Jahres, und bei ungefähr 90 Prozent erfüllt sich der Kinderwunsch innerhalb von einem Jahr. Es dauert im Durchschnitt etwa vier Monate, bis eine Frau schwanger wird. Puh! Ganz schön viel Durchschnitt …

Kommen wir mal wieder zu *dir,* denn du bist ja ein ganz individueller Einzelfall.

Und das meine ich rein und rundum positiv! Das Wichtigste, um schwanger zu werden, ist natürlich Geschlechtsverkehr zum richtigen Zeitpunkt. Und das heißt, so nah wie möglich am Eisprung dran. Die Eizelle ist nach dem Eisprung »nur« zwölf bis 24 Stunden befruchtungsfähig. Ein Spermium überlebt drei bis fünf Tage. Daraus ergibt sich also eine ungefähre Dauer von *vier Tagen,* an denen du fruchtbar sein könntest. Und die musst du erwischen. Dafür musst du deinen Körper und deinen Zyklus natürlich genau kennen. Und ich zeige dir, wie du das machst.

Viele benutzen dafür einen Eisprungrechner im Internet. Ich würde davon allerdings abraten. Denn der gibt dir nur den durchschnittlichen Eisprungtag an. Und, wie gesagt, mit sehr hoher Wahrscheinlichkeit bist du eben *nicht* der Durchschnitt.

Der Eisprung findet zwischen Tag acht und Tag 18 des weiblichen Zyklus statt. Darum solltest du herausfinden, an welchem dieser zehn Tage *dein* Eisprung genau stattfindet. Sonst verschwendest du am Ende viele Monate damit, fest daran zu glauben, dass du an Tag 14 schwanger werden kannst, obwohl das gar nicht stimmt. Und das kann sehr enttäuschend und demotivierend sein.

Aber: Wie findest du nun *deine* vier Tage?

Manche Frauen spüren tatsächlich den Moment des Eisprungs, den sogenannten Mittelschmerz. Es klingt verrückt, aber einige Frauen können sogar ganz genau sagen, ob der rechte oder der linke Eierstock gerade eine Eizelle freigibt. Wobei übrigens nicht gesagt ist, dass der Mittelschmerz und der Eisprung *genau* zum selben Zeitpunkt (in derselben Stunde) stattfinden. Der Mittelschmerz kann nämlich kurz vor oder nach dem Eisprung auftreten, was mitunter zu Ungenauigkeiten in der Planung und damit zu Enttäuschungen führen kann.

Eine andere Möglichkeit, den Zyklus zu bestimmen, ist, jeden Morgen seine Körpertemperatur zu messen. Dazu muss man wissen, dass diese sogenannte Basaltemperatur zum Zeitpunkt des Eisprungs circa um ein halbes Grad ansteigt.

Ich persönlich finde es relativ mühsam, jeden Morgen meine Temperatur zu messen, und auch etwas ungenau. Denn wenn man beispielsweise einen Infekt hat, liegt die Körpertemperatur auch höher als normal. Das hat dann aber natürlich nichts mit dem Eisprung zu tun.

Du kannst dir auch einen Ovulationstest (auch »Fertilitätsrechner« genannt) besorgen. Den gibt es in der Apotheke. Dabei pinkelst du jeden Morgen auf ein Stäbchen, das dir dann farblich anzeigt, ob du kurz vor deinen fruchtbaren Tagen stehst. Ähnlich wie ein Schwangerschaftstest irgendwie. Diese Methode ist ziemlich genau und sicher, kann allerdings ganz schön ins Geld gehen.

Die meiner Meinung nach einfachste, sicherste und natürlichste Methode, den Eisprung zu erkennen, ist, die Konsistenz deines Zervixschleims zu beobachten. Er wird vom Gebärmutterhals gebildet und verändert sich im Laufe des Zyklus, was dir vielleicht sowieso schon mal aufgefallen ist. Untersuche den Schleim täglich, bevor du auf die Toilette musst, indem du dich mit einem Stück Toilettenpapier abwischst. Das klingt vielleicht ein bisschen eklig. Aber, hey, es ist nur Biologie! An den unfruchtbaren Tagen ist der Zervixschleim weiß, dickflüssig, undurchsichtig, manchmal sogar klumpig. Das ist ein Scheidenmilieu, in dem die Spermien sich weder fortbewegen noch lange überleben können. An den fruchtbaren Tagen allerdings ist er glasklar und spinnbar, fast wie rohes Eiweiß, und lässt sich zwischen den Fingern fadenartig auseinanderziehen. Dann weißt du sicher: Du hast deine fruchtbaren Tage! In diesem Milieu können sich Spermien ganz wunderbar fortbewegen. Und die Wahrscheinlichkeit, schwanger zu werden, ist relativ hoch.

Folsäure

Nimm ein Folsäurepräparat ein, du bekommst es rezeptfrei in der Apotheke Aber: Bitte nie einfach so zu dir nehmen! Die auf dich zugeschnittene Dosierung klärst du bei Kinderwunsch und in der Schwangerschaft mit deiner Frauenärztin ab, sie empfiehlt dir dann auch ein entsprechendes Präparat. Folsäure gehört zur Gruppe der B-Vitamine und ist an allen Wachstums- und Zellteilungsprozessen beteiligt, kann aber vom Körper nicht selbst gebildet werden. Darum ist ausreichend Folsäure auch so wichtig für das Ungeborene in deinem Bauch. Zu wenig davon kann zu Schäden am Embryo führen.

Folsäure lässt sich durchaus über die Nahrung aufnehmen, zum Beispiel, indem du regelmäßig grünes Blattgemüse, Erbsen, Kohlrabi und Tomaten, Gemüsepaprika, Vollkornprodukte, Nüsse, Fisch und hin und wieder Eier isst. Allerdings muss man bei der Zubereitung gerade von Gemüse vorsichtig sein, denn durch Erhitzen wird ein großer Teil des Folats zerstört. Darum solltest du das Gemüse am besten in Form von Rohkost zu dir nehmen oder es nur garen, nicht kochen. Der empfohlene tägliche Bedarf an Folsäure außerhalb von Kinderwunsch und Schwangerschaft liegt übrigens bei 300 Mikrogramm. Studien zufolge nehmen Erwachsene aber wohl nur rund 180 Mikrogramm Folsäure über die Nahrung zu sich. In der Schwangerschaft erhöht sich der Bedarf zudem auf 600 Mikrogramm, also um ganze 100 Prozent. Und genau darum wird bei Kinderwunsch und Schwangerschaft empfohlen, an die 400 Mikrogramm zusätzlicher Folsäure mithilfe von Tabletten zu sich zu nehmen.

Warum du schon vor der Schwangerschaft Folsäure zu dir nehmen solltest? Weil es etwas Zeit braucht, den empfohlenen Pegel aufzubauen. So ist dein Baby in deinem Bauch von Anfang an auf jeden Fall gut versorgt.

Auf jeden Fall

Die folgenden Punkte sind eigentlich selbstverständlich. Ich führe sie trotzdem noch mal auf, weil sie so, so wichtig sind:

– Ernähre dich gesund und ausgewogen, damit dein Körper mit allen benötigten Vitaminen, Spurenelementen, Proteinen und essenziellen Fettsäuren versorgt wird.
– Verzichte auf Alkohol und Nikotin!
– Bewege dich viel, damit alle deine Zellen mit ausreichend Sauerstoff versorgt werden und du fit bleibst.

MEINE TIPPS

für die werdenden Papas

Männer, die ein Baby zeugen wollen, sollten ebenfalls auf Alkohol und Nikotin verzichten, da beides die Fruchtbarkeit hemmt. Außerdem rate ich davon ab, an dem Tag, an dem ihr in die Laken steigen wollt, in die Sauna zu gehen. Denn: Spermien werden im Hoden produziert, und der Hodensack ist bekanntermaßen außerhalb des Körpers verortet, weil die Spermien die Körpertemperatur von 37 Grad nun mal nicht gut vertragen. In der Sauna ist die Temperatur, der sie ausgesetzt werden, aber noch viel höher.

Außerdem solltet ihr jetzt nicht den ganzen Tag ins Bett hüpfen, nach dem Motto: Viel hilft viel. Es wird empfohlen, es auch während der fruchtbaren Tage nur etwa jeden zweiten oder dritten Tag zu probieren. Dann ist die Anzahl der Spermien höher, als wenn man es jeden Tag versucht.

nämlich bewiesenermaßen die Chancen, schwanger zu werden.

MEIN TIPP

und zwar der allerwichtigste

Nehmt es gelassen, verkrampft euch nicht, macht euch keinen Stress und genießt den Weg zu eurem Wunschbaby! Stress hemmt

TO-DO

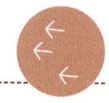

○ Mache einen Termin bei deiner Frauenärztin, wenn du nach fünf Monaten noch nicht schwanger geworden bist, sie kann dir wertvolle Tipps geben.
○ Nimm ein Folsäurepräparat ein, auch das empfiehlt dir deine Frauenärztin.

Du bist schwanger – Wuhuuu!

Herzlichen Glückwunsch, meine Liebe, *du bist schwanger!*

Ich möchte mit dir zusammen durch diese wundervollen vierzig Wochen gehen, in denen du deinen Bauch wachsen spürst und siehst, große Veränderungen durchlebst und bestimmt viele drängende Fragen hast.

Wir reden über Ernährung während der Schwangerschaft, Kosmetik, Vorsorgeuntersuchungen, was mit dem Baby in der jeweiligen Schwangerschaftswoche passiert, über Bewegung und Mode – was kann man wann noch anziehen? Es gibt da ein paar wundervolle Tricks, je nachdem, in welcher Woche du gerade bist. Von mir erfährst du alles.

Mir ging es irgendwann genauso: Plötzlich wusste ich nicht mehr, was eigentlich richtig ist und was falsch. Viele meiner Fragen wurden nicht ausreichend beantwortet, oder ich wusste nicht, wem ich sie überhaupt stellen sollte.

Es gibt so vieles, das sich in der Schwangerschaft verändert.

Eigentlich alles.

Der Körper steht kopf.

Ich möchte mein Wissen aus vier Schwangerschaften an dich weitergeben. Lass uns über *alles* reden. Ich wünsche mir, in den kommenden vierzig Wochen mit meinem Buch für dich da zu sein.

Daran erkennst du, dass du schwanger bist

Vorneweg: Medizinisch gesehen dauert eine Schwangerschaft vierzig Wochen. Wobei: Die ersten zwei Wochen bist du nicht wirklich schwanger. Das ist lediglich die Zeit, in der in deinen Eierstöcken die Eibläschen heranreifen. Und am Ende der zweiten »Schwangerschaftswoche« platzt eines dieser Eibläschen und gibt eine Eizelle frei, die dann auf dem Weg in die Gebärmutter befruchtet werden kann. Wird die Eizelle befruchtet, wandert sie die nächsten fünf bis sechs Tage den Eileiter entlang und nistet sich in der Gebärmutter ein. Und erst *dann* bist du wirklich schwanger.

Du weißt es vielleicht noch nicht und kannst es, solltest du es vermuten, vor allem nicht nachweisen. Denn: Der Schwangerschaftstest schlägt zu diesem Zeitpunkt noch nicht an. Dafür ist der hCG-Wert im Urin, der eine Schwangerschaft nachweist, noch zu gering (mehr über dieses Hormon findest du im Kapitel zu SSW 9). Das geht erst am Ende der vierten Schwangerschaftswoche, wenn die Regel sowieso ausbleiben würde.

Aber interessant ist die Zeit davor in jedem Fall. In deinem Körper passiert nämlich schon wahnsinnig viel. Und es gibt ein paar Anzeichen, die, wenn du sie aufmerksam und sensibel beobachtest, dich zumindest erahnen lassen können, dass du schwanger bist.

Die verrate ich dir jetzt.

hCG und Progesteron

Die Schwangerschaftshormone hCG und Progesteron fangen an, in deinem Körper zu arbeiten. Und das bemerkst du, wenn du genau darauf achtest.

- Da wäre zum Beispiel die Müdigkeit. Wenn du das Gefühl hast, dich tagsüber hinlegen zu müssen, wofür du eigentlich nie der Typ warst, könnte das ein Anzeichen dafür sein, dass du schwanger bist.
- Du erträgst einige Gerüche einfach nicht mehr, die du vorher sogar als angenehm empfunden hast. Bei mir sind das zum Beispiel Lilien. Ich kann, wenn ich schwanger bin, den Geruch von Lilien einfach nicht ertragen. Sie müssen aus dem Raum!
- Du reagierst total »allergisch« auf Zigaretten- und Alkoholgeruch und -geschmack. Das ist auch der Zeitpunkt, an dem du selbst aufhören solltest, zu rauchen und Alkohol zu trinken.
- Durch den Einfluss von Progesteron entspannt sich dein Beckenbereich. Das kann dazu führen, dass du häufiger Pipi machen musst.
- Wenn du zu den Frauen gehörst, die regelmäßig ihre Körpertemperatur messen, wirst du bemerken, dass deine Basaltemperatur um einen halben Grad erhöht ist. Eigentlich steigt die Tempe-

ratur zum Eisprung an und fällt hinterher wieder ab. Wenn du aber schwanger bist, bleibt sie oben, und zwar konstant.

- Deine Brüste spannen vielleicht. Es kann auch sein, dass deine Brustwarzen sich dunkel verfärben. Also: Nicht drüber wundern, sondern freuen.
- Auch wenn dein Körper sich äußerlich noch nicht verändert hat, du auch noch nicht zugenommen hast, magst du auf einmal keine engen Sachen mehr anziehen. Bei mir war es auf jeden Fall so, dass mich alles drückte und ich einfach keine Lust mehr hatte auf kratzige Stoffe und enge Hosen.
- Ich werde in der Schwangerschaft immer sofort emotional und sensibel. Ich kann einfach keinen Streit mehr ertragen und breche bei Kleinigkeiten in Tränen aus. Wenn du also anscheinend grundlos anfängst zu weinen, könnte der Grund dafür sein, dass du schwanger bist.
- Der wichtigste Punkt: Du bleibst nach dem Eisprung schön! Es ist ja so, dass man unterschiedlich attraktiv ist, je nachdem, wo man im Zyklus gerade steht. Meistens ist man wunderschön um den Eisprung und eher picklig und unattraktiv um die Periode herum. Solltest du also nach dem Eisprung nicht wie üblich »hässlich« und picklig werden, sondern hübsch und glänzend bleiben und irgendwie von innen heraus leuchten, ist das ein gutes Anzeichen dafür, dass du schwanger sein könntest.
- Übrigens: Heißhungerattacken oder Übelkeit und Erbrechen finden meist erst nach der vierten Schwangerschafts-

GEBÄRMUTTER UND PLAZENTA

Weil in diesem Buch immer wieder die Gebärmutter und die Plazenta erwähnt werden, möchte ich sie dir hier einmal vorstellen. Und zwar so einfach wie möglich.

Also los: Die Gebärmutter, auch ›Uterus‹ genannt, ist sozusagen der Brutraum, in dem sich dein Baby bis zur Geburt entwickelt. Sie liegt im kleinen Becken zwischen der Harnblase und dem Enddarm und sieht ein bisschen aus wie eine umgedrehte Birne. Sie wird über verschiedene Bindegewebsstrukturen in ihrer Position gehalten, den sogenannten Mutterbändern. Auch die Beckenbodenmuskulatur verhindert das Absinken der Gebärmutter. Darum ist es übrigens besonders wichtig, den Beckenboden möglichst früh zu trainieren, damit er die Last eines Babys gut tragen kann (alles Wissenswerte darüber findest du im Kapitel zu SSW 18). Die Gebärmutter ist ungefähr sieben bis zehn Zentimeter groß, sie wiegt an die 50 bis 60 Gramm. In der Schwangerschaft steigt das Gewicht um etwa ein Kilo. Das innere Volumen kann in der Schwangerschaft, je nach Größe des Kindes, bis zu fünf Liter erreichen.

Die Plazenta (auch ›Mutterkuchen‹ genannt) versorgt dein ungeborenes Baby in der Gebärmutter mit Sauerstoff und Nährstoffen und entsorgt alle Abfallprodukte, die der kindliche Kreislauf schon produziert. Außerdem bildet sie Hormone, die dafür notwendig sind, dass die Schwangerschaft fortbestehen kann, und sie hält schädliche Stoffe wie Viren und Bakterien zum großen Teil vom Baby fern. Sie liegt normalerweise an recht tiefer Stelle in der Gebärmutter, berührt den Muttermund aber nicht. Die Plazenta ist mit dem Kind über die Nabelschnur verbunden. Kindliches und mütterliches Blut sind in der Plazenta übrigens nur durch eine hauchdünne Membran, die sogenannte Plazentaschranke, voneinander getrennt, die wie ein Filter funktioniert. Allerdings kann diese feine Schranke nicht alle Schadstoffe vom Kind fernhalten. Die Plazenta kann nämlich nicht zwischen schädlichen oder guten Substanzen unterscheiden, sondern nur zwischen kleinen und großen Molekülen. Die kleinen werden durchgelassen, die großen nicht. Leider können Stoffe wie Alkohol, Nikotin und bestimmte Medikamente die Plazentaschranke passieren und so Schaden beim Baby anrichten. Dazu erfährst du in diesem Buch aber noch mehr.

woche statt. Das heißt, wenn diese Anzeichen in der dritten Woche noch ausbleiben, kannst du natürlich trotzdem schwanger sein.

Einzeln betrachtet sind all diese Anzeichen natürlich keine Garantie, dass du schwanger bist. Aber: Sollten sich die Anzeichen häufen und in einer Art und Weise vorkommen, die du sonst nicht gewohnt bist, könnte das ein Hinweis auf eine Schwangerschaft sein.

Ganz sicher sein kannst du dann am Ende der vierten Woche, wenn du einen positiven Schwangerschaftstest in der Hand hältst. Ich empfehle dir, einen Schwangerschaftsfrühtest zu benutzen, die sind sensibler dem hCG-Hormon gegenüber. Die Marke spielt überhaupt keine Rolle, lass dich dazu einfach in der Apotheke deines Vertrauens oder von deiner Frauenärztin beraten.

Worauf du ab jetzt achten solltest

Ernährung

Ich habe als Erstes meine Ernährung radikal umgestellt. Und zwar muss man in der Schwangerschaft auf jegliche Art von rohem Fleisch, rohem Fisch und Rohmilchprodukten (das betrifft vor allem Rohmilchkäse) verzichten. Es ist wichtig, dass alle Milchprodukte pasteurisiert sind. Wenn du unsicher bist, frag unbedingt an der Käsetheke nach. Auf vielen Käsesorten ist aber auch vermerkt, ob sie pasteurisiert oder aus Rohmilch hergestellt sind.

Besonders schwergefallen ist mir dieser Verzicht bei Sushi, weil ich das so liebe. Und mein Steak musste durchgebraten, durfte innen nicht mehr rosa sein.

Auch solltest du Obst und Gemüse jetzt sehr gründlich waschen. Salate bitte nicht mehr vorgeschnitten kaufen, sondern im ganzen Kopf und zu Hause selbst gründlich waschen und schneiden. Und wasch auch immer gründlich deine Hände, wenn du diese Lebensmittel zubereitet hast. In ihnen können nämlich Toxoplasmose- oder Listerienbakterien enthalten sein. Und die können dem Baby leider schaden.

Ich hatte in der ersten Schwangerschaft

WAS GENAU BEDEUTET PASTEURISIEREN?

Pasteurisieren bedeutet das Haltbarmachen von flüssigen Lebensmitteln. Dazu werden diese kurzzeitig auf eine Kerntemperatur von 60 bis 90 Grad (niemals über 100 Grad) erhitzt. Eine zu lange Erhitzung würde die Eiweiße, Vitamine, Mineralstoffe oder auch die Farbe negativ beeinflussen. Die Pasteurisation tötet die meisten Milchsäurebakterien und Hefen sowie viele krankheitserregende Bakterien wie Salmonellen zuverlässig ab. Dadurch sind diese Lebensmittel auch länger haltbar.

TOXOPLASMOSE UND LISTERIOSE

Toxoplasmose ist normalerweise eine harmlose Infektionskrankheit, die fast immer ohne Beschwerden und daher unbemerkt abläuft. Aber während einer Schwangerschaft kann sie für das ungeborene Kind gefährlich werden. Toxoplasmose wird hervorgerufen durch den Parasit *Toxoplasma gondii*. Er überträgt sich vor allem über Katzenkot, rohe Fleisch- und Wurstwaren und den Kontakt mit infiziertem Erdreich oder Sand. Etwa 40 Prozent aller Schwangereren haben sich irgendwann in ihrem Leben schon mit Toxoplasmose angesteckt, ohne es zu wissen, und Antikörper dagegen entwickelt. Vor einer Neuinfektion sind sie also geschützt und damit auch ihr Baby.

Um sicherzugehen, ob du diese Antikörper besitzt oder nicht, wird am Anfang der Schwangerschaft ein Bluttest gemacht, der das überprüft. Wenn der dann negativ ausfällt, du also keine Antikörper gegen Toxoplasmose hast, musst du eben auf die oben genannten Dinge achten.

Listeriose ist eine Krankheit, die durch Bakterien (Listerien) verursacht wird. Sie können über verunreinigte Lebensmittel auf Menschen übertragen werden. Auch diese Krankheit verläuft bei gesunden, nicht schwangeren Erwachsenen oft unbemerkt und folgenlos. Aber in der Schwangerschaft besteht eben leider auch hier die Gefahr, dass die Bakterien von der Mutter über die Nabelschnur oder beim Blutaustausch während der Geburt zum Baby gelangen und dort Schäden verursachen.

tatsächlich einen Verdacht auf Toxoplasmose-Erstinfektion und musste behandelt werden. Ich kann dir sagen: Das war alles andere als lustig. Darum habe ich diese Lebensmittelvorgaben in der Schwangerschaft auch wirklich sehr ernst genommen und empfehle es auch dir.

Sowieso, aber vor allem in der Schwangerschaft solltest du viel trinken. Wasser ist natürlich immer gut, aber wenn dir das mal zu langweilig ist und du etwas Geschmack brauchst, trinke verdünnte Fruchtsäfte oder Tee. Da gibt es eine so große leckere Auswahl.

Ein bisschen Vorsicht ist geboten bei den folgenden Teesorten, weil sie in großen Mengen wehenfördernd wirken können: Himbeerblättertee solltest du zum Beispiel erst ab der 35. SSW trinken. Da kann er dann aber auch die sanfte Einleitung der Geburt unterstützen. Auch bei größeren Mengen von Pfefferminz- und Salbeitee können Kontraktionen der Gebärmutter ausgelöst werden.

Kurz: Es gilt für viele Tees: Sie sollten in der Schwangerschaft nicht in größeren Mengen und über einen längeren Zeitraum getrunken werden. Frag zur Sicherheit einmal deine Hebamme, deine Frauenärztin oder in der Apotheke nach, ob du deinen Lieblingstee unbedenklich genießen kannst.

Wie bei so vielem heißt es also auch hier: alles in Maßen und probiere doch lieber mal verschiedene Tees als immer nur denselben.

Nahrungsergänzung

Ich bin wirklich keine Freundin von Nahrungsergänzungsmitteln, sondern versuche immer, mich natürlich, gesund und ausgewogen zu ernähren. Aber in der Schwangerschaft ist der Bedarf vor allem an Folsäure, Jod und Vitamin D erhöht, und man schafft es schwer, diesen Bedarf über Nahrungsmittel zu stillen. Ich habe in meinen Schwangerschaften immer ein Kombipräparat eingenommen, das es in jeder Apotheke gibt. Die Marke spielt dabei gar keine Rolle. Lass dich da von deiner Frauenärztin oder Apothekerin beraten.

No alcohol!

Natürlich: Ab sofort gibt's keinen Alkohol mehr! Denn Alkohol kann beim Ungeborenen das Fetale Alkoholsyndrom (FAS) auslösen. Die betroffenen Kinder sind oft lebenslang motorisch und mental geschädigt. Leider kommt das FAS in Deutschland sehr häufig vor, die sogenannte Fetale Alkoholspektrumstörung gilt als eine der häufigsten angeborenen Erkrankungen. Das liegt einfach daran, dass das Gehirn des Ungeborenen extrem empfindlich auf toxische Substanzen reagiert. Der von der Mutter konsumierte Alkohol gelangt ungehindert über die Plazenta zum Kind und hat dort die *gleiche Konzentration* wie im Körper der Mutter. Der Alkohol kann da alles Mögliche auslösen: Die Zellteilung wird gestört und damit das gesamte Wachstum, auch des Gehirns, aller Organe; außerdem wird das Risiko, dass das Kind als Erwachsener alkoholkrank wird, erhöht, wie Studien gezeigt haben.

Übrigens gibt es keine Erkenntnisse darüber, ab welcher Alkoholmenge das Ungeborene geschädigt wird, deshalb sollte für alle Schwangeren immer gelten: No alcohol!

Schluss mit Rauchen!

Ich habe zum Glück nie geraucht, darum musste ich mir das nicht abgewöhnen. Ich kann mir vorstellen, wie hart das ist, denn es ist ja eine Abhängigkeit. Aber: Wenn du Raucherin bist, hör sofort damit auf, wenn du weißt, dass du schwanger bist! Und für alle Nichtraucherinnen gilt: Meidet Plätze und Orte, an denen geraucht wird, denn auch passiv nimmt man die Schadstoffe wie Kohlenmonoxid und Nikotin auf. Die geraten über die Plazenta in den Blutkreislauf des Babys und verhindern seine optimale Sauerstoff- und Nährstoffversorgung.

Öfter mal ein Nickerchen

Ab sofort solltest du deine Müdigkeit ernst nehmen. Versuche nicht, wie sonst vielleicht (und wie ich es übrigens auch immer gemacht habe), dich um jeden Preis wach und fit zu halten mit Cola und Kaffee und Co., sondern höre auf deinen Körper und danke ihm dafür, dass er dir so genau sagt, was er in der Schwangerschaft braucht!

Gute Zahnhygiene

In der Schwangerschaft ist das Zahnfleisch besser durchblutet und kann deshalb etwas anschwellen. Zwischen Zahnfleisch und Zähnen können sich besonders leicht Bakterien ansammeln, darum wird empfohlen, in der Schwangerschaft zwei- bis dreimal zum Zahnarzt zu gehen und auch eine Prophylaxe (also eine professionelle Zahnreinigung) machen zu lassen. Das zahlt sogar die Krankenkasse. Zu diesem Thema kannst du noch mehr lesen im Kapitel zu SSW 17.

Sport in Maßen

Ich bin ja ein absoluter Bewegungsfreak und Sportfan. Ich habe auch in meinen Schwangerschaften immer weiterhin Sport gemacht und mich viel bewegt, aber ich habe auch sehr darauf geachtet, dass ich nicht mehr an meine Leistungsgrenze stoße, was bedeutet, dass mein Herzschlag nicht über 150 Schläge die Minute kommt, denn das ist einfach nicht gut für den Kreislauf. Empfohlen wird Schwangeren bis zum 29. Lebensjahr, 135 bis 150 Schläge pro Minute nicht zu übersteigen, 130 bis 145 Schläge vom 30. bis 39. Lebensjahr und 125 bis 140 Schläge pro Minute bei über 40-jährigen Schwangeren.

Die Regel lautet: Sport ja, aber nicht übertreiben.

Sicherheit am Arbeitsplatz

Last, but not least: Je nachdem, was du arbeitest (wenn du arbeitest), solltest du deinem Arbeitgeber möglichst früh von deiner Schwangerschaft erzählen. Denn es gibt einige Tätigkeiten, die in der Schwangerschaft nicht mehr oder nur in Absprache mit der Schwangeren (und manchmal auch der Ärztin) erlaubt sind, zum Beispiel nur begrenzte Nacht-, Wochenend- oder Akkordarbeit; Schwangere dürfen laut Gesetzgeber an Sonn- und Feiertagen nicht allein arbeiten, keinen Umgang mit Chemikalien, giftigen Reinigungsmitteln, Röntgenstrahlen haben, Krankenschwestern dürfen kein Blut mehr abnehmen, Pilotinnen und Stewardessen nicht mehr fliegen und, und, und. Dabei geht es immer um deine und die Sicherheit deines Babys. Je früher dein Arbeitgeber also über deine

Schwangerschaft Bescheid weiß, umso besser kann er dich schützen. Zum »Coming-out«, Mutterschutz und allem Drum und Dran kannst du in den Kapiteln zu SSW 13 und 30 mehr nachlesen.

TO-DO

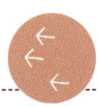

- Nimm dir einen Moment Zeit für dich, setze dich in die Natur, auf eine Parkbank oder auf eine Wiese, schalte dein Handy aus und lass es einmal sacken: Du bist schwanger, in dir wächst neues Leben. Erfreue dich an diesem Gedanken und Wissen und lass es ganz in deinem Bewusstsein ankommen.
- Verabrede einen Termin bei deiner Frauenärztin, bei dem du all deine Fragen loswerden, auf Toxoplasmose getestet werden, über Nahrungsergänzungsmittel (insbesondere Folsäure) reden kannst.
- Und mache doch auch einen Termin beim Zahnarzt plus Prophylaxe.
- Informiere dich darüber, ob dein Job ein Risiko für dich oder dein Baby darstellt, das kann dir deine Frauenärztin in jedem Fall beantworten, du findest auch Listen im Internet dazu.

So müüüüüüüde!

SCHWANGERSCHAFTSWOCHE 7

Meine Liebe, du weißt es: Du bist schwanger. Und jetzt *fühlst* du es wahrscheinlich auch. Du hast Heißhunger, die Gefühle fahren Achterbahn, und es überfällt dich eine bleierne Müdigkeit.

Schlafen, schlafen, schlafen

Typisch für die ersten Wochen der Schwangerschaft ist: Am Anfang sind werdende Mütter iiiiimmer müde. Der Grund ist, dass dein Körper gerade eine Unmenge an Progesteron produziert. Und das wirkt wie eine Schlaftablette auf deinen Körper. Denn Progesteron, das auch »Zyklus- und Schwangerschaftshormon« genannt wird, senkt den Blutdruck, drosselt die Verdauung und kann Übelkeit verursachen (dazu aber mehr im Kapitel zu SSW 9).

Außerdem wächst der Embryo gerade in Höchstgeschwindigkeit: vom i-Tüpfelchen zum Gummibärchen. Dein gesamter Körper stellt sich auf das neue Leben in deinem Bauch und seine bestmögliche Versorgung ein. Er muss viel mehr leisten als normalerweise. Kein Wunder, dass er ständig müde ist und Kraft tanken will – und auch muss. Gönn dir also Pausen, wann immer es geht, leg dich nachmittags hin, wenn es möglich ist, und geh früh schlafen.

DAS BABY

Das Kleine in deinem Bauch ist zwischen der fünften und achten Schwangerschaftswoche gerade mal so groß wie eine Erdbeere, ein gebeugtes, kleines Wesen. Und es hat durch die Gebärmutterwand hindurch deinen Blutkreislauf angezapft. Seine wichtigsten Organe sind bereits angelegt.

TO-DO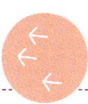

○ Zwischen der sechsten und der achten Schwangerschaftswoche steht in der Regel der erste Termin bei deiner Frauenärztin an. Hier wird deine Schwangerschaft medizinisch bestätigt und dir der Mutterpass ausgehändigt. Juhu! Der Mutterpass ist sozusagen dein Ausweis für die Schwangerschaft, in ihm stehen die wichtigen Eckdaten über dich und dein werdendes Baby. Bis zur Geburt werden alle Ergebnisse der Vorsorgeuntersuchungen von deiner Frauenärztin oder deiner Hebamme dort eingetragen, wie zum Beispiel das Gewicht und die Größe des Babys, Daten über deine Gesundheit und auch Besonderheiten. Du solltest den Mutterpass ab jetzt möglichst immer bei dir tragen. In einem Notfall

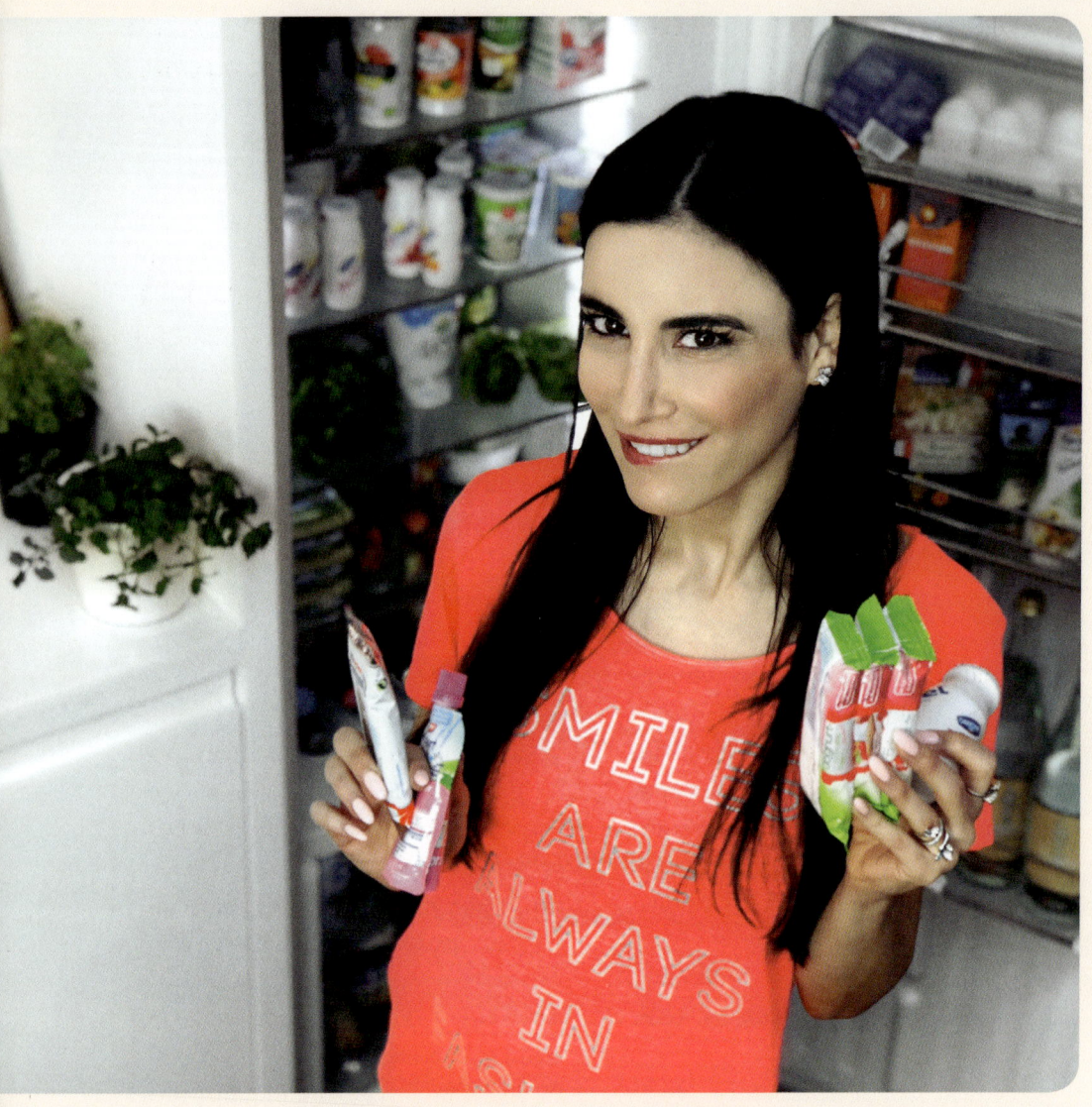

Heißhunger kann manchmal genau so aussehen. Und es kann auch bedeuten, dass man nach der ersten Milchschnitte überhaupt keine Lust mehr auf die anderen hat und der Rest wieder in den Kühlschrank wandert. Stattdessen braucht man dann etwas ganz anderes.

kann ein behandelnder Arzt dann nämlich schnell und richtig reagieren.

Der Mutterpass wird in den nächsten Monaten also sehr wichtig sein für dich. Darum empfehle ich dir, dir eine hübsche Schutzhülle zuzulegen. Die kannst du natürlich selbst nähen oder aber du stöberst im Sortiment des Schreibwaren- oder Kinderklamottenladens um die Ecke.

Bei diesem ersten Frauenarzttermin wird auch ein Bluttest gemacht, um deine Blutgruppe und Immunität gegen Röteln festzustellen. Auch der Antikörpersuchtest zum Ausschluss einer Rhesus-Unverträglichkeit findet jetzt statt (zum Thema »Rhesus-negativ« schreibe ich im Kapitel zu SSW 28). Und du kannst einen Test auf Toxoplasmose durchführen lassen.

○ Jetzt ist es übrigens auch an der Zeit, zu überprüfen, ob du dich bei deiner Frauenärztin wirklich gut aufgehoben fühlst. Wenn nicht, denke über einen Wechsel nach. Immer wieder erreichen mich Nachrichten von Frauen, die mir erzählen, dass sie sich nicht trauen, ihrer Frauenärztin die ein oder andere Frage zu stellen.

Aber ganz wichtig zu wissen ist: Du wirst ab jetzt oft bei deiner Frauenärztin sein und viele wichtige Momente mit ihr teilen und besprechen. Da ist es ist einfach schöner, jemanden zu haben, dem man vertraut, damit man auch alle Fragen mit einem guten Gefühl loswerden und Sorgen oder Unsicherheiten ganz offen ansprechen kann.

Eine Fehlgeburt ist kein Tabu

Ich möchte jetzt noch ein ernstes Thema ansprechen, das aber vor allem in dieser frühen Phase dazugehört. Leider ist das Risiko einer Fehlgeburt im ersten Drittel der Schwangerschaft am höchsten. Ich möchte dir damit aber keine Angst machen. Bloß

nicht! Vielmehr will ich dich bestärken, dir Mut machen: Alles ist gut, alles ist normal, alles darf sein. Und wir können damit umgehen! Und das Wichtigste: Es ist nicht unsere Schuld.

Vorneweg ein paar medizinische Fakten: Den Abbruch einer Schwangerschaft vor der 24. Woche, also bevor das Kind lebensfähig ist, nennt man »Fehlgeburt«, medizinisch auch »Abort«. Danach, bzw. wenn das Kind 500 Gramm wiegt, spricht man von einer »Totgeburt«.

Die Statistik sagt: Die meisten Fehlgeburten ereignen sich unbemerkt. Es wird zwar eine Eizelle befruchtet, sie schafft es aber gar nicht, sich einzunisten. Bei Frauen unter 30 Jahren betrifft das 50 Prozent der befruchteten Eizellen. Bei Frauen über 30 sind es noch mehr.

Ab der fünften Woche kann man eine Schwangerschaft nachweisen. Ab dann gehen immer noch durchschnittlich 20 Prozent der Schwangerschaften ab. Ich finde, das ist eine ziemlich hohe Zahl: Jede fünfte Schwangerschaft endet sozusagen in einer Fehlgeburt.

Das heißt: Viele Frauen sind im Laufe ihres Lebens davon betroffen.

So auch ich.

Ich hatte nach meinem dritten Kind eine Fehlgeburt in der siebten Schwangerschaftswoche. Vorher habe ich mich nie mit diesem Thema beschäftigt, weil es für mich nicht relevant war bei drei gesunden Schwangerschaften. Es hat mich dann extrem getroffen, ich war voller Enttäuschung, Wut – aber auch Trauer. Ich habe mir große Vorwürfe gemacht, dachte, ich hätte etwas falsch gemacht.

Als ich mich umfassend mit dem Thema auseinandergesetzt habe, habe ich aber schnell verstanden: Eine Fehlgeburt ist etwas Normales, das vielen Frauen passieren kann. Und das sehr häufig gar nichts mit uns zu tun hat. Die Natur selektiert: Welches Baby kann leben, welches nicht? Darauf haben wir keinen Einfluss.

Wir sollten also offen mit dem Thema »Fehlgeburt« umgehen, ohne Schuldgefühle und ohne Tabugedanken. Ich habe mich damals dazu entschieden, meiner Familie und meinen Freunden davon zu erzählen. Und durch diese Offenheit habe ich von vielen meiner Freundinnen und Bekannten erfahren, dass sie auch schon Fehlgeburten hatten. Sie haben nur nicht darüber geredet.

Ganz wichtig finde ich übrigens: Vergesst eure Männer nicht! Viele versuchen gerade nach einer Fehlgeburt, der Starke für ihre Partnerin zu sein. Aber auch unsere Partner sind natürlich total aufgewühlt, enttäuscht, traurig und verunsichert.

Sprecht also nicht nur mit euren Freundinnen und anderen Frauen über euren Verlust und eure Gefühle, sondern auch mit eurem Schatz. Haltet zusammen, schenkt euch Kraft und macht euch gegenseitig Mut, weiterzumachen!

Woran bemerkt man eine Fehlgeburt?

In meinem Fall hat es sich angedeutet: Die typischen Schwangerschaftsanzeichen waren auf einmal nicht mehr da. Mir war nicht mehr übel, Gerüche haben mich nicht mehr gestört, meine Brüste haben nicht mehr gespannt. Eine Woche später fing es dann an zu bluten, und ich bin zu meiner Frauenärztin gegangen, die die Fehlgeburt festgestellt und mich betreut hat.

Meist wird dann eine Ausschabung gemacht, das heißt, alles, was für das eingenistete Ei da war, wird weggenommen, es wird sozusagen aufgeräumt.

MEIN TIPP

zum Umgang mit der Trauer

Meist führt eine Fehlgeburt zu großer Traurigkeit. Der Umgang damit ist natürlich ganz individuell und hängt auch sehr damit zusammen, zu welchem Zeitpunkt es passiert ist. Jeder geht seinen eigenen Weg, und ich habe auch kein Patentrezept dagegen, aber was ich noch mal sagen kann, ist: Mir hat ungemein geholfen, darüber zu sprechen. Stundenlang. Mit all meinen Freundinnen und jedem Einzelnen in meiner Familie.

So konnte ich das Thema relativ schnell hinter mir lassen.

Es gibt auch Anlaufstellen, sogenannte »Seelsorge«, die findet man im Internet. Ich fand es aber am schönsten, mit Menschen darüber zu sprechen, die mir nahestehen. Gerade unter Frauen kann das ein unglaublich schönes und enges Gemeinschaftsgefühl schaffen, einfach, weil wir den Schmerz am besten nachvollziehen können.

Meine Lieben, lasst euch nicht entmutigen von einer Fehlgeburt und steckt nicht den Kopf in den Sand! Habt vor allem keine Selbstzweifel! Schaut, was euch guttut, was euch glücklich macht. Gönnt euch etwas Schönes, einen Kuschelabend mit eurem Schatz auf dem Sofa, eine wohltuende Massage, einen Tag Wellness, oder ihr geht ins Kino mit euren Freundinnen.

Im Idealfall wünsche ich euch allen natürlich, nie diese Erfahrung zu machen.

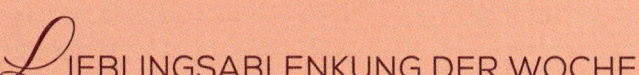

LIEBLINGSABLENKUNG DER WOCHE

Höre in dich hinein: Wenn dir nach Kuscheln und Ausruhen ist, setze dich mit deinen Liebsten zusammen und macht's euch gemütlich. Ist dir aber mehr nach Ablenkung zumute, gehe mit Freundinnen raus, verabredet euch zum Brunchen oder zum Shoppen.

Plötzlich kurzatmig

SCHWANGERSCHAFTSWOCHE 8

Herzlich willkommen in der achten Schwangerschaftswoche!

Typisch in dieser Schwangerschaftswoche – genauso wie auch in der sechsten, siebten, neunten … oder wenn du Pech hast, so wie ich, bis zur 16. Woche – ist immer noch die Übelkeit. Darüber lasse ich mich in SSW 9 noch gründlich aus. Halte durch, es wird irgendwann besser! Zumindest meistens.

Aber vielleicht hast du noch etwas bemerkt? Ab dieser Woche sind viele Schwangere nämlich manchmal extrem kurzatmig. Mich hat es auch bei meiner vierten Schwangerschaft wieder verwundert, wieso ich nach wenigen Treppenstufen schon so erledigt war und mich hinsetzen musste. Und das, obwohl ich doch sportlich bin! Es ist nämlich egal, ob du eher der gemütliche Typ bist oder der bewegungsfreudige – die Kurzatmigkeit kriegt uns alle in der Schwangerschaft.

Aber keine Sorge: Das ist nicht gefährlich für dich oder dein Baby. Der Grund dafür ist einfach: Dein Herz und deine Lunge müssen viel intensiver arbeiten, um den Körper ausreichend mit Sauerstoff zu versorgen, wegen der vielen Veränderungen, die das Wachstum deines Babys notwendig macht. Schließlich muss dein Körper ab jetzt *zwei* Lebewesen versorgen. Stelle dir vor: In der Schwangerschaft brauchst du etwa 20 Prozent mehr Sauerstoff als normalerweise!

MEIN TIPP

gegen Kurzatmigkeit

Kurzatmigkeit in der Schwangerschaft ist ganz normal. Und das Beste, was dagegen hilft, ist: raus an die frische Luft und ganz viel und tief atmen für eine Extraration Sauerstoff für dich und dein Baby.

MEINE ÜBUNG

Du kannst auch Atemübungen machen: Eine leichte Übung ist, einmal am Tag zehn Minuten bewusst ein- und auszuatmen. Stelle dich dazu bequem hin, lege die Hände in die Seiten unterhalb der Brust, die Daumen nach hinten, atme jetzt tief in Rippen und Rücken. Das steigert die Dehnungsfähigkeit des Brustraums, so bekommt das Baby mehr Platz, und der Druck auf die Lungen wird verringert.

Falls du schon eine hast – frage deine Hebamme, ob sie noch andere Übungen kennt und worauf du genau achten musst.

Es kann auch helfen, mit dem Oberkörper etwas erhöht zu schlafen. Der Raum, in dem du schläfst, sollte gut durchlüftet und mit ausreichend Luftfeuchtigkeit versorgt sein.

DAS BABY

Dein Baby ist jetzt etwa einen Zentimeter groß. Bei der Größen- und Gewichtsangabe handelt es sich hier und im Laufe des Buches natürlich nur um ungefähre Werte. Selbstverständlich sind sie von Baby zu Baby und von Frau zu Frau unterschiedlich, außerdem sind die Maße über den Ultraschall auch irgendwann gar nicht mehr so genau zu bestimmen. Aber zur Orientierung und damit du eine ungefähre Vorstellung davon hast, wie das Kleine in deinem Bauch wächst, sind auch Circa-Werte interessant.

Was ich so besonders an dieser Woche finde, ist, dass die Nervenstränge, die durch Babys Arme und Beine verlaufen, ihm jetzt ermöglichen, sich zu bewegen. Sprich: Dein Kleines bewegt sich in dir! Du merkst davon zwar noch nichts, denn Kindsbewegungen spürt man meist erst ab

der 19. oder 20. SSW. Aber ich empfinde schon das bloße Wissen darum als unglaublich aufregend, dass dein Baby vielleicht *jetzt* gerade herumstrampelt, während du diese Zeilen liest.

DIE MUTTER

Deine Gebärmutter ist jetzt ungefähr doppelt so groß wie ein Hühnerei und drückt auf die Blase. Und deshalb muss man schon ab SSW 8 öfter Pipi machen. Aber auch wenn das mal lästig sein kann: Bitte trotzdem weiter viel trinken!

Übrigens verändert sich auch die Haut, sie wird sensibler, zum Beispiel gegenüber Sonneneinstrahlung. Darum kann es vermehrt zu Sommersprossen und Pigmentveränderungen kommen. Mein Tipp: Verwende ab jetzt Sonnenschutz, wenn du dich länger in der Sonne aufhältst – auch im Winter! Ich habe meist eine leichte Sonnencreme oder gleich eine Tagescreme mit Lichtschutzfaktor benutzt. In meiner vierten Schwangerschaft habe ich sogar eine Sonnencreme mit Lichtschutzfaktor

$\mathcal{L}$IEBLINGSLUFTHOLER DER WOCHE

Ich weiß, manchmal ist es echt langweilig, allein an der frischen Luft spazieren zu gehen. Wie wär's, wenn du deine beste Freundin anrufst und sie quasi per Telefon einfach mitnimmst? Meine beste Freundin und ich haben das regelmäßig gemacht.

30 verwendet, obwohl Winter war. Einfach, um Pigmentflecken zu vermeiden. Aus meiner dritten Schwangerschaft habe ich nämlich ein paar kleine Andenken zurückbehalten.

Wenn es gerade Sommer ist, solltest du zum Sonnenbaden am besten den frühen Morgen oder den Abend nutzen, da die Strahlung dann nicht so intensiv ist wie zur Mittagszeit. Und achte unbedingt darauf, dass du genug trinkst und dich regelmäßig abkühlst.

Nimm als Sonnencreme am besten eine, die keine chemischen Filter enthält, denn die sind schädlich, ziehen in die Haut ein, gelangen so direkt in den Blutkreislauf und somit zu deinem Baby. Besser ist ein Sonnenschutz mit physikalischen Filtern, die in mineralischen Sonnencremes enthalten sind.

TO-DO

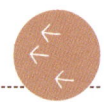

- Mache dir selbst gute Gedanken und gute Stimmung: Lieblingsmusik auf die Ohren, tief durchatmen und: *think positive!*
- Langsame, lange Spaziergänge an der frischen Luft helfen gut gegen Kurzatmigkeit.

Hilfe, diese Übelkeit!

SCHWANGERSCHAFTSWOCHE 9

Hallo und herzlich willkommen in der neunten Schwangerschaftswoche!

Dir ist schlecht, und du fühlst dich hundeelend? Du Arme, ich weiß, wie das ist! Das ging mir in allen vier Schwangerschaften so.

Ich bleibe auf jeden Fall an deiner Seite, bis es besser wird.

Dieses lästige Phänomen wird auch »Morgenübelkeit« genannt. Mein absolutes Lieblingsthema. *Nicht.* Im Normalfall sollte in der 9. Schwangerschaftswoche deine Übelkeit aber vorerst ihren Höhepunkt erreicht haben. Das liegt vermutlich daran, dass der Wert des Schwangerschaftshormons Beta-hCG (humanes Choriongonadotropin) jetzt am höchsten ist. HCG ist ein Botenstoff, der von der Plazenta gebildet wird, kurz nachdem sich der Embryo im Uterus eingenistet hat. Von dort aus verbreitet es eine wichtige Botschaft: Es teilt deinen Eierstöcken und deinem Gehirn mit, dass du neues Leben in dir trägst. Damit bleiben weitere Eisprünge und die Menstruationsblutung aus.

Einige Frauen reagieren übrigens viel stärker als andere, aber es leiden tatsächlich 75 Prozent aller Schwangeren an dieser fiesen Übelkeit. Besorgniserregend ist die nicht, im Gegenteil: Sie zeigt sogar an, dass deine Schwangerschaft wie gewünscht verläuft. Im Grunde genommen ist die Übelkeit nämlich nichts anderes als die Reaktion deines Körpers auf deine Schwangerschaft. Und ganz ehrlich: Bei solchen Nachrichten darf dem doch auch mal schlecht werden vor Aufregung und Vorfreude, oder?

Lass es dir noch mal auf der Zunge zergehen: Du trägst neues Leben in dir!

MEINE TIPPS

gegen Übelkeit

Es gibt ganz viele Medikamente gegen Übelkeit, die helfen können. Von starker über schwache Medizin, von Naturheilkunde über pflanzliche oder homöopathische Mittel bis hin zu Akupunktur, Akupressur und Traditioneller Chinesischer Medizin. Lass dich am besten von deiner Ärztin oder Apothekerin beraten.

Wie gesagt, diese Maßnahmen *können* helfen. Bei mir hat jedoch rein gar nichts genützt! Und weil ich in den ersten drei Schwangerschaften alles, wirklich alles ausprobiert habe, habe ich mich in der letzten dazu entschlossen, es einfach auszuhalten. Das hat nicht das Geringste mit Tapferkeit zu tun, es hat mich nur frustriert, so viel Energie in die Bekämpfung der Übelkeit zu stecken ohne jeden Erfolg.

Auch wenn wir die Übelkeit nicht zum Verschwinden bringen können, können wir sie zumindest erträglicher machen. Hier meine besten Tipps:

– Zitrone: aufschneiden, daran riechen oder lecken. Wenn's bei dir hilft: Hab immer eine griffbereit! Ich habe mir bei jedem Spaziergang sogar eine Zitrone in die Handtasche gesteckt. In die Zitrone zu beißen war das Erste, was ich morgens nach dem Aufstehen getan habe.
– Ingwer: Ich habe jeden Morgen eine Kanne Ingwertee getrunken. Dazu einfach etwas Ingwer klein schneiden und mit kochendem Wasser übergießen, abkühlen lassen und immer wieder in Schlückchen davon trinken.
– Viele kleine Mahlzeiten (statt wenige große): Ich habe versucht, immer etwas im Magen zu haben. Denn die Übel-

keit war bei mir mit leerem Magen viel schlimmer.
– Trockene Nahrung: Mir hat geholfen, eher Hartes, Trockenes zu essen wie Brot, Brötchen oder auch mal Salzstangen. Oder Kaltes, dabei fast geschmacksneutral, wie Eis (oder Zitrone) oder Naturjoghurt – mit Eiswürfeln der Burner!

Für mich war wichtig zu wissen: Die Übelkeit kommt in Wellen. Sie erreicht mich also irgendwann, ebbt aber auch wieder ab. Es gab Tage, da kam ich nicht aus dem Bett. Okay, das stimmt nicht: Ich kam bis zum Klo. Aber von da nicht mehr weg. Aber es gab auch Tage, da ging es mir gut. Diese Phasen solltest du voll und ganz ausnutzen und genießen.

Und zu guter Letzt gilt: Diese Zeit geht vorüber. Lass uns gemeinsam stark sein!

Vorsicht Gerüche, Vorsicht Spucke!

Ganz eng mit der Übelkeit verbunden ist die Geruchsempfindlichkeit. Bei mir hatte die in der neunten Schwangerschaftswoche ihren absoluten Höhepunkt – ich ertrug nichts, was auch nur annähernd gestunken hat.

Was kann man dagegen tun? Stehe zu deinen Empfindungen und nimm sie ernst! Suche das Weite, wenn dir etwas stinkt, und zwar im wahrsten Sinne des Wortes, vermeide fettige Bratengerüche in der Küche, lüfte immer gut durch … Tue, was *dir* guttut!

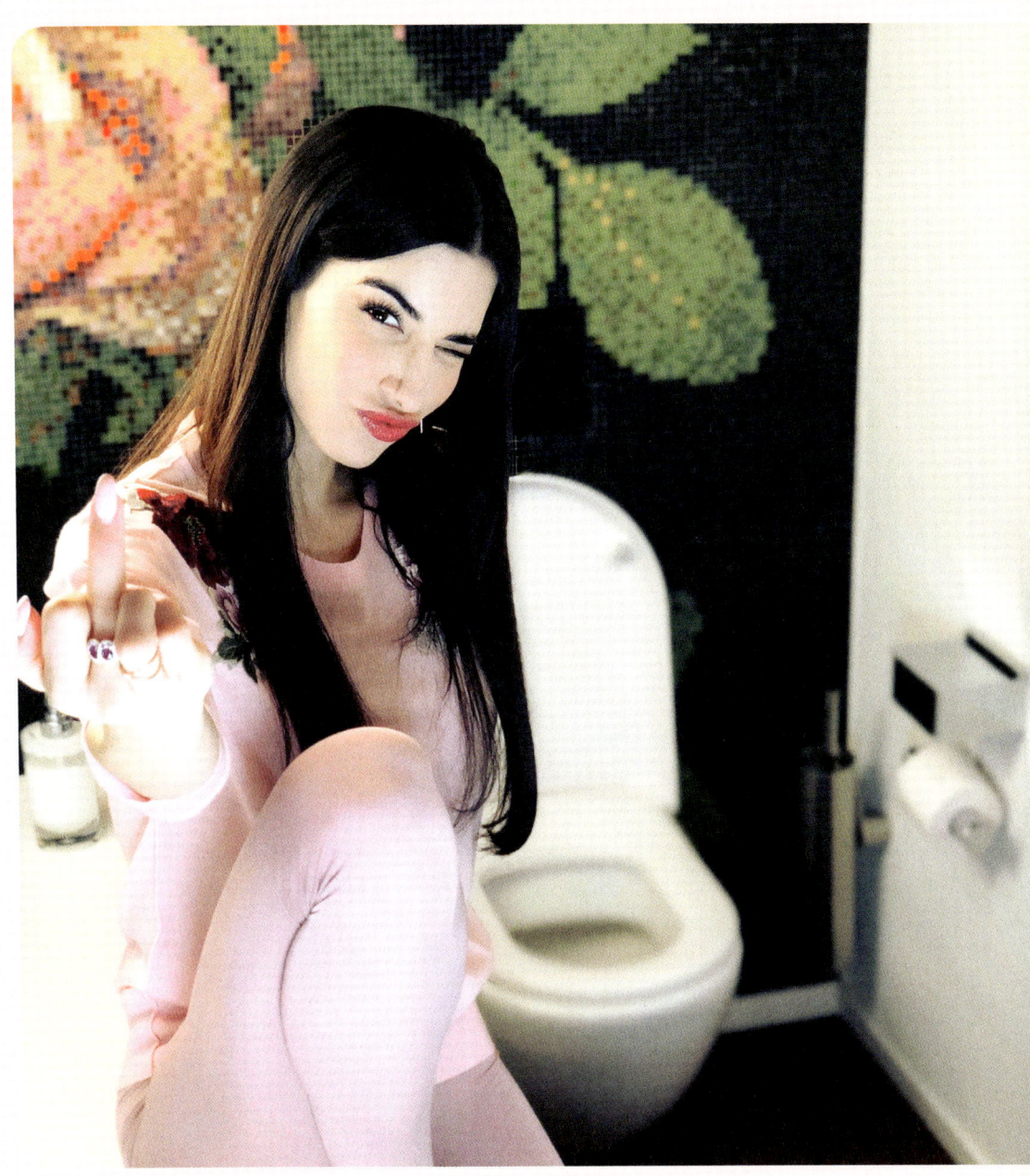

Ich hoffe, du empfindest diese Geste nicht als zu anstößig.
Genau genommen ist es ja nur einer meiner Finger, der gerade zufällig nach oben zeigt.

Und die andere Sache, die mit Übelkeit und Erbrechen zusammenhängt, ist der vermehrte Speichelfluss. Ich fürchte, das müssen wir so hinnehmen. Angeblich soll dagegen helfen, Pfefferminzbonbons zu lutschen.

Eine gute Nachricht zum Schluss

Ab dieser Woche lässt in der Regel die Müdigkeit nach. Man hat wieder mehr Kraft – gut, viele benötigen die zum Brechen, so wie ich. Aber es soll ja Frauen geben, die sich nicht übergeben müssen, und du gehörst hoffentlich dazu. Ich freu mich für dich und wünsche dir ganz viel Kraft und Energie!

DAS BABY

Das Baby ist jetzt etwa 1,5 Zentimeter groß. In der neunten Schwangerschaftswoche beginnt sich sein Gehirn in rasantem Tempo zu entwickeln. Unglaubliche

100 000 Nervenzellen werden pro Minute gebildet. Pro Minute! Ich muss es hier noch mal sagen, auch wenn ich es hasse, wie ein Moralapostel zu klingen: Bitte verzichte auf jeden Fall komplett und konsequent auf Alkohol. Nicht mal eine Likörpraline! Das gilt im Übrigen für die gesamte Schwangerschaft. Tue das deinem kleinen Wurm nicht an! (Falls du noch mal nachlesen möchtest, wie sich Alkoholkonsum auf dein Baby auswirkt, schlage im Kapitel »Du bist schwanger« nach.)

DIE MUTTER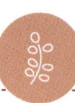

Die Gebärmutter ist jetzt doppelt so groß wie vor der Schwangerschaft, und das macht sich nun langsam bemerkbar – es wölbt sich ein Bäuchlein heraus. Du könntest dir in dieser Woche also deinen Kleiderschrank vornehmen, auch wenn du noch weit davon entfernt bist, Umstandsmode anzuziehen. Trotzdem kannst du enge Hosen und taillierte Kleider schon mal aussortieren. Wir sehen uns in einem Jahr wieder, *bye-bye!*

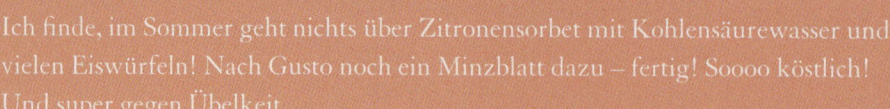

LIEBLINGSÜBELKEITSKILLER DER WOCHE

Ich finde, im Sommer geht nichts über Zitronensorbet mit Kohlensäurewasser und vielen Eiswürfeln! Nach Gusto noch ein Minzblatt dazu – fertig! Soooo köstlich! Und super gegen Übelkeit.

TO-DO

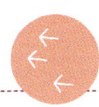

○ Zwischen der SSW 9 und 12 findet die erste große Vorsorgeuntersuchung statt. Dabei wird von deiner Frauenärztin dein Blutdruck gemessen, der Urin kontrolliert, dein Hämoglobinwert, dein Gewicht und der Stand der Gebärmutter. Außerdem findet der erste (vorgeschriebene) Ultraschall statt. Dabei wird zum Beispiel auch bestimmt, ob du ein Baby oder mehrere bekommst. Deine Frauenärztin legt jetzt in der Regel auch den voraussichtlichen Geburtstermin fest.

ACHTUNG – LEICHTE BLUTUNG: KEINE PANIK!

In der neunten Schwangerschaftswoche hättest du zum zweiten Mal deine Periode, wenn du nicht schwanger wärst. Es gibt Frauen, die in dieser Zeit darum ganz leichte Schmierblutungen haben. Eine leichte Schmierblutung ist kein Grund zur Sorge. Sollte die Blutung stärker werden, suche aber bitte deine Ärztin auf.

WIE VIEL ULTRASCHALL?

Die Krankenkassen in Deutschland bezahlen drei Ultraschalluntersuchungen, aber viele Frauenärztinnen bieten zusätzlichen Ultraschall für Selbstzahler an. Das ist aus medizinischer Sicht aber nicht nötig.

Schwanger sein macht (meistens) schön!

SCHWANGERSCHAFTSWOCHE 10

Hallo und herzlich willkommen in der zehnten Schwangerschaftswoche!

Ab der zehnten Woche blühen viele Frauen regelrecht auf. Der Körper wird von Hormonen durchflutet, die die Haare voller werden, glänzen und besser wachsen lassen, die Haut wird stärker durchblutet, ist rosig und straff, die Schwangere strahlt förmlich.

Dieses Glück haben aber leider nicht alle Schwangeren. In meiner vierten Schwangerschaft gehörte ich dazu, aber in der zweiten sind mir die Haare ausgefallen, ich hatte Pickel – mein Körper hat auf die Hormone also genau andersherum reagiert. Daran sieht man: Nicht nur jede Frau ist anders – sogar jede Schwangerschaft ist anders!

Unser aus dem Ruder gelaufenes Hormongleichgewicht ist verantwortlich für die Veränderungen in unserem Körper – ob sie sich nun positiv auswirken oder auch negativ. Wenn du zu den Frauen gehörst, die zu allem, was man in der Schwangerschaft ohnehin zu bewältigen hat, noch mit Pickeln und Haarausfall zu kämpfen haben, kommen hier meine wertvollsten Tipps:

MEINE TIPPS

gegen unreine Haut und Haarausfall

Tendenziell wird die Haut in der Schwangerschaft – wir wissen es schon vom Sonnenbaden – empfindlicher. Lass dich am besten von einer Kosmetikerin oder einer Hautärztin beraten. Ich habe zum Beispiel meine gesamte Kosmetik und Haarpflege umgestellt und an meine unreine Haut und strapazierten Haare angepasst.

Auf keinen Fall solltest du herumexperimentieren! Wenn du nicht gleich zu einem Experten gehen willst, dann versuche es bei unreiner Haut mit einem milden Gesichtswasser ohne Alkohol und einer leichten Feuchtigkeitspflege. Pflegemasken mit Heilerde ziehen Fett und Talg aus der Haut und wirken außerdem desinfizierend.

Es gibt Nahrungsergänzungsmittel, die dem Haarausfall entgegenwirken sollen. Wichtig dabei ist, dass du dich von deiner Frauenärztin beraten lässt, was du während der Schwangerschaft bedenkenlos einnehmen kannst.

Haarausfall kommt in der Schwangerschaft (und vor allem nach der Geburt) übrigens sehr häufig vor, bessert sich aber meist spontan, spätestens ein Jahr nach der Geburt, wenn der Hormonhaushalt wieder im Lot ist.

Fettige Haare solltest du mit einem milden Shampoo waschen und am besten nicht föhnen, denn die heiße Luft regt die Talgdrüsen nur noch mehr an.

Gesunde und ausgewogene Ernährung ist natürlich immer wichtig.

Gute Nachrichten zur Übelkeit

Bei mir hat die Übelkeit zu diesem Zeitpunkt der Schwangerschaft etwas nachgelassen. Sie war immer noch da, sie war immer noch blöd, aber diese minimale Erleichterung tat unglaublich gut. Wenn es dir genauso geht, achte besonders darauf, dass du gute, gesunde, vitamin- und nährstoffreiche Lebensmittel zu dir nimmst. Jetzt, wo du endlich wieder alles bei dir behältst!

Fiese Verdauung

Manche Frauen leiden in der Schwangerschaft unter Verstopfung und Blähungen. Da ist es ganz besonders wichtig, viele ballaststoffhaltige Lebensmittel zu sich zu nehmen. Ballaststoffe wandern nämlich unverdaut in den Darm, saugen dort Wasser auf und sorgen so dafür, dass der Stuhl quillt. Das bedeutet, dass er weicher wird und leichter ausgeschieden werden kann. Besonders viele Ballaststoffe stecken in Vollkornprodukten, in Obst und Gemüse.

ACHTUNG! FÜR ZWEI ESSEN MUSS MAN NICHT

Der weitverbreitete Spruch ›Man isst jetzt für zwei‹ stimmt nicht. Gerade in den ersten zwölf Wochen ist der Kalorienbedarf nur um etwa 100 Kalorien erhöht – das entspricht einer großen Banane. Aber wichtig ist, sich ausgewogen zu ernähren und dass die Lebensmittel eine hohe Nährstoffdichte haben, um dich und damit dein Baby optimal zu versorgen.

Schwangerschaftsstreifen

Schwangerschaftsstreifen entstehen, wenn sich die Haut zu schnell ausdehnt, nicht richtig mitwachsen kann und dann die Unterhaut des Bindegewebes reißt. Das passiert natürlich häufig in der Schwangerschaft. Ob man zu Schwangerschaftsstreifen neigt oder nicht, hängt aber von verschiedenen Faktoren ab.

– Da wäre zum einen die Genetik – manche Frauen brauchen gar nichts zu tun, die bekommen einfach keine Streifen. Vielleicht gehört man dazu, vielleicht nicht.
– Junge Frauen bekommen leichter Schwangerschaftsstreifen als ältere, weil ältere Frauen bereits stabiles Collagen im Bindegewebe haben.

– Und es hängt damit zusammen, die wie-vielte Schwangerschaft es ist. Bei der ersten reißt die Haut nicht so leicht ein wie bei der zweiten oder einer folgen-den, weil das Gewebe noch nicht vorbe-lastet ist.

Wenn du es nicht drauf ankommen lassen willst, habe ich hier ein paar Tipps und Tricks für dich, wie du deine Haut auf dieses schnelle Wachstum vorbereiten und so vielleicht verhindern kannst, dass sie reißt. Ich habe mir die Anwendungen in der ersten Schwangerschaft angeeignet und bin so durch alle vier Schwanger-schaften gekommen – ohne Streifen.

Der richtige Zeitpunkt, mit den vorbeu-genden Maßnahmen zu beginnen, ist jetzt: im dritten Monat. Du kannst die Anwen-dungen bis vier Wochen vor der Geburt machen. Danach könnte gerade die Zupf-massage Wehen auslösen.

Eincremen

Wenn du es nicht sowieso schon tust, soll-test du ab heute morgens und abends dei-nen Bauch, deine Beine und deinen Po (denn das sind die Bereiche, die besonders schnell zunehmen und wachsen werden) eincremen. Mit normaler Bodylotion. Bitte keine Anti-Aging- oder Anti-Cellulite-Creme nehmen, denn wir wollen unsere Haut jetzt auf keinen Fall straffen, son-dern einfach mit Feuchtigkeit versorgen.

Zupfmassage

Die Zupfmassage habe ich jeden Tag aus-geführt. Ich empfehle dazu ganz natür-liches Öl, am besten Arganöl. Das hat bestimmt mit meinen marokkanischen Wurzeln zu tun – marokkanische Frauen schwören auf die Schönheitskraft von Arganöl! Aber du kannst auch Walnussöl oder Mandelöl nehmen. Hauptsache ein Öl, das du gern riechst.

1. Tropfe dir etwas Öl auf die Handinnen-flächen, verreibe es und massiere es in kreisenden Bewegungen in die Bauch-haut ein. Das Öl sollte gut eingezogen sein, wenn du mit der Massage beginnst.
2. Dann greifst du dir mit Daumen und Zeigefinger kleine Hautrollen der

ARGANÖL – DAS »MAROKKANISCHE GOLD«

Arganöl enthält viele wichtige Inhalts- und Wirkstoffe, die nicht nur in der Schwangerschaft guttun und eine gesundheitsfördernde Wirkung auf den Körper haben. Bis zu 80 Prozent des Öls besteht aus ungesättigten Fettsäuren. Diese kann unser Körper nicht selbst herstellen. Antioxidantien schützen den Körper vor freien Radikalen. Zudem ist auch die Vitamin-E-Va-riante Gamma-Tocopherol in hoher Konzentration enthalten. Wirkstoffe wie Quercetin wirken zellschützend, entzündungshemmend und blutzu-ckersenkend. Dazu kommen Flavo-noide, die antibakteriell wirken.

Bauchhaut und zupfst sie leicht nach oben weg. Zupf vom Bauchnabel in Richtung Bauchaußenseite und bis hoch zu den Rippenbögen. Spare den Bereich über dem Schambein aus, dort könnte die Massage die Gebärmutter zu Wehen reizen. Tue dir nicht weh, aber sei auch nicht zu sanft, denn wir wollen ja den Effekt erreichen, dass die Haut vorgedehnt ist.

Ich empfehle, die Massage etwa zwei bis drei Minuten zu machen.

Vitamin C, E und A und Wechseldusche

Was kannst du sonst noch tun? Ernähre dich gesund. Vitamin A, C und E sorgen für eine elastische Haut. Und du kannst ab und zu mal wechselduschen, auch das sorgt für eine bessere Durchblutung. Ich gebe aber gleich zu: Ich fand das in der Schwangerschaft besonders hart, weil man da für alles so sensibel ist, gerade wenn es unangenehm ist. Aber ich wollte den Tipp nicht unerwähnt lassen.

Nicht kratzen!

Sollte dich im Laufe der Schwangerschaft der Bauch jucken – nicht kratzen! Das kann die Hautschichten verletzen. Versuche, die Haut mit einer sanften Creme oder einem Öl deiner Wahl geschmeidig zu halten. Falls das nicht hilft oder es das Ganze nur noch schlimmer macht, berüh-

DER HAARGUMMITRICK

Weil man zu dieser Zeit noch keine Umstandsmode braucht, aber die Hose gerade zum Abend hin gern etwas spannt, verrate ich dir meinen kleinen Trick: Hab immer ein Haargummi dabei, damit kannst du deine Hose ruckzuck bequemer machen. Ziehe das Gummi durch das Knopfloch und ziehe es einmal durch sich selbst, damit es hält. Dann um den Knopf wickeln. So gewinnt man locker drei bis vier Zentimeter. Eine preiswerte Alternative zu teuren Schwangerschaftshosen!

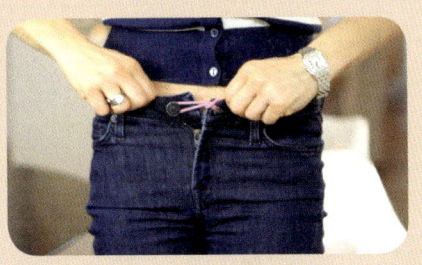

re deinen Bauch so wenig wie möglich. Lass frische Luft ran, wann immer es geht.

MEINE ÜBUNGEN

Schwangerschaftsstreifen vorbeugen

Diese Übungen dienen ebenfalls dazu, die Haut zu dehnen, aber auch, den ganzen

Körper zu strecken. Damit sorgen sie auch für eine bessere Durchblutung. Wichtig ist, dass du jede Dehnung ungefähr 20 Sekunden hältst, damit sie auch wirkt.

Rückbeuge

Stelle dich gerade und aufrecht hin. Lege deine beiden Hände mit den Fingerspitzen Richtung Po an deinen unteren Rücken. Beuge jetzt den Rücken vorsichtig nach hinten. Dein Kopf wandert dabei ebenfalls nach hinten, du schaust an die Decke. Aber ganz behutsam, nicht überstrecken. Bei dieser Übung musst du bitte darauf achten, nicht zu sehr ins Hohlkreuz zu gehen. *(Bild 1)*

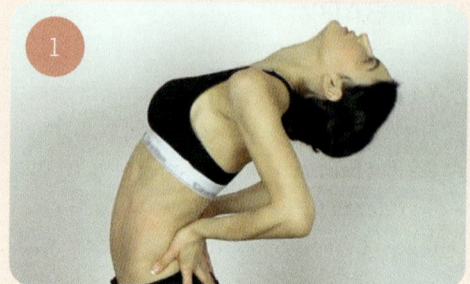

Seitbeuge

Du stehst weiter aufrecht, legst erst die linke Hand an die linke Hüfte, streckst den rechten Arm an deinem Ohr vorbei nach oben und beugst dich dann zur linken Seite, soweit du kommst. Der Arm führt über den Kopf ebenfalls zur linken Seite. *(Bild 2)* Das Ganze wiederholst du dann auf der anderen Seite. *(Bild 3)*

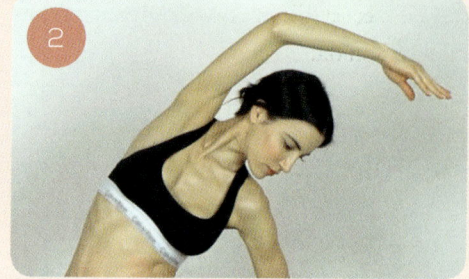

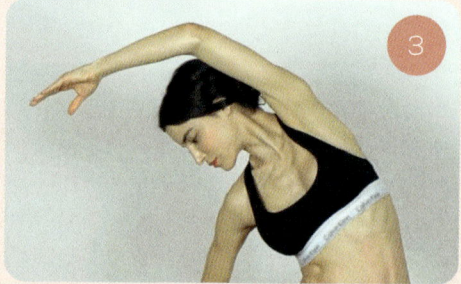

Seitbeuge Arme oben

Jetzt streckst du deine Arme über den Kopf und faltest die Hände. Die Zeigefinger liegen ausgestreckt aneinander und zeigen nach oben. Dann beugst du dich mit gestreckten Armen erst zur linken Seite, dann zur rechten Seite. *(Bild 4 und Bild 5)*

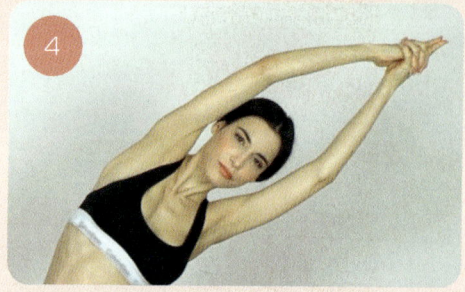

Ihr seht: Das Ganze ist kein Hexenwerk. Es dauert weder lange, noch ist es kompliziert und sollte darum eigentlich jeden Tag umsetzbar sein.

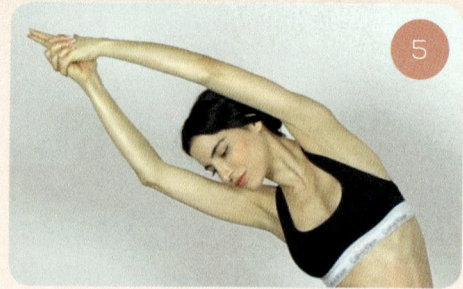

DAS BABY

Die zehnte Schwangerschaftswoche ist in gewisser Weise eine »magische Woche«, denn der Embryo wird zum Fötus. Sprich: Alle inneren Organe sind ausgebildet. Außerdem bildet sich das Geschlecht. Man kann es zwar im Ultraschall noch nicht erkennen, es ist alles noch viel zu klein, aber es ist schon da.

DIE MUTTER

Die Gebärmutter ist jetzt ungefähr so groß wie eine Grapefruit, darum kann sich der Bauch schon langsam hervorwölben. Meistens nicht direkt morgens, sondern erst gegen Mittag oder Abend, wenn der Magen gefüllt ist und sich alles entsprechend ausgeweitet hat.

TO-DO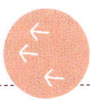

○ Ich rate dir, dich frühzeitig nach einer Hebamme umzusehen, die dich in der Schwangerschaft und nach der Geburt begleitet. Da besucht sie dich dann auch zu Hause. Vielleicht hast du Freundinnen oder Bekannte, die dir jemanden empfehlen können. Denn deine Hebam-

ℒIEBLINGSSNACK DER WOCHE

Salzmandeln

Ich röste mir – nicht nur in der Schwangerschaft – Mandeln selbst. So wird's gemacht:
Den Ofen auf 170 °C vorheizen.
Ca. 400 g Mandeln (ungeschält und am besten bio) in eine Schüssel mit warmem Salzwasser geben (das Salz, 3 TL Meersalz, sollte sich darin schon aufgelöst haben). Etwa 1 Minute lang die Mandeln darin ziehen lassen. Dann das Wasser abkippen oder die Mandeln portionsweise mit den Händen entnehmen und gut abschütteln/ abtropfen lassen.
Die noch feuchten Mandeln auf einem mit Backpapier ausgelegten Backblech verteilen. Die Mandeln nun maximal 20 Minuten backen, dabei ein- bis zweimal mit einem Kochlöffel kurz durchmischen. Pass auf, dass sie nicht zu dunkel werden. Nachdem die Mandeln abgekühlt sind, genießen!

me ist in der Schwangerschaft und nach der Geburt deine Ansprechpartnerin für die intimsten Fragen, darum ist wichtig, dass du auf einer Wellenlänge mit ihr bist und dich bei ihr wohlfühlst. Hebammen haben im Vergleich zur Frauenärztin oft noch mal einen anderen, ganzheitlicheren Blick auf den gesamten Prozess.

Normalerweise begleitet deine Hebamme deine Geburt in der Klinik aber nicht, das übernehmen die dort angestellten Hebammen. Das ist geschultes Personal, das perfekt in die Abläufe in der Klinik eingebunden ist.

Es gibt außerdem sogenannte Beleghebammen, die sowohl die Schwangerschaft, das Wochenbett als auch den Geburtsprozess begleiten. Auch Beleghebammen werden von der gesetzlichen Krankenkasse bezahlt. Allerdings erheben sie eine »Rufbereitschaftspauschale«, was bedeutet, dass sie drei Wochen vor Geburtstermin rund um die Uhr für dich erreichbar sind, falls es losgeht. Diese Kosten schwanken je nach Bundesland, und du solltest klären, wie viel von diesem Betrag deine Krankenkasse übernimmt.

○ Zwischen der zehnten und 14. Schwangerschaftswoche können auch sogenannte pränatale Untersuchungen vorgenommen werden, die genetische Defekte wie Trisomie 21 oder auch Herzfehler beim Baby erkennen können. Jetzt ist Zeit, sich zu entscheiden, ob du so einen Test, er nennt sich »Ersttrimesterscreening«, machen willst oder nicht (lies ausführlich dazu im Kapitel zu SSW 12).

DAS MACHT EINE HEBAMME

Eine Hebamme begleitet dich durch die Schwangerschaft, während der Geburt und im Wochenbett. Wenn es keine Beleghebamme ist (die auch deine Geburt betreut), übernimmt während der Geburt eine Hebamme aus dem Krankenhaus. Die Geburt kann von ihr als Fachkraft in Eigenregie bis zum Ende betreut werden. Nur wenn größere Komplikationen auftauchen sollten, wird eine Ärztin hinzugezogen.

Es geht bei der Zusammenarbeit zwischen dir und deiner Hebamme ganz besonders darum, dein Zutrauen in dich und deinen Körper zu stärken, deine individuellen Wünsche wahrzunehmen und zu respektieren. Die intensive und gute Bindung zwischen Mutter und Kind steht bei der Arbeit einer Hebamme besonders im Mittelpunkt. Und zwar schon im Mutterleib.

Während der Schwangerschaft berät dich deine Hebamme zu allen Fragen, egal, ob sie medizinischer oder emotionaler Natur sind, und hat dabei vor allem *dich* im Fokus.

Während des Wochenbetts besucht dich deine Hebamme zu Hause, hat für all deine Fragen ein offenes Ohr und versorgt dich und dein Baby auch medizinisch. In dieser Zeit geht es oft insbesondere darum, dass Mutter und Kind eine schöne, enge Bindung zueinander aufbauen können. Darum unterstützt dich deine Hebamme insbesondere dabei, dass du es von Anfang an schaffst, so sanft und komplikationslos wie möglich zu stillen. Außerdem beobachtet sie die Rückbildungs- und Abheilungsvorgänge deines Körpers und gibt bei Schwierigkeiten Hilfestellung.

Let's talk about Sex

IN DER SCHWANGERSCHAFT UND NACH DER GEBURT

Du Liebe, in diesem Kapitel schreibe ich über »Bienchen und Blümchen« oder, um es mal im Klartext zu sagen, Sex. Und zwar in der Schwangerschaft und nach der Geburt. Worauf ihr achten solltet, wann man sich vorsichtig wieder rantasten kann usw.

Während der Schwangerschaft verändert sich der weibliche Körper. Das können wir vorneweg schon mal ganz klar sagen. Man nimmt zu, die Brüste werden größer, das Bindegewebe wird weicher, die Durchblutung verändert sich (auch die der Geschlechtsorgane). Wir Frauen verändern uns aber auch innerlich, wenn wir schwanger sind, weil unser Hormonhaushalt ein ganz anderer ist als normalerweise: Einige von euch sind vielleicht immer müde, andere fühlen sich, als könnten sie Bäume ausreißen, wieder andere sind so sensibel, dass ihnen alles zu nah geht, und einige spüren auf einmal aggressive Tendenzen in sich. Du merkst schon: Wir verändern uns einmal von oben nach unten, von rechts nach links und von innen nach außen.

Wenn sich nun also der Körper der Frau *und* ihr Verhalten verändern, dann ändert sich natürlich auch das Sexualempfinden und damit das vielleicht gewohnte Sexualleben in einer Partnerschaft.

Auf der einen Seite stehst nun also du als schwangere Frau mit all deinen Wandlungen, auf der anderen Seite dein Partner, der vielleicht vollkommen verunsichert ist. Dein Schatz weiß nicht mehr: Was darf er noch, was gehört sich noch, was nicht? Er hat so viele Fragen. Und du wahrscheinlich auch.

Darum möchte ich euch mit diesem Kapitel helfen, in dem ich euch aufkläre, so gut ich kann. Bevor ich aber loslege, ist mir noch mal ganz wichtig, vorwegzuschicken: Egal, was ich gleich empfehle, rate oder was Statistiken, Frauenärzte und Frauenärztinnen, Hebammen oder Freundinnen und Bekannte sagen: Am wichtigsten ist das, was *du* fühlst und willst. Und was nicht. Das meine ich als Einladung an dich, auf deinen Körper und dein Gefühl zu hören. Der sendet nämlich meist sehr kluge und eindeutige Signale.

Redet miteinander!

Was ich auf jeden Fall jedem Paar sehr empfehlen kann: Führt gleich am Anfang der Schwangerschaft ein ganz offenes Gespräch in eurer Partnerschaft. Wenn man schwanger ist, ist man oft sensibel und so sehr mit sich und dem Baby beschäftigt, das da in unserem Bauch wächst, dass man seinen Partner dabei manchmal regelrecht vergisst oder davon ausgeht, er oder sie wäre die ganze Zeit über stark. Oft stimmt das aber gar nicht.

Gerade Männer sind übrigens eher unsicher und haben plötzlich Berührungsängste, wenn die eigene Frau oder Freundin schwanger ist. Sie haben oft Sorge, das Ungeborene beim Geschlechtsverkehr zu verletzen. Dazu kann ich nur sagen: Keine Angst, das Baby ist gut geschützt durch Fruchtwasser und Gebärmutter, die weit genug entfernt liegt von den Regionen, in denen der Geschlechtsverkehr stattfindet.

Sexabstinenz gibt's auch – aber selten

Es gibt natürlich auch ein paar Fälle, in denen Vorsicht geboten ist und zum Teil sogar auf Sex verzichtet werden sollte, und das sind die folgenden:

– Frauen, die schon eine Fehlgeburt hatten, sollten in den ersten drei Monaten der Schwangerschaft besser auf Sex verzichten.
– Frauen, bei denen sich eine Frühgeburt abzeichnet, sollten dafür in den letzten drei Monaten aufpassen und in dieser Zeit besser auf Sex verzichten, denn Geschlechtsverkehr kann durch das Hormon Prostaglandin, das im Spermium enthalten ist, Wehen auslösen.
– Bei Mehrlingsschwangerschaften.
– Bei einer Fehllage der Plazenta (in der Fachsprache *Plazenta praevia* genannt):

Die Plazenta liegt dabei so nah am Gebärmuttereingang, dass sie ihn mehr oder weniger vollständig bedeckt. Eine *Placenta praevia* wird übrigens von deiner Frauenärztin festgestellt, und je nachdem, wo die Plazenta liegt, kann die Frau natürlich gebären oder auch nur mit Kaiserschnitt, weil dem Kind der natürliche Geburtsweg versperrt ist. Plötzliche Zwischenblutungen können Hinweis auf eine *Placenta praevia* sein.
– Bei Zwischenblutungen sollte man auch keinen Sex haben. Gehe zur Sicherheit zu deiner Frauenärztin und lass dich einmal untersuchen. Sie wird dir vielleicht dazu raten, eine Zeit lang auf Sex zu verzichten, bis die Zwischenblutungen wieder verschwunden sind.

Hygiene ist alles

Für die gesamte Schwangerschaft empfehle ich euch, sehr auf Hygiene zu achten. Und zwar auf die eigene und auf die des Partners. So ist es zum Beispiel wichtig, dass er sich vor dem Geschlechtsakt wäscht. Denn er kann als Wirt von Genitalpilzen fungieren, von denen er selbst vielleicht gar nichts weiß. Männer bemerken eine Pilzinfektion im Intimbereich nämlich manchmal gar nicht, die sie dann aber an die Frau übertragen können. Und da unser Immunsystem in der Schwangerschaft ohnehin etwas geschwächt ist, sind wir noch anfälliger für solche Infektionen.

Wenn sich die Schwangere infiziert, kann der Pilz bei der Geburt auf das Baby übergehen, denn es ist bei seinem Gang durch die Scheide dem Pilz schutzlos ausgeliefert. Eine Pilzinfektion ist für Neugeborene zwar nicht lebensbedrohlich, aber sehr, sehr unangenehm. Der Pilz kann den Windelbereich befallen, die Mundhöhle oder die Kopfhaut und muss dann behandelt werden.

Darum wird bei jedem Frauenarztbesuch in der Schwangerschaft übrigens auch ein Abstrich gemacht, um eine Pilzinfektion auszuschließen oder sie eben schnell behandeln zu können und in den Griff zu bekommen.

Darum gilt: »Schatz, vorher einmal waschen, bitte!«

Aber egal, wie sauber er ist, du musst es natürlich auch sein. Jedes kleine Mädchen lernt immerhin von früh auf: Nach dem Toilettengang immer nur von vorn nach hinten abwischen, damit sich keine Darmbakterien am Scheideneingang ansiedeln. Denn diese könnten beim Geschlechtsverkehr leicht in die Scheide hineingelangen.

Aber bitte übertreibe es auch nicht mit der Hygiene! Warmes Wasser ist alles, was dein Intimbereich (und der deines Partners) braucht. Seife oder Duschgel könnte die empfindliche Haut reizen und sie so erst recht anfällig für Pilze oder Bakterien machen.

So ist der Bauch nicht im Weg

Wie gesagt, die Geschlechtsorgane sind in der Schwangerschaft viel besser durchblutet und darum viel größer und praller.

Und auch viel, viel sensibler. Da kann schon eine zu enge Unterhose stören, scheuern oder sogar wehtun. Bei mir hat das aber in erster Linie zu einem gesteigerten Lustempfinden geführt. Wenn es dir auch so geht, genieße die intime Zweisamkeit mit deinem Schatz in vollen Zügen – es macht ja dann doppelt Spaß. Eine gute Position ist übrigens: die Frau oben (liegend, solange der Bauch das zulässt, oder sitzend). Damit hast du selbst die Kontrolle über den Akt. Oder du kniest im Vierfüßlerstand (das bedeutet: Du kniest etwa hüftbreit auf dem Boden, deine Arme sind unterhalb der Schultern ausgestreckt, Handflächen am Boden). Dann drückt nichts auf den Bauch, weil er einfach herunterhängt.

Wenn der Bauch irgendwann zu schwer und zu groß und überhaupt alles etwas anstrengend geworden ist, empfiehlt sich die Löffelchenstellung: Beide liegen seitlich hintereinander, der Mann dringt von hinten vorsichtig ein. Wichtig ist, dass tiefe Stöße vermieden werden, denn die können in der Schwangerschaft wirklich unangenehm für die Frau sein.

Es kann sein, dass sich Stellungen, die bisher immer funktioniert und sich gut angefühlt haben, es plötzlich nicht mehr tun. Das kann sich auch innerhalb der Schwangerschaft immer wieder verändern. Nimm's positiv. Es ist eine gute Zeit, mal was Neues auszuprobieren!

Wichtig ist: Höre auf dein Gefühl und mache nur das, wozu du Lust hast und was sich gut anfühlt. Und *wenn* du Lust hast und es sich gut anfühlt, lass deinen Gelüsten freien Lauf!

Am Ende der Schwangerschaft

Man kann es überall nachlesen: Wenn man in der 40. Schwangerschaftswoche langsam ungeduldig wird und die Geburt herbeisehnt, kann mit Sex nachgeholfen werden. Denn: Im Spermium steckt das Hormon Prostaglandin, das den Muttermund dazu anregt, sich zu weiten. Allerdings funktioniert das auch nur, wenn das Baby schon bereit und fertig entwickelt ist. Es klappt also nicht immer. Aber verkehrt machen könnt ihr mit dem Versuch nichts.

Sexualität nach der Entbindung

Wenn wir im Wochenbett (hoffentlich viel) liegen und uns an unser Baby gewöhnen, haben wir in den allermeisten Fällen überhaupt keine Lust auf Sex. Außerdem gibt es rein medizinische Gründe, die auch dafürsprechen, noch eine Weile auf den Geschlechtsverkehr zu verzichten, denn unser Körper muss sich wirklich von der extremen Anstrengung der Geburt und der langen Schwangerschaft erholen. Der Wochenfluss weist ebenfalls darauf hin. Wir bluten. Und zwar, weil bei der Geburt durch die Ablösung der Plazenta von der Gebärmutterwand eine Wunde entstanden ist, die erst wieder abheilen muss. Und diese Wundheilung geht eben mit Blutungen einher. Solange der Wochenfluss nicht versiegt ist, empfiehlt es sich darum, mit dem Sex zu warten. Dies dauert etwa vier bis sechs Wochen.

Und es gibt auch die äußeren Geburtsverletzungen wie den Dammriss (siehe dazu das Kapitel zu SSW 36). Je nachdem, wie schwer diese Verletzung ist, ist Sex kurz nach der Geburt keine gute Idee. Bei einem Dammriss vierten Grades solltet ihr zum Beispiel drei Monate abwarten, bis alles verheilt und das Gewebe wieder stabil ist. Bei einer Kaiserschnittnarbe ist ebenso Geduld geboten, wobei es keine Faustregel gibt, wie viele Tage oder Wochen man warten sollte, bevor man wieder Sex haben kann. Höre in dich hinein und sei ganz ehrlich mit dir und deinem Schatz. Ich finde, das ist das Wichtigste

Das hier sind alles *Ge*bote, keine *Ver*bote. Aber ich bitte dich: Passe auf dich auf und mache langsam! Wenn du Lust haben solltest, solltet ihr am besten ein Kondom benutzen, damit keine Keime in die Wunden gelangen. Oder aber ihr findet andere Möglichkeiten, euch glücklich zu machen, ohne Penetration – auch das kann sehr spannend sein.

Stillen und Hormone

Wenn du nach der Entbindung stillst, wird in deinem Körper Prolaktin ausgeschüttet, das zu den sogenannten Stillhormonen gehört. Es sorgt vor allem dafür, dass Muttermilch produziert wird. Außerdem verhindert es die Ausschüttung anderer Hormone, wie zum Beispiel Östrogen, sodass der Eisprung unterdrückt und damit der Menstruationszyklus gehemmt wird. Aber das bedeutet nicht, dass du während der Stillzeit nicht schwanger werden kannst! Selbst wenn du längere Zeit keine Menstruationsblutung haben solltest: Bitte trotzdem immer verhüten!

Langer Rede kurzer Sinn – zu Sex in der Schwangerschaft und nach der Geburt kann man sagen: Alles, was gefällt, sich gut anfühlt und nicht schadet, ist erlaubt. Die Ausnahmen habe ich oben aufgezählt. Davon sind aber lange nicht alle Frauen betroffen. Dafür umso mehr von den seelischen Veränderungen, die eine Schwangerschaft und eine Geburt mit sich bringen, und vor allem der Moment, ab dem man plötzlich mit einem Baby lebt. Es gibt viele Frauen, die in dieser ersten Zeit (und das können auch Wochen oder Monate sein) keine rechte Lust auf Sex verspüren. Das hat aber gar nichts damit zu tun, dass sie ihren Schatz nicht mehr lieben oder begehren, sondern einfach damit, dass sich erst mal eine andere Priorität in ihr Leben geschoben hat: das Baby. Und das ist nur natürlich, denn dieser Mutterinstinkt ist so wichtig, um die Grundbedürfnisse unseres Säuglings gerade in der ersten Zeit zu 100 Prozent erfüllen zu können und zu wollen. Darum sage ich zum Abschluss noch mal: Sprecht miteinander, dann findet ihr auch einen guten Weg! Zusammen.

Kreislaufprobleme? Und wie!

SCHWANGERSCHAFTSWOCHE 11

Hallo und herzlich willkommen in der elften Schwangerschaftswoche!

Wahnsinn: Du hast nun schon fast ein Drittel deiner Schwangerschaft hinter dir! Die klassischen Schwangerschaftsbeschwerden der letzten Wochen, wie Übelkeit und Erbrechen, aber auch Müdigkeit, klingen um diese Zeit meist ab, wenn sie auch nicht bei allen Frauen ganz verschwinden. In meiner vierten Schwangerschaft hatte ich noch eine ganze Weile länger damit zu kämpfen. Stöhn.

Achtung, Schwindelgefühle!

Was ist neu dazugekommen? Kreislaufprobleme, sprich: Schwindel. Bei mir trat der wirklich massiv auf. Mir wurde, wenn ich länger gesessen war und dann aufstand oder morgens aus dem Bett kam, sogar manchmal schwarz vor Augen.

Geht's dir auch so?

Das liegt daran, dass dein Körper ab sofort dein Baby und die Plazenta mit Blut versorgen muss. Deshalb wird dein Blutvolumen sich im Laufe der Schwangerschaft auch um 40 bis 50 Prozent erhöhen. Das heißt, dein Herz hat eine Menge mehr zu tun. Und daran muss sich der Körper erst mal gewöhnen. So kann es zu einem sehr hohen Puls kommen, der wiederum zu Kreislaufproblemen führt.

Gegen den Schwindel, der, wenn er stärker ist, sogar zu Ohnmacht führen kann, hilft, sich regelmäßig zu bewegen. Sprich: Jeden Tag an die frische Luft, mindestens 30 Minuten spazieren gehen, auch bei schlechtem Wetter. Lege dabei aber auch regelmäßige Pausen ein und nimm dir ruhig etwas mehr Zeit bei allem, was du zu erledigen hast.

Und: Viel trinken! Sowieso und vor allem die gesamte Schwangerschaft über. Mindestens zwei bis drei Liter am Tag.

Das Schwindelgefühl legt sich meist nach einer bestimmten Zeit wieder. Wenn du lange und anhaltende Kreislaufprobleme hast, solltest du zur Sicherheit aber einmal mit deiner Frauenärztin darüber sprechen.

Kratzbürste sagt »Merci«

Last, but not least ein etwas heikles Thema: Du bist schwanger, und schwanger sein bedeutet, emotional sensibel, leicht reizbar und ab und an von Stimmungsschwankungen gebeutelt zu sein. Das ist für einen selbst, aber auch für das Umfeld alles andere als leicht. Die elfte Schwangerschaftswoche ist eine gute Woche, um

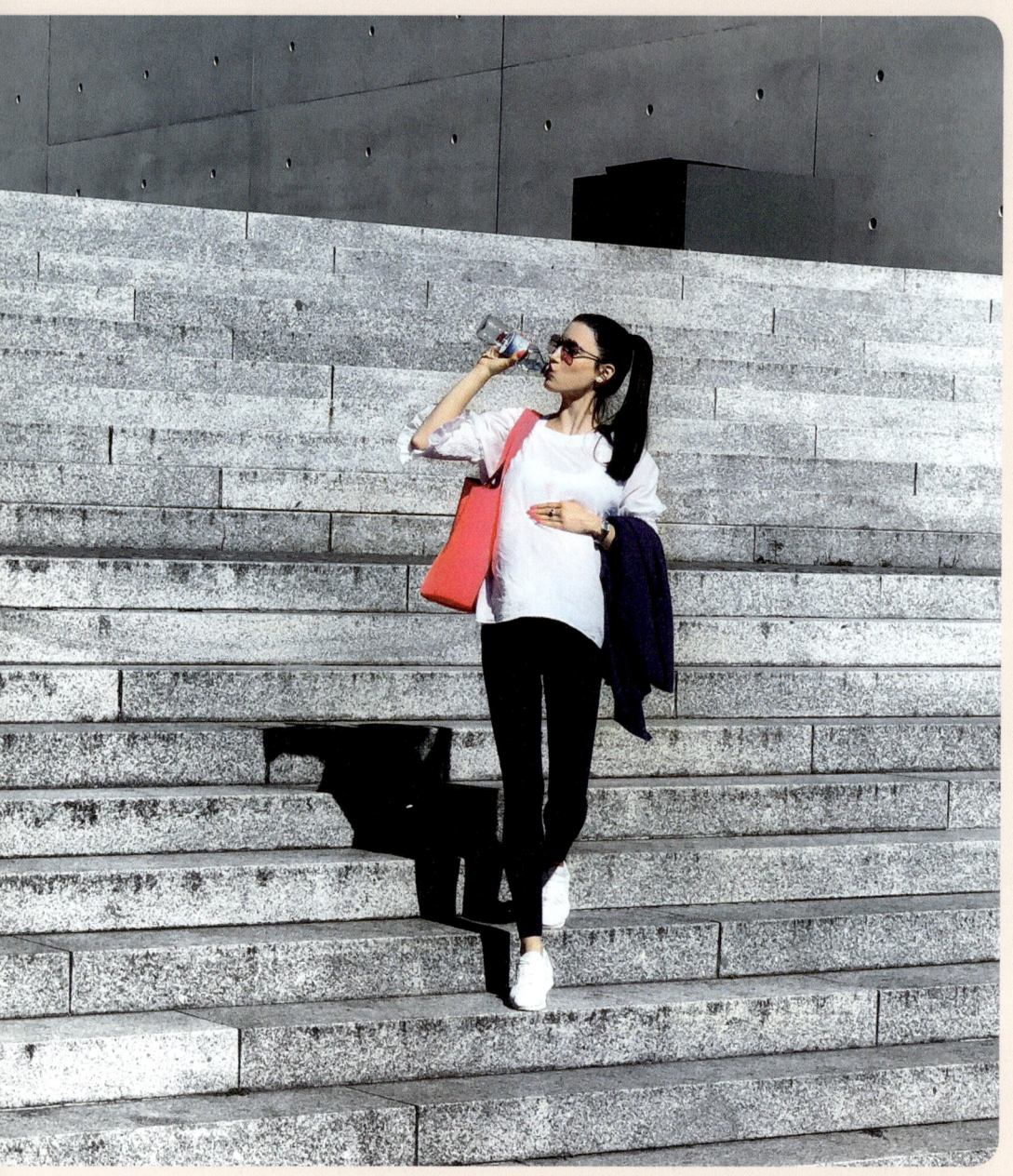

Viel trinken bedeutet unterwegs leider auch: viel Pipi machen. Ich erinnere mich,
dass ich an dem Tag, an dem das Foto gemacht wurde, verzweifelt nach
einer Toilette gesucht habe. Und frage nicht: Es endete fast in einem Desaster.

sich bei seinen Lieben zu bedanken, dafür, dass sie für einen da sind und einen unterstützen, obwohl man vielleicht zurzeit ein bisschen kratzbürstig drauf ist.

DAS BABY

Dein Baby ist jetzt ungefähr vier bis fünf Zentimeter groß, wiegt an die zehn Gramm und schwimmt in 30 Milliliter Fruchtwasser. Zum Vergleich: In der 34. Schwangerschaftswoche tummelt es sich in etwa einem Liter Fruchtwasser. Sprich: Es ist alles noch ziemlich winzig, aber dennoch passiert schon ganz viel. In der elften Woche werden die Knorpel, also das Skelett, zu Knochen. Der Brustkorb deines Babys schließt sich und schützt damit das kleine Herz. Alle Körperteile und Organe wachsen weiter und reifen ordentlich.

DIE MUTTER

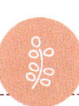

Dein Bauch ist wahrscheinlich ein klitzekleines bisschen gewachsen. Ich hatte zu dem Zeitpunkt durch die Übelkeit allerdings sogar etwas abgenommen. Das ist nicht wünschenswert, aber eine recht normale Begleiterscheinung in dieser Zeit bei den Frauen, die sich häufig übergeben müssen. Normalerweise nimmt man in den ersten drei Monaten der Schwangerschaft um zwei Kilogramm zu.

Sehr schlanken Frauen wird in der gesamten Schwangerschaft übrigens eine Gewichtszunahme von bis zu 18 Kilo-

ACHTUNG: DAS RICHTIGE ANSCHNALLEN

In der elften Schwangerschaftswoche habe ich auch angefangen, mich beim Autofahren anders anzuschnallen. Ich hatte zwar noch keinen dicken Bauch, aber eine kleine Wölbung war da, und ich wollte nicht, dass der Gurt im Falle einer starken Bremsung Druck auf den Bauch ausübt. Lege zur Sicherheit den Beckenteil des Gurtes unter deinen Bauch, den oberen Teil darüber, sodass der Gurt über und unter dem Bauch verläuft, nicht direkt darauf.

gramm empfohlen. Normalgewichtige Frauen sollten bis zu 16 Kilogramm zunehmen, etwas kräftigere bis zu zwölf Kilogramm. Übergewichtige Frauen sollten am besten nur bis zu neun Kilogramm zunehmen.

Das sind allerdings nur geschätzte Richtwerte, es kommt auch stark auf die Größe und das Gewicht des Babys an; wenn man Zwillinge bekommt, sind die Werte natürlich höher. Und auch die Größe der Schwangeren spielt eine Rolle und ihr gesamter Körperbau.

Mach dir also erst mal keine Sorgen, wenn du etwas aus dem Raster fällst. Im Zweifelsfall zählt immer das, was deine Frauenärztin sagt und dir empfiehlt. In der Regel brauchst du dich nicht um dein Gewicht während der Schwangerschaft zu kümmern, weil du regelmäßig zu den Vorsorgeuntersuchungen gehst.

Es gibt für diejenigen unter euch, die aufgrund starker Übelkeit und Erbrechen auch eher zu wenig zunehmen, eine gute Nachricht: Sorge dich nicht um dein Baby! Es nimmt sich, was es braucht. Die schlechte Nachricht ist, dass es sich, wenn du nicht ausreichend zunimmst, zu viel von deinen eigenen Reserven abzwackt, sodass du und dein Körper geschwächt werden.

Aber das kannst du tun: dich gesund und ausgewogen ernähren. Das sorgt schon fast automatisch dafür, dass du dein ganz eigenes, optimales Schwangerschaftsgewicht erreichst.

TO-DO

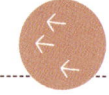

- ○ Hattest du schon die erste große Vorsorgeuntersuchung mit Ultraschall? Wenn nicht, wird's in der elften Schwangerschaftswoche Zeit. Mache gleich einen Termin mit deiner Frauenärztin aus. Das ist deine zweite Vorsorgeuntersuchung und der erste große Ultraschall.
- ○ Du kannst auch anfangen, dir Gedanken darüber zu machen, in welcher Klinik du entbinden willst bzw. ob überhaupt dort oder lieber im Geburtshaus oder gar zu Hause. Viele Kliniken bieten eine Besichtigung des Kreißsaals an. Nutze dieses Angebot, um herauszufinden, wo du dich wohlfühlst. In manchen Kliniken ist auch eine frühzeitige Anmeldung gewünscht.
- ○ Viele Schwangere schauen sich jetzt nach einem passenden Geburtsvorbereitungskurs um. Ich persönlich habe nie einen gemacht und möchte an dieser Stelle auch dir den Druck nehmen, solltest du vielleicht zeitlich keinen Platz dafür finden oder einfach keine große Lust dazu haben. Das musst du auch nicht, du kommst ohne diesen Kurs wunderbar klar, versprochen! Aber wenn du einen Geburtsvorbereitungskurs machen möchtest, kann das auch ein schönes Erlebnis sein, zum Bei-

ℒIEBLINGSDANKESCHÖN DER WOCHE

Ich habe mich in dieser Woche darum gekümmert, meinem Schatz und den Liebsten um mich herum nette kleine Aufmerksamkeiten zukommen zu lassen. Hier ein Blümchen, da eine Postkarte oder ein Smiley auf die Serviette gemalt. Einfach um mich für meine Kratzbürstigkeit der letzten Zeit zu entschuldigen.

spiel, um Gleichgesinnte kennenzulernen oder etwas zusammen mit deinem Schatz zu machen. Denn es gibt auch Partnerkurse. Das ist besonders wertvoll dafür, den Partner miteinzubinden, der natürlicherweise ein bisschen außen vor bleibt in der Schwangerschaft. Und gerade als Paar ist so ein Kurs eine schöne Sache, um in der Schwangerschaft ein Stück des Weges gemeinsam zu gehen, mal auf dem gleichen Informationsstand zu sein und auch um vielleicht nette Leute kennenzulernen, die in derselben Situation sind wie ihr. Außerdem stellen erfahrungsgemäß in solchen Kursen die werdenden Väter erstaunlich viele Fragen, von denen du teilweise gar nicht wusstest, dass sie sie überhaupt hatten …

Es gibt übrigens viele verschiedene Angebote, vom Wochenendkurs bis hin zu mehrwöchigen Kursen.

DAS IDEALE GEWICHT DER MUTTER IN DER SCHWANGERSCHAFT

Die durchschnittliche Gewichtszunahme in der Schwangerschaft ist wie folgt:

Erstes Schwangerschaftsdrittel:
   1,5 bis 2 Kilogramm
Zweites Schwangerschaftsdrittel:
   6 bis 8 Kilogramm
Drittes Schwangerschaftsdrittel:
   4 bis 6 Kilogramm

Eine Gewichtszunahme von 10 bis 16 Kilogramm gilt in der Schwangerschaft für eine normalgewichtige Frau als optimal.

- -

UND SO SETZT SICH DAS GEWICHT (UNGEFÄHR) ZUSAMMEN:

Baby: 3,5 Kilogramm
Gebärmutter: 1 Kilogramm
Plazenta: 0,7 Kilogramm
Fruchtwasser: 1,3 Kilogramm
pro Brust: 0,3 Kilogramm
   (zusammen also 0,6 Kilogramm)
Blutvolumen: 1,3 Kilogramm
Depotfett: 2 Kilogramm
Gewebsflüssigkeit (Wassereinlagerungen): 2 Kilogramm
= ca. 12–13 Kilogramm

Medikamente und Untersuchungen in der Schwangerschaft

SCHWANGERSCHAFTSWOCHE 12

Du Liebe, herzlich willkommen in der zwölften Schwangerschaftswoche!

Diese Woche ist die letzte des ersten Trimesters, das heißt des ersten Schwangerschaftsdrittels. Das ist auch die Woche, in der der hCG-Wert fällt und die Übelkeit aufhört. Eigentlich. Bei mir ist sie damals besser geworden, aber leider nicht verschwunden. Die Phasen, in denen es mir gut ging, wurden jedoch eindeutig länger.

Übrigens heißt es ja oft, dass das Risiko einer Fehlgeburt in den ersten drei Monate am größten ist (siehe dazu ausführlicher im Kapitel zu SSW 7), ab der zwölften Woche hat sich die Schwangerschaft stabilisiert. Juhu! Jetzt ist auch der Zeitpunkt gekommen, an dem die meisten Paare ihrer Familie, ihren Freunden und Kollegen sowie dem Vorgesetzten erzählen, dass Nachwuchs im Anmarsch ist.

Sei informiert und selbstbestimmt!

Ich möchte mit dir in dieser Schwangerschaftswoche über ein etwas brisantes Thema reden: Medikamente und pränatale Untersuchungen.

Die Plazenta ist nun vollständig ausgebildet und versorgt dein Baby mit allem, was es braucht. Während man allerdings noch in den 50er-Jahren annahm, die Plazenta würde das Baby selektiv versorgen, also nur gute Nährstoffe durchlassen und die ungesunden herausfiltern, weiß man heute, dass die Plazenta *alles* durchlässt. Egal also, was die Mutter zu sich nimmt – es kommt beim Baby an.

Nun ist es so, dass man in der Schwangerschaft sehr viel öfter als gewöhnlich zur Frauenärztin geht. Man setzt sich plötzlich viel intensiver mit medizinischem Wissen auseinander. Und dabei kann es passieren, dass man der modernen Medizin blind alles glaubt.

Zu einem gewissen Grad ist das Vertrauen in die Ärzte und die Schulmedizin natürlich auch richtig und wichtig. Aber trotzdem solltest du das eigene Gefühl für deinen Körper und deine Intuition nicht außen vor lassen. Es gibt Momente, da weißt du selbst einfach besser, was für dich richtig ist – oder eben, was sich falsch anfühlt.

Ich will dir darum von ganzem Herzen Mut machen: Informiere dich vorher ausreichend und umfassend über die Themen, die du mit deiner Ärztin besprechen willst. Und sprich auch alles an, was dir am Herzen liegt, und lass dich nicht einschüchtern. Es ist *dein* Leben, *dein* Körper und *dein* Baby. Im besten Fall findet ihr gemeinsam eine gute Lösung und einen Weg, damit umzugehen.

Es gibt eine ganz tolle, hilfreiche Website: *embryotox,* die Medikamente miteinander vergleicht. Du gibst das dir empfohlene Medikament ein und bekommst Auskunft darüber, welche Auswirkungen es für dich und dein Baby in der jeweiligen Schwangerschaftswoche hat und welche Alternativen es womöglich gibt.

Worauf ich hinauswill: Es ist immer gut, informiert zu sein. Damit man, wenn man ein Medikament benötigt, das richtige für sich findet. Gemeinsam mit seiner Ärztin. Und dabei ein gutes Gefühl hat. Und dieses gute Gefühl ist in der Schwangerschaft besonders wichtig.

Pränataldiagnostik –
Segen und Fluch

Apropos Selbstbestimmung. In dieser Zeit spricht deine Frauenärztin mit dir normalerweise auch über verschiedene Möglichkeiten der Pränataldiagnostik (PND), das heißt der vorgeburtlichen Untersuchungen wie Ersttrimesterscreening (ETS), Nackentransparenzmessung, Harmony-Test usw. Dabei gibt es die invasiven und die nicht invasiven Untersuchungsverfahren. Zu Letzteren zählen zum Beispiel der Ultraschall oder Blutuntersuchungen, bei denen nicht in den Körper eingegriffen wird. Als invasive Verfahren werden Untersuchungen bezeichnet, bei denen in den Körper der Mutter eingegriffen wird.

Die invasiven Untersuchungen bergen allerdings ein – wenn auch geringes – Risiko von Komplikationen. Durch das notwendige Eindringen in die Gebärmutter können Blutungen, Verletzungen des Fötus oder in sehr seltenen Fällen sogar eine Fehlgeburt ausgelöst werden. Ich finde, auch wenn das sehr, sehr selten vorkommt, sollte man trotzdem mal davon gehört haben.

Ersttrimesterscreening,
Harmony-Test und Co.

Das Ersttrimesterscreening (ETS) wird mittels Ultraschall und Blutabnahme durchgeführt, das heißt, es ist nicht invasiv. Allerdings ist das kein Basis-Ultraschall oder Fein-Ultraschall, sondern eine zusätzliche Untersuchung zwischen der elften und 14. Schwangerschaftswoche. Vor allem wird hier untersucht, ob beim Baby eine Chromosomenveränderung vorliegt, die auf Trisomie hinweisen könnte. Das geschieht, indem die Breite der Nackenfalte deines Babys gemessen wird. Darum nennt man diese Untersuchung auch »Nackenfaltenmessung«. Eine breite Nackenfalte *kann* ein Hinweis auf eine vorliegende Trisomie 21, auch Down-Syndrom genannt, sein. Aus sogenannten Risikofaktoren errechnet ein Programm dann die Wahrscheinlichkeit einer Chromosomenveränderung. Ein auffälliges Ergebnis bedeutet aber noch nicht, dass eine Behinderung vorliegt, das Kind kann auch gesund zur Welt kommen. Wenn Auffälligkeiten festgestellt werden, musst du gemeinsam mit deinem Partner entscheiden, ob du weitere Maßnahmen durchführen lassen willst, um aussagekräftigere Ergebnisse zu bekommen.

Beim Harmony-Test wird dir Blut abgenommen, um zu erkennen, ob dein Baby zum Beispiel am Down-Syndrom erkrankt ist. Er wird in der Fachsprache auch als »nicht invasiver pränataler Screeningtest« bezeichnet. Empfohlen wird er in der Regel Schwangeren ab 35 Jahren oder denen, die als »risikoschwanger« gelten (dazu kannst du mehr lesen im Kapitel zu SSW 22). Der Harmony-Test wird von einigen Ärzten als Alternative zum Ersttrimesterscreening gesehen, von anderen als Ergänzung. Er kann mit Beginn der 11. Schwangerschaftswoche durchgeführt werden. Das Gute ist: Bei einer reinen Blutabnahme wird das Baby in deinem Bauch nicht gefährdet. Die »Treffsicherheit« des Harmony-Tests ist recht groß: Du kannst zwar nicht zu 100 Prozent sicher sein, ob dein Baby gesund ist, aber die Erkennungsrate des Tests für Trisomie 21 liegt immerhin bei 99,5 Prozent. Im Gegensatz dazu liegt die der Nackenfaltenmessung (die Teil des ETS ist) eher bei 80 Prozent. Was durch den Harmony-Test nicht nachgewiesen werden kann, ist, ob dein Baby an organischen Störungen oder anderen Erkrankungen leidet.

Wird nun also die Wahrscheinlichkeit erhoben, dass dein Baby nicht ganz gesund sein könnte, wird in der Regel zwischen der 14. und 17. Schwangerschaftswoche die Fruchtwasseruntersuchung durchgeführt. Wichtig zu wissen: Die Fruchtwasseruntersuchung ist nicht medizinisch notwendig, es ist allein eure Entscheidung, ob sie vorgenommen wird! Dieser Eingriff ist invasiv und deshalb mit gewissen Risiken verbunden. Denn es muss eine kindliche Zellprobe aus dem Fruchtwasser entnommen werden. Dazu wird die Fruchtblase mit einer dünnen Nadel punktiert. Probleme treten zum Glück nur sehr selten auf (Fehlgeburten nach der Fruchtwasseruntersuchung zum Beispiel nur zu 0,5 Prozent; sehr selten kann es auch zu Fruchtwasserabgang oder Blutungen kommen).

Dann gibt es noch die Feindiagnostik in der 22. Schwangerschaftswoche, den sogenannten Organultraschall. Dieser Ultraschall ist eine recht harmlose Untersuchung über deine Bauchdecke. Über die Ultraschallwellen, die in die Gebärmutter gesendet werden und deren empfangenem Echo wird die bildliche Darstellung von mütterlichem und kindlichem Gewebe ermöglicht. Am besten macht man diese Untersuchung zwischen der 22. und 23. Schwangerschaftswoche.

Wie gehe ich mit Pränataldiagnostik um?

Niemand kann werdenden Eltern die Entscheidung abnehmen, welchen Weg sie gehen sollen, für den Fall, dass eine hohe Wahrscheinlichkeit für Trisomie 21 bei ihrem Kind festgestellt wird. Und ich glaube, es kann auch niemand nachempfinden, der nicht selbst in dieser Lage ist. Aber ich finde

WAS IST TRISOMIE 21?

Das Down-Syndrom wird auch als Trisomie 21 bezeichnet, weil bei dieser genetischen Störung das 21. Chromosom nicht wie gewöhnlich zweifach vorliegt, sondern eben dreifach. Manchmal sind noch andere Chromosomen an der Störung beteiligt. In Deutschland wird etwa eins von 650 Babys mit dem Down-Syndrom geboren, die Wahrscheinlichkeit nimmt mit dem Alter der Schwangeren zu. Allerdings werden es immer weniger, weil die Störung durch die PND oft schon zu Beginn der Schwangerschaft festgestellt wird, was in vielen Fällen zu Schwangerschaftsabbruch führt.

Kinder mit Down-Syndrom haben ein sehr typisches Erscheinungsbild: weit auseinanderstehende Augen, schräge Lidachse und flache Nasenwurzel, sind sonst aber so unterschiedlich wie nicht behinderte Menschen. Es gibt durchaus einige Beschwerden, die bei Babys mit Down-Syndrom häufiger auftreten, aber auch das ist sehr verschieden.

Durch medizinischen Fortschritt und verbesserte frühkindliche und schulische Fördermaßnahmen haben Kinder mit Down-Syndrom heutzutage eine annähernd normale Lebenserwartung und entwickeln sich in vielen Fällen zu weitgehend selbstständigen Erwachsenen.

es sehr wichtig, sich dann genau zu informieren, viele Gespräche zu führen und ganz ehrlich miteinander und zu sich selbst zu sein. Und dann mutig den eingeschlagenen Weg zu gehen. Wenn man sich für die Geburt dieses Kindes entscheidet, dann findet man auch seinen Weg im Leben als Familie!

Puh, du Liebe! Nach all diesem medizinischen Input will ich dir sagen: Lass dich nicht verrückt machen, bitte! Du musst diese Untersuchungen nicht machen, wenn du es nicht möchtest. Was ein Leben mit einem Kind mit Behinderung bedeutet, kann man von vornherein sowieso gar

nicht sagen oder wissen. Viele Familien mit Kindern mit Down-Syndrom berichten von ihren Erfahrungen und schildern alle, dass ihr Leben dadurch unglaublich bereichert worden ist.

Grundsätzlich ist es natürlich toll, was heutzutage alles möglich ist. Mir ist nur wichtig zu sagen, dass du vorher gut abwägen solltest, welche Untersuchung du aus welchem Grund machen möchtest. Die Untersuchungen können mitunter Ergebnisse liefern, die einfach unschöne Konsequenzen mit sich bringen. Darum solltest du immer aufgeklärt in diese Entscheidungsphase hineingehen.

Ich habe bei meiner vierten Schwangerschaft ein ETS gemacht. Also die hochauflösende Ultraschalluntersuchung, bei der man eventuelle Auffälligkeiten beim Baby feststellen kann wie Trisomie 21. Mein Befund war zum Glück unauffällig.

Aber meine Freundin Manu hat in ihrer ersten Schwangerschaft gar keine guten Erfahrungen damit gemacht. Bei ihrem Kind wurde damals nämlich eine erhöhte Nackentransparenz in Verbindung mit einem zu kleinen Nasenbein festgestellt.

Manu: »Damals konnte ich gar nichts mit der Auskunft anfangen, ich war 25 Jahre alt und das erste Mal schwanger. Mich haben die Aussagen der Ärzte nur ungemein verunsichert. Was ich zu dieser Zeit noch nicht wusste, ist, dass es sich bei den Beobachtungen um sogenannte Softmarker handelte, was bedeutet, dass es *Hinweise* auf eine Anomalie sein *können*.«

Aha! Eine hundertprozentige Sicherheit gibt am Ende des Tages also nur eine (invasive) Untersuchung des Fruchtwassers mit den Zellen des Kindes. Alles außen herum dient erst mal nur dazu, Eventualitäten zu berechnen. Das heißt, entdeckte Auffälligkeiten müssen noch gar nicht bedeuten, dass mit dem Baby tatsächlich etwas nicht stimmt. Das wissen aber viele Frauen nicht. Sie lassen sich stark verunsichern und machen sich völlig verrückt oder fällen sogar weitreichende Entscheidungen aus einer spontanen Panik heraus.

Flavia, Ärztin (du kennst sie bestimmt auch aus meinen Videos): »Es gibt unglaublich viele Untersuchungen, gerade das Ersttrimesterscreening zählt dazu, die tatsächlich Konsequenzen mit sich bringen können. Darum sollte jede Schwangere (gemeinsam mit ihrem Partner) selbst für sich entscheiden, ob sie diese Untersuchung machen lassen will oder nicht. Das *muss* eine individuelle Entscheidung sein, deine Ärztin sollte dir nicht dazu raten oder davon abraten. Einfach darum, weil es sein kann, dass bei entsprechenden Ergebnissen auch ganz individuelle und zum Teil sehr große Entscheidungen anstehen. Es kann passieren, dass eine Anomalie entdeckt wird, und dann müssen die Betroffenen entscheiden, wie sie mit diesem Wissen umgehen. Ob sie sich ggf. für einen Schwangerschaftsabbruch entscheiden. Es gibt darum sehr viele Schwangere, die diese Untersuchung von vornherein ausschließen, weil sie das mögliche Ergebnis gar nicht kennen wollen. Man kann sich im Vornherein auch nie wirklich vorstellen, wie man auf ein solches Ergebnis reagiert.«

Ich will euch also im Endeffekt Mut machen, zu euren Entscheidungen zu stehen und sie ganz eigenständig zu fällen! Wie auch immer die ausfallen. Und reflektiert und positiv mit allen Informationen, Aussagen und Befunden umzugehen, die euch in eurer Schwangerschaft vielleicht erwarten.

DAS BABY

Dein Baby ist jetzt fünf bis sechs Zentimeter groß und schwimmt in 50 Milliliter Fruchtwasser. Und da ist es ganz fleißig, bewegt sich, tobt, nuckelt am Daumen. Die Fingernägel fangen an zu wachsen, und die Augenlider haben sich fertig ausgebildet. Sie schließen sich nun und bleiben auch die nächsten drei Monate geschlossen. Einfach spannend!

DIE MUTTER

Langsam, aber sicher wird dir deine Kleidung unbequem und zu eng. Das liegt daran, dass deine Gebärmutter sehr stark gewachsen ist, um deinem Baby in den kommenden Wochen ausreichend Platz zu geben. Sie hat nun etwa die Größe eines Apfels.

TO-DO

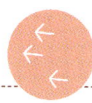

○ Termin für pränatale Untersuchungen, wenn du dich dazu entschieden haben solltest. Das ETS kann von der zehnten bis zur 14. Schwangerschaftswoche gemacht werden.

*L*IEBLINGSGESPRÄCH DER WOCHE

Vielleicht gibt es eine Freundin oder einen Freund, bei der oder bei dem du dich lange nicht mehr gemeldet hast. Rufe sie oder ihn doch mal wieder an. Auch deine Oma freut sich sicherlich sehr, von dir zu hören. Kurz: Greife zum Hörer, wenn du Zeit hast, und telefoniere mit jemandem, mit dem du lange nicht gesprochen hast. Das kann manchmal sehr motivierend, bestärkend und auch inspirierend sein. Auf jeden Fall macht es ein supergutes Gefühl!

Hallo alle! Ich bin schwanger! – Das »Coming-out«

SCHWANGERSCHAFTSWOCHE 13

Herzlich willkommen in der 13. Schwangerschaftswoche!

Die 13. Woche gilt als erster großer Meilenstein: Das zweite Trimester deiner Schwangerschaft hat begonnen! Es zeigt sich jetzt langsam, aber sicher ein Bäuchlein, sodass es immer schwieriger wird, die Schwangerschaft geheim zu halten.

Für die meisten ist das der Moment, in dem sie anderen von ihrer Schwangerschaft erzählen – Verwandten, Freunden, den eigenen Kindern und den Kollegen.

Warum das so ist? Das Fehlgeburtsrisiko liegt ab dem vierten Monat bei unter einem Prozent. Zu Beginn der Schwangerschaft sind es noch 20 Prozent (siehe dazu ausführlich im Kapitel zu SSW 7). Das kann einen also zu Recht ganz schön erleichtern und glücklich machen.

Wie sage ich's meinem Chef?

Einmal vorneweg: Den Zeitpunkt, wann eine Schwangerschaft bei der Arbeit bekanntgegeben werden sollte, ist der Frau überlassen, dafür gibt es keine rechtlichen Vorgaben. Trotzdem ist es natürlich gut und fair, nach den ersten drei Monaten der Schwangerschaft mit der Neuigkeit herauszurücken, damit auch dein Chef planen und sich auf die neue Situation einstellen kann.

Wichtig ist auch, dass man kein Recht auf die besonderen Regelungen des Mutterschutzgesetzes hat (wie keine schweren körperlichen oder gefährlichen Arbeiten zu verrichten oder Überstunden zu machen), wenn der Arbeitgeber nicht weiß, dass man schwanger ist.

Klar ist, dass eine Schwangerschaft und das Wissen, bald Mutter zu sein, eine grundlegende Veränderung bedeuten. Natürlich zuerst für die Frau, aber auch für das Unternehmen, in dem sie arbeitet.

Bitte deinen Chef in einem geeigneten Moment um einen Gesprächstermin. Nimm dir für die Vorbereitung der richtigen Worte Zeit, damit du dich damit gut fühlst. Gleich mitüberlegen solltest du am besten auch, wie lange du in Elternzeit gehen möchtest. Da ist von einem bis drei Jahren alles möglich. Du kannst die Elternzeit innerhalb der ersten drei Jahre deines Kindes übrigens sogar aufteilen. Immer gilt: Du musst deinem Arbeitgeber mindestens sieben Wochen vor Beginn der

Elternzeit Bescheid geben, am besten schriftlich. Etwas mehr dazu gibt's noch im Kapitel zu SSW 30 zu lesen.

Eifersucht unter Geschwistern

Vielleicht hast du auch schon ältere Kinder? Dann ist ein ganz wichtiger und emotionaler Moment, ihnen davon zu erzählen, dass ein Baby unterwegs ist – ein kleines Geschwisterchen.

Teilen ist für Kinder ohnehin schon schwierig. Aber was, wenn es dabei nicht mehr um Spielzeug oder Kekse geht, sondern um das Liebste, was man hat: Mama und Papa? Unser wichtigstes Ziel ist also, wie ich finde, dass wir von Anfang an versuchen, keine Eifersucht aufkommen zu lassen. Im Gegenteil …

Ich habe meine Kinder bei jeder neuen Schwangerschaft ganz anschaulich vorbereitet auf den neuen Bruder oder die neue Schwester. Gerade größere Geschwisterkinder kann man zum Beispiel wunderbar

SCHWANGERSCHAFT UND BEWERBUNG

Generell muss man seine Schwangerschaft während eines Bewerbungsgesprächs nicht mitteilen. Und es ist rechtlich unzulässig, dass der zukünftige Arbeitgeber danach fragt. Aber es gibt Ausnahmen, dann nämlich, wenn es sich um einen Job handelt, bei dem die Gesundheit der Frau oder des Babys gefährdet werden könnte. Zum Beispiel, wenn du in einem Labor oder im Gesundheitswesen mit gesundheitsgefährdenden Stoffen zu tun hast wie Strahlen, Gasen oder Dämpfen, aber auch Tätigkeiten im medizinischen und Pflegebereich gelten als risikoreich, das gilt für Pflegepersonal, Erzieherinnen und Lehrerinnen.

*L*IEBLINGSBASTELARBEIT DER WOCHE

Ich habe mit meinen Kindern für jedes neue Baby ein Herzlich-willkommen-Schild gebastelt und farbenfroh bemalt. Natürlich geht das auch ohne größere Geschwister. Diese Bastelarbeit macht einfach immer viel Spaß und bestärkt einen so richtig schön in seiner Vorfreude.

miteinbeziehen in den Prozess, sie Babykleidung aussuchen, sie das Kinderzimmer mitgestalten lassen, sie können sich mit den Eltern zusammen einen Namen für das Baby ausdenken … Ich habe meine Tochter bei meiner vierten Schwangerschaft auch mal mit zur Ultraschalluntersuchung genommen. Schaut euch auch gemeinsam die Babyfotos der älteren Kinder an und schwelgt in Erinnerungen. Und immer wieder mal kannst du zu deinen Kindern Sätze sagen wie: »Cool, du bist bald ein großer Bruder, dann kannst du mir mit dem Baby helfen!« oder »Wie toll, als große Schwester kannst du bald mit dem Baby spielen und ihm alles beibringen!« All das führt dazu, dass die Geschwister stolz darauf sind, bald der große Bruder oder die große Schwester zu sein und dass sie sich auf das Baby freuen.

Ich habe meine Kinder übrigens sogar mit ins Krankenhaus genommen, um sie an dem Prozess der Geburt und dem ganzen Drumherum teilhaben zu lassen. Alle meine Geburten gingen aber glücklicherweise relativ schnell. Sonst kann es für die Geschwisterkinder schnell zu lang werden. Natürlich muss jemand für die Kinder sorgen, der nicht du bist und möglichst auch nicht dein Schatz, der die Geburt an deiner Seite begleitet. Bei mir waren es meine Eltern.

DAS BABY

Das Baby ist jetzt ungefähr sechs bis sieben Zentimeter groß und wiegt an die 25 Gramm. Sein Gesicht ist nicht größer als deine Daumenkuppe, dennoch beginnt es schon, seine Mimik zu trainieren: Es öffnet den Mund oder runzelt die Stirn. Außerdem beginnt das Gleichgewichtsorgan im Innenohr zwischen der zwölften und der 14. Woche, auf Bewegungen zu reagieren. Das bedeutet: Dein Baby fühlt sich besonderes wohl, wann immer du dich rhythmisch bewegst, also spazieren gehst, tanzt oder Sport treibst.

DIE MUTTER
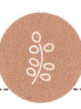

In der 13. Woche beginnt deine Brust mit der Produktion der Vormilch.

Wenn du vorher wie ich unter Übelkeit und Erbrechen gelitten hast, hast du bisher wahrscheinlich nicht besonders viel zugenommen. Das ändert sich spätestens jetzt. Dein Bauch wölbt sich mehr und mehr vor, weil deine Gebärmutter weiter gewachsen ist. Aber noch sollte mein Haargummitrick für deine alten Hosen ausreichen!

Du wirst bis zum Ende deiner Schwangerschaft übrigens zehn bis 16 Kilogramm zugenommen haben. Das ist zumindest der Durchschnitt.

TO-DO
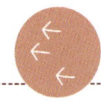

○ Wenn du so weit bist, informiere deinen Arbeitgeber und deine Kollegen über deine Schwangerschaft und überlege dir vielleicht auch schon, wie lange und wann du voraussichtlich Elternzeit nehmen möchtest. Du musst dich aber noch nicht festlegen.

Wie wir uns in der Schwangerschaft verändern

SCHWANGERSCHAFTSWOCHE 14

Herzlich willkommen, du Liebe, in der 14. Schwangerschaftswoche!

Ich weiß es noch genau: In meiner letzten Schwangerschaft feierte ich die 13. Woche, weil meine Übelkeit eeendlich verschwunden war. Und dann hatte ich in der 14. den schlimmsten Tag ever. Du arme, liebe Schwangere, wenn auch du noch unter Übelkeit leidest: Ich leide emotional mit dir.

Was sich verändert

Ich möchte in dieser Woche darüber schreiben, wie sich während der Schwangerschaft die persönlichen Interessen verschieben und auch der Blick auf die Umwelt verändert. Und was wirklich faszinierend ist: Nach der Schwangerschaft ist man wieder (fast) die Alte.

Ich habe mich plötzlich zum Beispiel nicht mehr für Mode interessiert. Dabei bin ich eigentlich jemand, der immer die neuesten Trends wissen will. Ich hatte stapelweise Zeitschriften parat, die mich plötzlich überhaupt nicht mehr fesselten. Dafür blätterte ich in Zeitschriften für Eltern, für junge Mütter, für Familien. Überhaupt

war das mit Zeitungen oder Zeitschriften auf einmal so eine Sache: Ich musste mir wirklich genau überlegen, welche Artikel ich lesen konnte und für welche ich einfach zu sensibel war. Einige waren mir auf einmal zu hart, zu aggressiv, zu politisch brisant, das konnte ich in der Schwangerschaft ganz schlecht ertragen.

Dafür habe mir sehr viel Zeit für Körperhygiene und -pflege genommen. Das hat mir zumindest in der Schwangerschaft viel mehr Spaß gemacht. Und ich habe sehr darauf geachtet, was in den Pflegeprodukten drin ist und dass es sich nur um natürliche Inhaltsstoffe handelt.

Ich achte ja immer auf gesunde Ernährung, aber in der Schwangerschaft bekam das noch mal eine andere Tiefe. Wenn ich zum Beispiel ein paar Tage hintereinander viel Fleisch gegessen hatte, habe ich mal eine Fleischpause von mehreren Tagen eingelegt. Oder drei Tage hintereinander nur Möhren? Dann gab's eben auch mal Zucchini. Meine Gedanken zu gesunder Ernährung kreisten in der Schwangerschaft ganz klar um die Frage: »Was braucht mein Baby?«

Merkwürdigerweise regte sich ab der 14. Woche bei mir auch schon langsam der

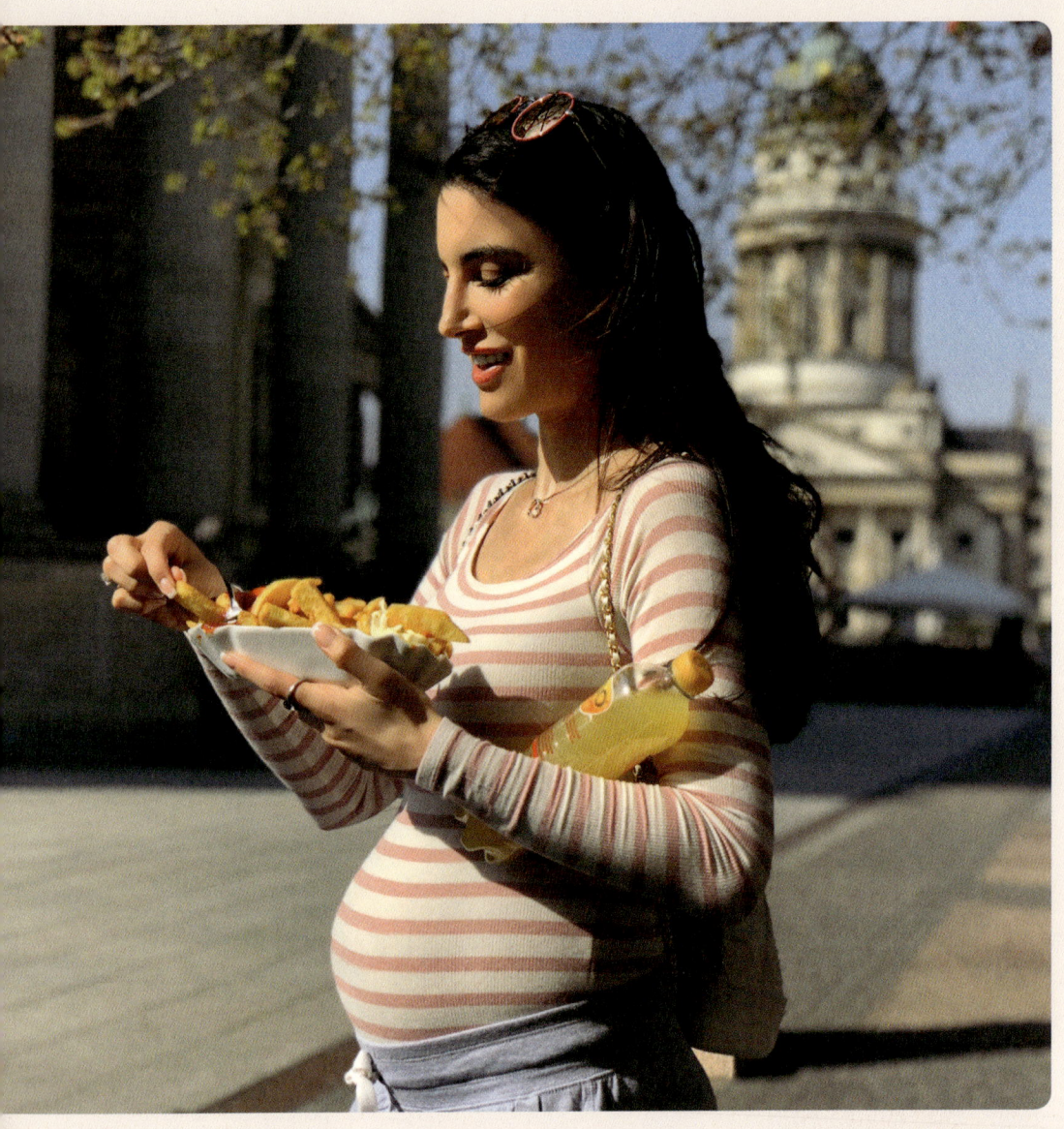

*Ich weiß, wir sprechen die ganze Zeit über gesunde Ernährung.
Aber, hey, wir sind schwanger, da müssen es auch mal Pommes sein!*

Nestbautrieb. Normalerweise bin ich immun gegen Einrichtungsgeschäfte. Aber plötzlich: Ich hätte mir die Nase an den Schaufenstern platt drücken können, hatte solche Lust, die ganze Wohnung umzudekorieren. Habe es aber noch nicht getan. Denn: Bis zum richtigen Nestbautrieb dauert es noch sechs, sieben Monate, kurz bevor die Geburt ansteht. Dann machen wir das zusammen!

DAS BABY

Das Baby ist jetzt ungefähr so groß wie eine Zitrone, an die sieben Zentimeter. Und ab jetzt wird es immer aktiver! Der Kopf liegt nicht mehr nur auf der Brust, weil sich der Nacken entfaltet. Außerdem trainiert das Baby seine Atmung. Auf dem Kopf und an den Augenbrauen zeigt sich ein erster Haarflaum.

DIE MUTTER

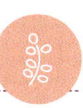

Dein Bauch wächst und wächst. Wenn du nicht Erstgebärende bist, geht das noch mal viel schneller, weil das Gewebe bereits vorgedehnt ist. Am Ende der Schwangerschaft kann eine Frau, die das zweite, dritte oder gar vierte Mal schwanger ist, darum einen viel dickeren Bauch haben als eine, die ihr erstes Kind bekommt.

Grundsätzlich hat aber die Größe des Bauches nichts mit der Größe des Babys zu tun. Sie sagt eher etwas darüber aus, wie sehr das Gewebe nachgibt. Auch die Position des Kopfes deines Babys kann deinen Bauch größer oder kleiner erscheinen lassen. Außerdem: Bist du groß und eher kräftig gebaut, siehst du vielleicht noch gar nicht schwanger aus, obwohl dein Baby groß ist. Bist du hingegen kleiner und zierlich, erscheint dein Bauch womöglich groß, obwohl das Baby eher nach dir kommt.

TO-DO

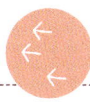

○ Schon ab der 14. Schwangerschaftswoche besteht die Möglichkeit, mittels Ultraschall das Geschlecht deines Babys zu bestimmen. Es ist nur nicht gesagt, dass das auch klappt! Ich wusste bei meiner vierten Schwangerschaft ganz lange nicht Bescheid, obwohl ich so neugierig war. Es gibt sogar Babys, die ihr Geschlecht erfolgreich bis zur Geburt verstecken.

𝓛IEBLINGSZEITSCHRIFT DER WOCHE

Eine Zeitschrift, die ich in meiner hochsensiblen Schwangerschaftszeit immer sehr gern gelesen habe, ist die »Happinez«. Darin findet ihr garantiert niemals eine schlimme Nachricht. Es macht einfach ganz viel Spaß, sie zu lesen, auch wenn sie vielleicht etwas esoterisch rüberkommt. Aber positive Gedanken haben im Leben noch nie geschadet.

Bequem, aber schick in der Schwangerschaft

SCHWANGERSCHAFTSWOCHE 15

Hallo, du Liebe und herzlich willkommen in der 15. Schwangerschaftswoche!

Ich habe das Thema die ersten Wochen vor mir hergeschoben, aber jetzt ist es unausweichlich. Der Bauch ist da. Und man kommt um eines nicht mehr herum: den Kleiderschrank umzusortieren. Das Wichtigste in Kürze: Die nächsten zwei, drei Monate kommen wir noch gut ohne klassische Umstandsmode klar. Du solltest bei deiner Kleiderwahl allerdings ab jetzt auf ein paar Dinge achten: Die Oberteile sollten länger geschnitten und nicht tailliert sein, außerdem natürlich bequem und weich im Material, die Hosen müssen vor allem am Bund schön elastisch sein. Sie können natürlich auch einfach so tief sitzen, dass der Bund unter dem Bauch sitzt. Von deiner geliebten High-Waist-Hose musst du aber wohl bald Abschied nehmen. Achte auf gute Qualität, denn: Diese Sachen kannst du auch nach der Geburt tragen, bis dein Körper seine alte Form wiedergefunden hat.

Mein Kleiderschrank in der Schwangerschaft

Mein Lieblingskleidungsstück für die nächsten Wochen der Schwangerschaft, aber auch für die Zeit nach der Geburt, war der Jogginganzug. Also, eine Jogginghose mit einer lockeren Sweatjacke. Er ist bequem, man kann ihn super kombinieren mit Schmuck, schicken Sneakers, farbenfrohen Oberteilen … Klar, wir sprechen hier von einem gepflegten Modell, keinem abgetragenen Teil von vor zehn Jahren. Da haben wir heutzutage Glück, denn der Jogginganzug gilt ja mittlerweile als Alltagskleidungsstück, das man zu (fast) jeder Gelegenheit tragen kann.

Und dann: Kleider! Natürlich sollten sie nicht tailliert sein, sondern lieber etwas weiter und locker geschnitten. So wachsen sie die nächsten Monate über mit. Wichtig finde ich, dass sie aus einem weichen Material sind, das sich angenehm anfühlt. Die meisten Schwangeren sind nämlich sehr empfindlich gegenüber kratzenden Stoffen. Dazu eine Strumpfhose, Sneakers oder Ballerinas.

Meine absoluten Favourites für die nächsten Monate: gemütliche Leggins (ob

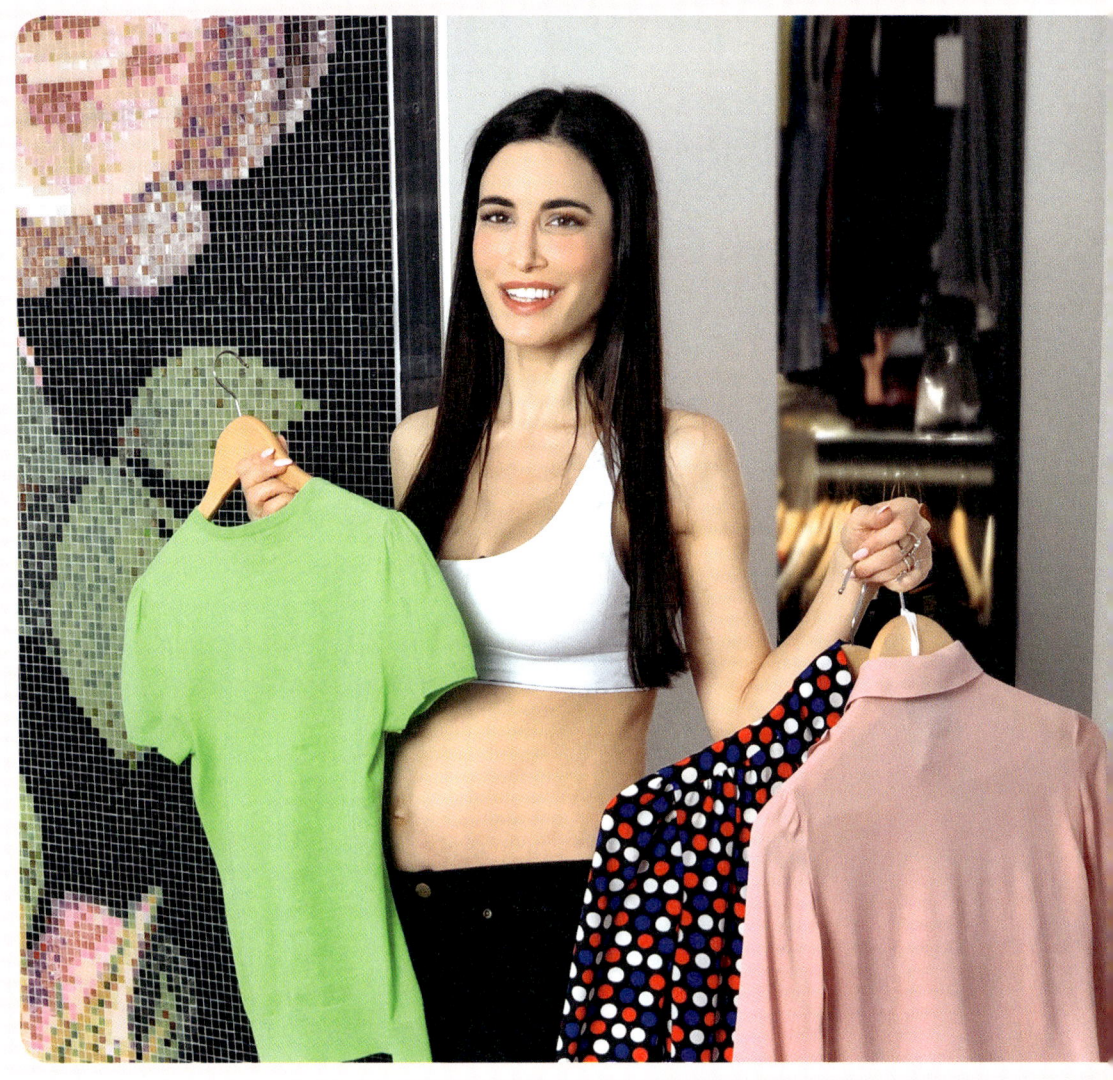

Heute schon geleuchtet? Manchmal habe ich es geliebt, meinen Bauch mit leuchtenden Farben zu betonen. Bequeme Kleidung darf auch farbenfroh sein.

bunt-geblümt oder schlicht schwarz) mit Oversize-Pullover oder langer Bluse, am besten einen Tick länger als normal, weil sie sich durch den dicker werdenden Bauch nach oben schiebt. Wenn du dir damit zu leger vorkommst, zum Beispiel für die Arbeit, dann trage einfach eine Jeggings dazu, also eine Kombination aus Jeans und Leggins. Sie hat zwar einen Knopf, den man aber nicht öffnen kann, und je nach Modell auch aufgenähte Taschen; sie sieht nur auf den ersten Blick aus wie eine Jeans, lässt sich aber dehnen wie eine Leggins.

Einmal gekauft, doppelt getragen

Das Gute ist: All diese Sachen kannst du auch nach der Geburt tragen. Falls dies deine erste Schwangerschaft ist, ist mir ganz wichtig zu erwähnen: Nach der Geburt dauert es bestimmt ein halbes Jahr, bis du wieder deine Klamotten von vor der Schwangerschaft anziehen kannst.

Darum macht es für diese doch recht lange Phase keinen Sinn, sich durchzumogeln mit Klamotten, die einem nicht richtig passen und in denen man sich nicht wohlfühlt. Also: Gönne dir Sachen, die dir gefallen und in denen du dich rundum wohlfühlst!

Apropos schick: Haare färben in der Schwangerschaft?

In meiner vierten Schwangerschaft fing es plötzlich an: Ich bekam graue Haare! Tag für Tag kamen neue dazu. Grrr …

Woher kommt dieser plötzliche Granny-Look? Dass einige schwangere Frauen sozusagen über Nacht graue Haare bekommen, liegt an der großen hormonellen Umstellung in unserem Körper. Das Pigment Melanin ist für die Färbung von Haut und Haaren verantwortlich. Wenn wir grau, genau genommen »farblos«, werden (auch im Alter), zeigt das an, dass die Aktivität der Melanozyten nachlässt, die verantwortlich für die Bildung von Melanin sind. In der Schwangerschaft sind fehlende Stoffe zur Bildung von Melanin

(z. B. Vitamine und Eisen) die Übeltäter für den Silberschimmer auf unserem Kopf.

Solltest auch du in der Schwangerschaft graue Haare bekommen, besprich das mit deiner Frauenärztin und lass erst mal deinen Eisen- und Vitaminspiegel checken, vielleicht kannst du den Mangel mit bestimmten Nahrungsergänzungsmitteln ausgleichen. Ballaststoffreiche, eiweißhaltige, ausgewogene und generell hochwertige Ernährung ist dann noch mal besonders wichtig.

Das heißt im Umkehrschluss aber auch: Die grauen Haare durch die Schwangerschaft sind nicht von Dauer. Juhu!

Außerdem sind graue Haare ja auch Geschmackssache. Ich aber wollte sie (noch) nicht haben, also habe ich mich schlaugemacht, um die Frage zu klären: Ist es schädlich, sich in der Schwangerschaft die Haare zu färben?

Experten stufen Haarprodukte, auch zum Tönen, Strähnchenfärben, Glätten oder für den Locken-Look in der Schwangerschaft tatsächlich als relativ unbedenklich ein. Aber es kommt natürlich darauf an, *was* für ein Mittel du benutzt. Denn wenn es um chemische Haarfärbemittel geht, können aromatische Amine enthalten sein, die in höherer Konzentration Allergien auslösen und sogar das Erbmaterial schädigen können. Hier gelten deshalb strenge Richtlinien für Haarfärbemittel. Bei uns werden solche Bestimmungen gut kontrolliert, vorsichtig sein solltest du mit Produkten aus dem Ausland. Auf ammoniakhaltige Colorationen solltest du ganz verzichten, vor allem bei dunklen Farben, weil die besonders intensive Farbpigmente besitzen, die in die Kopfhaut eindringen können.

Warum Haarefärben beim Thema Schwangerschaft trotzdem immer wieder in der Kritik steht, liegt einfach daran, dass bei dauerhafter Färbung mit chemischen Produkten nicht ausgeschlossen werden kann, dass geringe Mengen an gesundheitsschädlichen Substanzen in den mütterlichen Blutkreislauf gelangen oder auch nach der Geburt in die Muttermilch übergehen. Für zahlreiche Wirkstoffe liegen zudem gar nicht genug Untersuchungen vor, ob die kindliche Entwicklung negativ davon beeinflusst wird. Man geht eher davon aus, dass bei lokaler Anwendung keinerlei Schäden für das Kind zu erwarten sind.

Am sichersten scheint es mir aber, in dieser Zeit auf chemische Anwendungen zu verzichten oder zumindest zurückhaltend damit umzugehen. Das gilt besonders für das erste Schwangerschaftsdrittel.

Keine Sorge, du musst jetzt aber nicht die nächsten Monate mit grauen Haaren herumlaufen. Mit Naturprodukten kann man sich auch in der Schwangerschaft und Stillzeit unbedenklich die Haare färben. Achte trotzdem genau auf die Zusatzstoffe und auf gute Qualität. Denn selbst bei natürlichen Haarfärbeprodukten kann es tatsächlich vorkommen, dass Rückstände von Pestiziden und chemischen Stoffen enthalten sind.

Eine gute Wahl sind auch Färbeshampoos mit natürlichen Farbstoffen aus Walnuss, Kastanie oder Kamille. Sie färben sehr sanft, schonend und sind gesundheit-

ACHTUNG, ÜBEREMPFINDLICHKEIT!

Vor der großflächigen Anwendung solltest du einmal an einer kleinen Stelle vorprüfen, ob nicht vielleicht eine Überempfindlichkeitsreaktion ausgelöst wird. Gerade in der Schwangerschaft kommt es wegen der hormonellen Umstellung durchaus öfter zu Allergien und Unverträglichkeiten, von denen man vorher verschont geblieben ist.

lich völlig unbedenklich. Natürlich sind die nicht so intensiv, schnell und deckend wie eine echte Färbung.

Aber wie gefiele es dir denn, statt deine Haare zu färben, sie nur zu tönen? Die auswaschbare Farbe lagert sich nur außen an das Haar, und nichts dringt ins Innere des Körpers. Außerdem sind auch Strähnchen immer eine gute Alternative, weil nur eine sehr geringe Menge an chemischen Substanzen aufgenommen wird.

Wenn ihr's wissen wollt: Ich habe mich am Ende für eine natürliche Tönung entschieden.

Empfehlen kann ich euch allen: Geht bei Fragen zu einem Experten, in diesem Falle: dem Friseur! Und wenn ihr in der Schwangerschaft unbedingt selbst färben oder tönen wollt, dann macht das bitte in einem gut belüfteten Raum und immer mit Handschuhen!

Klassik in der Schwangerschaft?

Ab der 15. Schwangerschaftswoche bildet sich bei deinem Baby langsam das Hörvermögen aus: Es kann nun die ersten Töne wahrnehmen. Vielleicht hast du schon einmal von dem Mythos gehört, dass sich das Hören von klassischer Musik während der Schwangerschaft auf die Intelligenz des Kindes auswirken soll. Natürlich darfst du so viel klassische Musik hören, wie du möchtest, aber falls das nicht dein Ding ist, verpasst dein Kind nichts: Der sogenannte Mozart-Effekt ist nie wissenschaftlich bewiesen worden. Außerdem ist es zu diesem sehr frühen Zeitpunkt eher unwahrscheinlich, dass solche komplexen Töne überhaupt vom Baby wahrgenommen werden, weil es sie noch nicht zuordnen kann. Das gelingt erst etwa ab der 26. Schwangerschaftswoche, allerdings kann das Ungeborene auch da noch keine Obertöne hören. Was ich aber wunderschön finde: Etwa ab diesem Zeitpunkt kann dein Baby deine Stimme und das Geräusch deiner Herztöne wahrnehmen!

Natürlich sind alle Außengeräusche für das Kind ohnehin stark gedämpft und werden verfremdet durch die Bauchdecke und das Fruchtwasser und übertönt von den Geräuschen, die in deinem Körper verursacht werden. Diese Töne hört das Baby natürlich unmittelbar.

Wenn es dir aber Spaß macht, Musik zu hören, dann drehe auf und genieße! Dabei ist es egal, ob Klassik oder Pop und Rock. Dein Wohlbefinden trägt auch immer zum Wohlbefinden deines Babys bei.

MOVE YOUR BODY, BABY!

Vielleicht siehst du dein Baby auf dem nächsten Ultraschall sogar tanzen! Im Ernst: Es soll Frauen geben, die schon jetzt die Tritte des Babys im Bauch wahrnehmen können. Es heißt, je erfahrener eine Frau mit Schwangerschaften ist, desto eher kann sie die Kindsbewegungen wahrnehmen. Bei mir war das leider nicht mal bei der vierten Schwangerschaft der Fall. Ich merkte zu Beginn des zweiten Trimesters noch gar nichts.

Schlafgewohnheiten

Was sich wahrscheinlich ab der 15. Schwangerschaftswoche auch verändert, sind deine Schlafgewohnheiten. Ich schlafe zum Beispiel am liebsten auf dem Rücken, aber in der Schwangerschaft ging das irgendwann einfach nicht mehr. Die Rückenlage wird den meisten Frauen irgendwann zu unbequem oder kann sogar Schwindel hervorrufen. Das kommt daher, dass unsere Gebärmutter irgendwann komplett auf der Hohlvene liegt, einem wichtigen Blutgefäß, und so die Blutversorgung des Gehirns eingeschränkt werden kann. Auf dem Bauch geht natürlich gar nicht mehr. Werde also lieber zur Seitenschläferin!

Mein Geheimtipp ist übrigens, sich jetzt schon ein Stillkissen anzuschaffen. Ich empfehle ein stabiles, am besten gefüllt mit einer Mischung aus Dinkelspelz und einem weichen Material wie Wolle, Baumwolle oder Kapok (und natürlich sollten es unbehandelte Materialien sein, denn später liegt dein Baby darauf!). Dadurch ist es nicht zu hart, gibt aber auch nicht zu sehr nach. Man kann es wunderbar den eigenen Bedürfnissen entsprechend formen und anpassen. Außerdem würde ich ein langes Kissen nehmen, anderthalb Meter etwa, damit du es dir später beim Stillen schön um den ganzen Körper legen kannst. So ein Kissen ist natürlich nicht ganz billig. Allerdings lohnt sich die Anschaffung, wie ich finde. Mir hat es sehr viele Nächte erleichtert, gerade, als der Bauch immer dicker wurde. So konnte ich in der Seitenlage mein oberes Bein darauf abstützen, damit der Bauch ausreichend Platz hatte. Gerade für Stillanfängerinnen kann ich es empfehlen; mein Stillkissen ist bis heute im Einsatz: Es dient oft als Lückenfüller zwischen Betten oder als Übungsrolle zum Krabbeln fürs Baby

oder zum Darauf-Reiten für die kleinen Kinder.

DAS BABY

Das Baby wiegt jetzt ungefähr 50 Gramm und ist acht Zentimeter groß, aber, wie im nachfolgenden Kasten noch mal erklärt, lässt sich das gar nicht mehr so genau messen. Es bildet sich die Lanugobehaarung (vom Lateinischen *lana* = Wolle, weswegen auch »Wollhaare« dazu gesagt wird), eine ganz feine Ganzkörperbehaarung des Fötus. Sie sorgt dafür, dass die Käseschmiere an seinem Körper haften bleibt, sodass seine empfindliche Haut nicht vom Fruchtwasser aufgeweicht und vor Druck geschützt wird. Außerdem hilft das Wollhaar natürlich bei der Wärmespeicherung.

DIE MUTTER

Das Thema dieses Kapitels macht deutlich: Dein Bauch wächst immer weiter. Das macht sich jetzt auch schon ein wenig

ℒIEBLINGSACCESSOIRE DER WOCHE

Schickes Haargummi oder Haarreifen – Hauptsache, die nervigen Haare sind aus dem Gesicht. Ich weiß nicht mehr, warum, aber noch ganz genau: Sie haben mich in dieser Woche einfach wahnsinnig genervt.

auf der Waage bemerkbar: 2,2 bis 4,5 Kilogramm wirst du sicherlich bereits zugenommen haben. Deine Gebärmutter ist weiter gewachsen, der Bauch runder geworden, deine Taille sagt langsam, aber sicher: *bye-bye!*

TO-DO

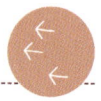

○ Die 15. Schwangerschaftswoche ist die beste Woche für eine Fruchtwasseruntersuchung. Wie bereits erwähnt, ist sie aber absolut kein Muss, sondern eher relevant für Frauen, die einfach genauer hinschauen wollen. Wenn es dich interessiert, blättere zu diesem Thema noch mal zurück zu SSW 12, denn da behandele ich die Pränataldiagnostik, also vor-geburtliche Untersuchungen, sehr ausführlich und gebe den ein oder anderen Tipp.

○ Solltest du nicht verheiratet sein mit dem werdenden Papa, dann ist jetzt eine gute Gelegenheit, die Vaterschaftsanerkennung und Sorgerechtserklärung beim Jugendamt einzureichen (vorausgesetzt natürlich, ihr wollt das – bei Letzterem gilt übrigens die Entscheidung der Mutter). Dazu braucht es in der Regel vorab einen Termin und das ein oder andere Dokument. Kümmert euch am besten in dieser frühen Phase darum, dann bleibt noch ausreichend Zeit, um etwas Fehlendes zu besorgen, und ihr habt nach hinten hin mehr Spielraum für die schönen Dinge. Stichwort: »Nestbautrieb«.

DIE SACHE MIT DER GRÖSSE

Vor allem im ersten Trimester wird die Länge des Ungeborenen vom Scheitel bis zum Steiß gemessen: die sogenannte Scheitel-Steiß-Länge (SSL). In den ersten Schwangerschaftswochen ist die untere Extremität beim Embryo nur als kurzer Fortsatz vorhanden, der Kopf macht etwa die Hälfte der gesamten Größe aus. Etwa ab der 15. Schwangerschaftswoche nehmen Kopf, Rumpf und Beine jeweils ein Drittel der Gesamtlänge des Babys ein. Ab jetzt wird seine Größe nicht mehr nur mithilfe der SSL bestimmt, sondern zusätzlich wird der biparetale Durchmesser (BPD) bestimmt. Dazu setzt die Frauenärztin beim Ultraschallscreening zwei Punkte, jeweils an den seitlichen Schädelknochen des Babys, und misst so den Querdurchmesser des Kopfes, der in der 15. Schwangerschaftswoche ungefähr 30 Millimeter beträgt.

Diese beiden Messungen werden jeweils auch in deinem Mutterpass vermerkt.

Sport in der Schwangerschaft

SCHWANGERSCHAFTSWOCHE 16

Herzlich willkommen zu einem meiner Lieblingsthemen, für das ich mir die 16. Schwangerschaftswoche ausgesucht habe!

Es dreht sich nämlich in diesem Kapitel alles um das Thema »Sport in der Schwangerschaft«.

Das Beste, was du für dich und dein Baby in der Schwangerschaft tun kannst, ist, dass du dich ganz viel bewegst und sanften Sport treibst. Und Sorgen, dass es schnell zu viel wird, brauchst du dir nicht zu machen, denn Schwangere haben eine Leistungsfähigkeit von 70 bis 80 Prozent der normalen Leistungsfähigkeit – das ist eine ganze Menge. Und die solltest du auch jeden Tag ausschöpfen.

Denn: Aktive Frauen haben weniger Probleme mit Bluthochdruck, Krampfadern, Thrombose, leiden seltener an Übergewicht, Schwangerschaftsdiabetes und Rückenschmerzen – und auch an Stimmungsschwankungen! Sagen wir es mal geradeheraus: Die Geburt ist eine Höchstleistung, auf die du deinen Körper mit Sport gut vorbereiten kannst. Bewiesenermaßen führt Sport in der Schwangerschaft darum auch zu einer leichteren und weniger schmerzhaften Geburt. Zumindest weist eine Studie nach, dass aktive Frauen während der Geburt weniger Schmerzmittel benötigen. Erklärt wird das meist mit dem positiven Körpergefühl der fitten Frauen, die Ausdauer zeigen – auch während der Geburt – und durch eine bessere Körperwahrnehmung den Geburtsvorgang aktiver steuern könnten. Und zu Dammrissen soll es bei sportlichen Frauen auch weniger oft kommen. Ach ja, fieses Thema: Dammriss – dazu, bzw. wie du ihn hoffentlich verhindern kannst, kommen wir noch in SSW 36.

Empfehlenswert ist, dass du bei Unsicherheiten in Bezug auf deine Belastbarkeit am besten einmal deine Frauenärztin oder Hebamme um Rat und um eine Einschätzung bittest.

ACHTUNG!

Sport in der Schwangerschaft bedeutet nicht, einen Marathon zu laufen, und auch nicht, Leistungssport zu betreiben. Ihr sollt einfach aktiv sein, euch bewegen, mit eurem Körper im Einklang sein, indem ihr auf euren Köper hört und eure Grenzen achtet. Ihr solltet auf keinen Fall übertreiben!

Vier goldene Regeln für Sport in der Schwangerschaft

1. Probiere bitte nichts Neues, Kompliziertes aus. Eine Sportart, in der du dich nicht auskennst, solltest du als Schwangere lieber bleiben lassen. Das Verletzungsrisiko wäre deutlich erhöht.
2. Wenn du eine bestimmte Sportart schon länger betreibst, kannst du sie in der Regel, zumindest die ersten Monate, auch in der Schwangerschaft ausführen.
3. Generell sollte man Sportarten vermeiden, die mit Bällen zu tun haben (Squash oder Fußball), wegen des erhöhten Verletzungsrisikos, das man nicht immer selbst beeinflussen kann. Dazu gehören auch Mannschaftssportarten, weil da die Gefahr besteht, dass man stark gegeneinanderprallt. Auch Reiten ist eine nicht ganz risikolose Sportart in der Schwangerschaft. Das hängt natürlich stark von deinen reiterlichen Fähigkeiten und deinem Pferd ab. Für reitende Mamas-to-be gibt es aber gute Internetseiten, die ausführlich über das Thema berichten. Frage zur Sicherheit deine Frauenärztin, was sie dazu meint.
4. Für alle Sportarten gilt: kein Puls über 130, was bedeutet, dass man nicht an seine Leistungsgrenze kommen darf.

Ich habe in allen meinen vier Schwangerschaften viel Sport gemacht, aber es gab auch bei mir unterschiedliche Phasen. Die ersten drei Monate sind in der Regel geprägt von Müdigkeit und Übelkeit, da habe ich verständlicherweise sehr wenig geschafft.

Trotzdem habe ich in der Zeit lange Spaziergänge gemacht, war auch mal schwimmen. Das tut Körper und Kreislauf einfach gut, weil es lang anhaltende, monotone, ruhige Bewegungen sind.

Im zweiten Schwangerschaftsdrittel, in dem du dich jetzt befindest, bringt Sport in der Regel richtig viel Spaß.

Im letzten Drittel, vor allem zum Ende hin, wenn der Bauch sehr groß ist, geht es dann natürlich nicht mehr so gut. Zum Teil kann es sogar richtig gefährlich werden, dazu aber gleich mehr.

MEINE ÜBUNGEN

Die nachfolgenden Übungen habe ich jeden Morgen zwischen Tee und Frühstück gemacht. Die ganze Schwangerschaft hindurch. Das ist ein super Start in den Tag. Zusammen dauern sie an die zehn Minuten, nicht länger. Jede Dehnung habe ich ca. 20–30 Sekunden gehalten. Mit der Stoppuhr deines Handys hast du die Zeit gut im Blick. Zum Ende der Schwangerschaft hin kann man dann vielleicht nicht mehr jede Übung machen und nicht immer 20 Sekunden halten, sondern auch mal nur fünf, klar. Mache die Übungen eben immer nur so lange, wie es dir guttut.

Das Schöne an der nachfolgenden Art von Muskeltraining ist, dass wir ohne Gewichte arbeiten. So werden keine Muskeln aufgebaut, sondern die, die bereits vorhanden sind, schön gestärkt.

Lege dir bei den Bodenübungen am besten eine Yogamatte unter oder zumindest einen dünnen Teppich.

Dehnung Hals- und Nackenmuskulatur:

Stelle dich aufrecht hin, deine Füße berühren einander. Strecke erst den rechten Arm im rechten Winkel zur Seite aus. Die Handfläche zeigt dabei nach außen. Der linke Arm hängt einfach an einem Körper herunter. Nun neige deinen Kopf zur linken Seite, aber ganz behutsam und nur so weit, wie dir die Dehnung guttut. Halte diese Dehnung ungefähr 20 Sekunden. *(Bild 1)*

Wiederhole die Übung für die andere Seite, halte die Übung wieder ungefähr 20 Sekunden. *(Bild 2)*

Schultern kreisen/auflockern:

Kreise anschließend deine Schultern von vorn nach hinten und dann von hinten nach vorn. Diese Auflockerung tut total gut und hilft bei einem super Start in den Tag. *(Bild 3)*

Setze die Fingerspitzen auf deine Schultern, so, dass eine Maus darunter durchlaufen könnte, und kreise wieder ein paarmal mit den Schultern von vorn nach hinten und wieder von hinten nach vorn. *(Bild 4)*

Dann strecke deine Arme aus und führe große Kreise mit ihnen aus, wieder ein paarmal nach vorn, dann nach hinten.

Muskulatur / Haut / innere Organe dehnen:

Diese Übung kennst du schon, um Schwangerschaftsstreifen vorzubeugen, aber doppelt hält besser, finde ich. Schlage sie in dem Kapitel zu SSW 10 nach. Die Übung dehnt zum einen eben die Haut und die Muskulatur, aber auch die inneren Organe und führt zu einem stärkeren Wohlbefinden.

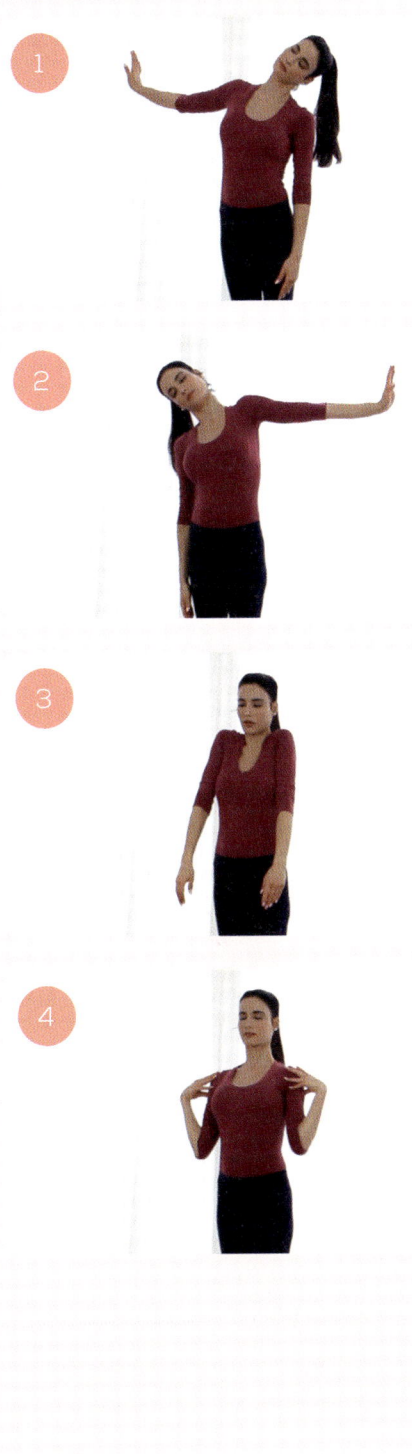

Durchstrecken und dehnen:

Ich liebe es, alles einmal durchzustrecken und zu dehnen. Das tut einfach gut, gerade morgens, wenn alles noch »eingerostet« ist.

Stelle dich gerade hin, strecke dich einmal mit gestreckten Armen ganz nach oben und beuge dich dann behutsam und langsam mit gestreckten Armen und Beinen nach unten. Lege die Hände auf dem Boden ab oder umfasse deine Knöchel, Schienbeine oder Kniekehlen, je nachdem, wie weit du kommst. Gehe nur so weit, wie es für dich angenehm ist. *(Bild 1)*

Nach etwa 20 Sekunden komme ganz langsam, Wirbel für Wirbel, wieder nach oben, lass den Kopf einmal ganz vorsichtig und sanft in den Nacken fallen und richte dich dann wieder gerade auf.

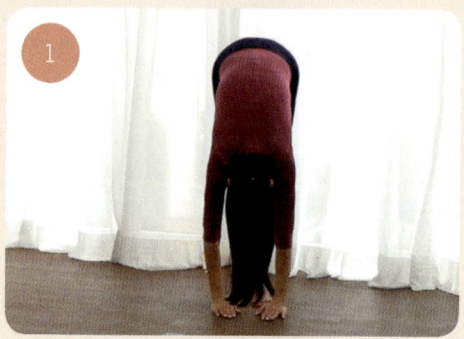

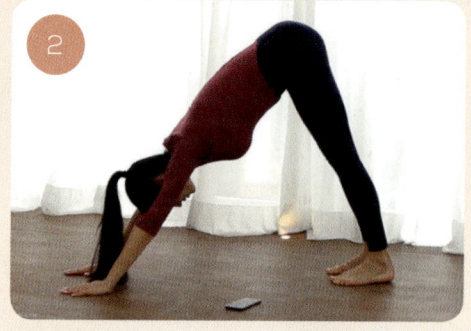

Rückbeuge:

Auch diese Übung kannst du im Kapitel zu SSW 10 zum Vorbeugen der Schwangerschaftsstreifen nachschlagen.

Herabschauender Hund/Dreieck:

Diese Übung finde ich total schwer, sie dehnt die hintere Bein- und Wadenmuskulatur. Aber ich halte sie trotzdem 40 Sekunden bis 1 Minute, denn hinterher fühlt man sich richtig gut.

Stelle dazu deine Beine hüftbreit auseinander, lege die Handflächen vor deinem Kopf auf dem Boden ab, die Fingerspitzen zeigen nach vorn. Strecke den Po nach oben, sodass du ein Dreieck bildest. Setze deine Fußsohlen, wenn du es schaffst, auf dem Fußboden ab. Der Kopf hängt zwischen den Schulterblättern. Jetzt lang und tief atmen. *(Bild 2)*

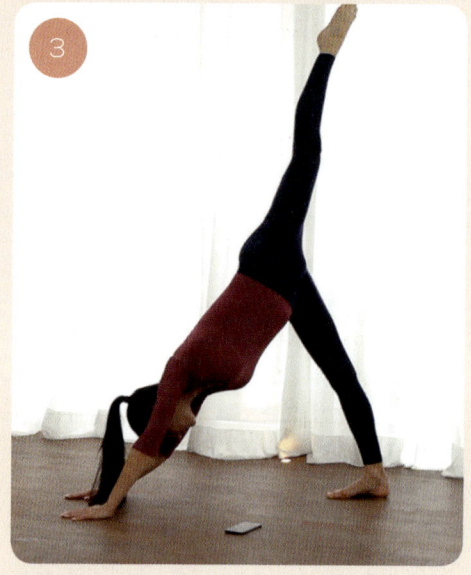

Eine Variante der Übung ist, erst dein linkes, dann dein rechtes Bein gerade nach oben in die Luft zu strecken (oder es anzuwinkeln, je nachdem, wie weit du kommst). Das ist eine gute Gleichgewichtsübung, die nebenbei die Beine wunderbar dehnt. Jeweils 20 Sekunden halten. *(Bild 3)*

Achillessehne dehnen:

Diese recht klassische Übung aus dem Sport halte ich 30 Sekunden pro Seite. Dafür stellst du dich mit dem Gesicht vor eine Wand und drückst mit gestreckten Armen beide Hände dagegen, als wolltest du die Wand wegschieben. Dein linkes Bein streckst du nun im 60-Grad-Winkel nach hinten aus, sodass du einen Zug in der Wade verspürst. Das rechte Bein steht im 90-Grad-Winkel. *(Bild 4)*

Das wiederholst du auf der anderen Seite.

Auf die Zehenspitzen und wieder runter:

Du stellst beide Füße flach auf den Boden, dann gehst du auf die Zehenspitzen, sinkst anschließend wieder mit den Füßen auf den Boden, dann wieder hoch auf die Zehenspitzen, wieder Füße auf den Boden und immer so weiter. Du kannst zum Auf-die-Zehenspitzen-Gehen einatmen, wenn du wieder runterkommst, ausatmen. Klingt total easy, aber diese kleine Übung hat es wirklich in sich. Mache das 100-mal; ganz kleine Bewegungen; für perfekte, sportliche, straffe Waden in nur einer Woche! Es ist aber auch wirklich anstrengend. *(Bild 5)*

Das Ganze wiederholst du dann, aber jeweils nur auf einem Bein. Das andere

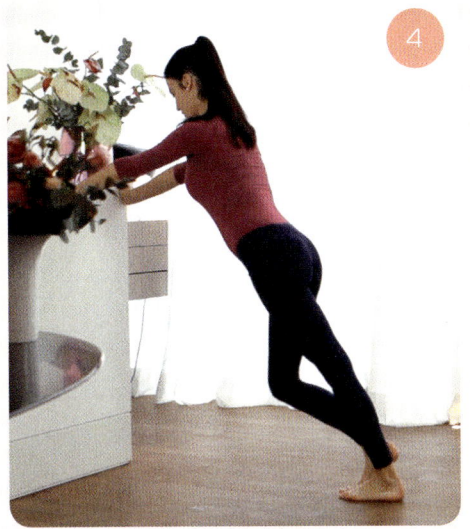

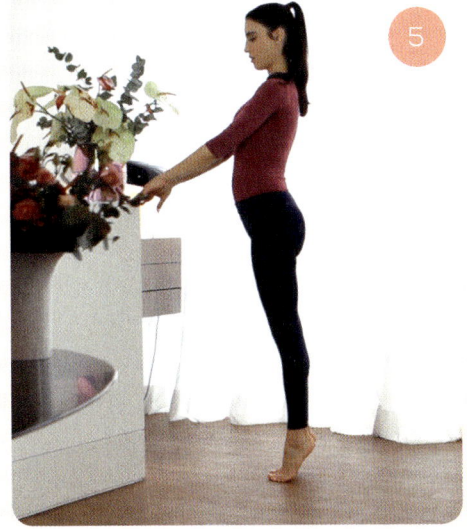

hältst du dabei angewinkelt knapp über dem Boden in der Luft. *(Bild 1)*

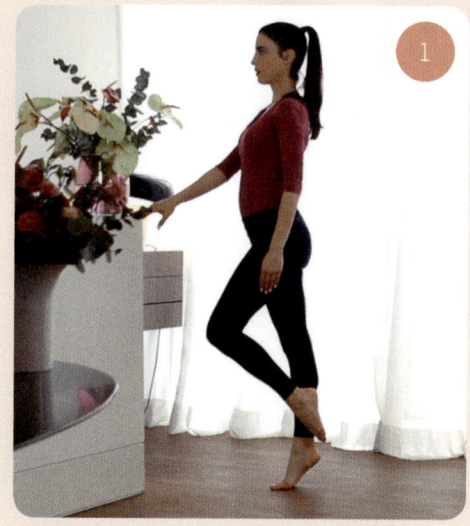

Leisten dehnen:

Die Leisten zu dehnen ist wichtig, weil man, je dicker der Bauch wird, beim Gehen immer mehr in eine Schonhaltung verfällt. Da ist eine gedehnte Leistengegend Gold wert, weil sie auch den Rücken entlastet.

Dazu kommst du auf den Boden. Das linke Bein ist ungefähr im 90-Grad-Winkel angewinkelt, das rechte gerade nach hinten gestreckt. Deine Hände befinden sich unterhalb der Schultern auf dem Boden, die Arme sind durchgestreckt. Dein Kopf ist gerade nach vorn gerichtet. *(Bild 2)*

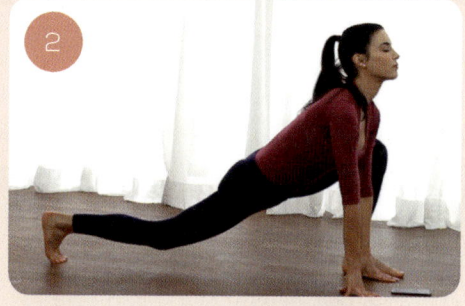

Eine Variante ist, dass du beide Arme auf deinem angewinkelten Bein ablegst, der Oberkörper bleibt aber aufgerichtet, der Kopf erhoben. *(Bild 3)*

Das Ganze wiederholst du mit der anderen Seite.

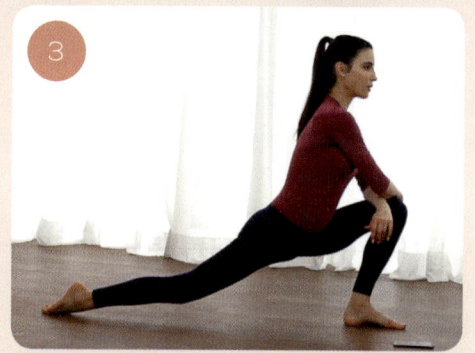

Kraft- und Dehnübung:

Du bleibst in der Position wie in der Übung vorher. Nimm nur erst mal wieder das linke Bein etwa im 90-Grad-Winkel nach vorn und strecke das rechte nach hinten aus, um es zu entlasten. Strecke nun beide Arme nach oben, nimm die Hände zusammen und atme lang und tief. *(Bild 4)*

Dann streckst du deinen rechten Arm nach oben und schaust deinen Fingerspitzen hinterher. Mit der linken Hand stützt du dich leicht am Boden ab. *(Bild 5)*

Bei diesen Übungen werden die vorderen Oberschenkel, Bauch und Leiste ge-

dehnt und gleichzeitig die Muskeln ge-
kräftigt. Am besten machst du schön jede
Übung auf beiden Seiten, damit kein Ungleichgewicht im Körper entsteht.

Dehnung Po:

Wir arbeiten an unserem wundervollen
Hinterteil! Für diese Übungen brauchen
wir kein Fitnessstudio, keine Gewichte,
nur unsere zwei Beine. Das wird nach
einer Weile echt anstrengend!

Dazu kommst du zuerst mal im Vierfüßlerstand auf den Boden. Deine Knie
sind ungefähr hüftbreit auseinander, du
stützt dich vorn auf deinen Unterarmen
ab, die Ellbogen liegen dabei unterhalb
der Schultern, die Handflächen auf dem
Boden, die Fingerspitzen zeigen nach
vorn. Dann hebst du das rechte Bein, soweit du es schaffst, an und lässt es wieder
sinken. Du kannst es ausstrecken, aber
auch angewinkelt lassen, wenn es dir sonst
zu anstrengend wird. Und wie weit du
es runternimmst, ist auch dir überlassen:
Möglich ist, ca. 30 Zentimeter über dem
Erdboden, aber auch, nur ganz kleine,
feine Auf- und Abbewegungen ungefähr
auf Höhe des Pos zu machen. *(Bild 6)*

50-mal bis 100-mal pro Seite. Ergebnis:
Der Po wird knackig und fest.

Natürlich auch das andere Bein.

Anti-Reiterhosen:

Diese Kraftübung trainiert die äußeren
Oberschenkel- und unteren Pomuskeln.
Reiterhosen ade!

Dabei sind wir in derselben Position wie
gerade eben. Aber jetzt streckst du dein
rechtes Bein zur Seite aus und ziehst es wie-

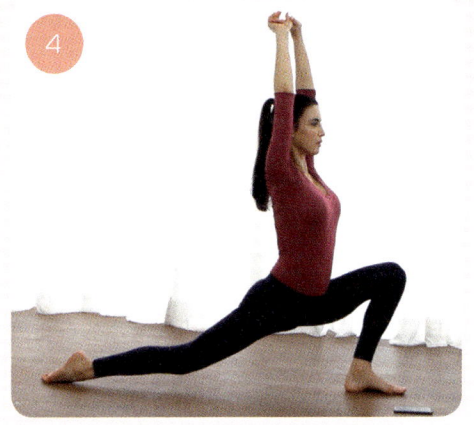

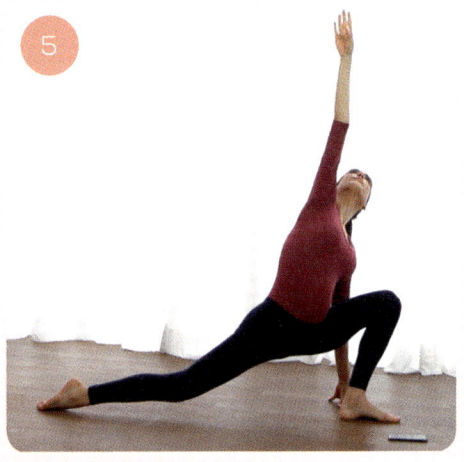

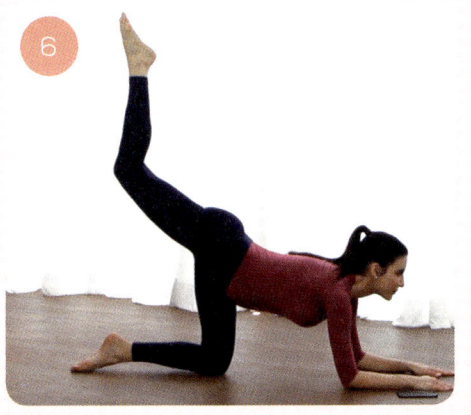

der an. Und zwar möglichst auf Hüfthöhe. Natürlich wieder beide Beine! *(Bild 1)*

Eine Variante ist: Du hältst das Bein (erst das rechte, dann das linke) angewinkelt und hebst es so seitlich nach oben (etwa auf Hüfthöhe) und lässt es wieder sinken. *(Bild 2)*

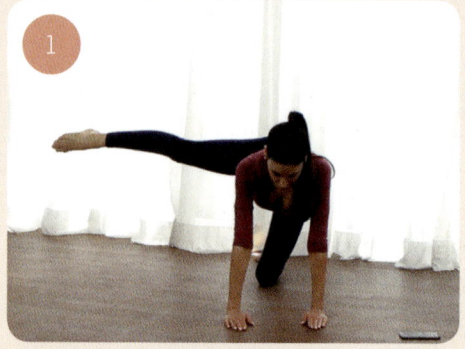

Gleichgewichtsübung:

Für diese Gleichgewichtsübung bleiben wir in der Position von eben: Ausgangsposition ist also der Vierfüßlerstand. Wir stützen uns aber auf dem rechten ausgestreckten Arm am Boden ab, der linke zeigt ausgestreckt nach vorn. Der Kopf ist in der Verlängerung der Wirbelsäule, der Blick geht Richtung Boden. Dazu ist das rechte Bein nach oben ausgestreckt, sodass es die Verlängerung des Armes bildet. In dieser Position lang und tief atmen und nun beginnen, den ausgestreckten Arm und das ausgestreckte Bein leicht auf und ab zu bewegen. *(Bild 3)*

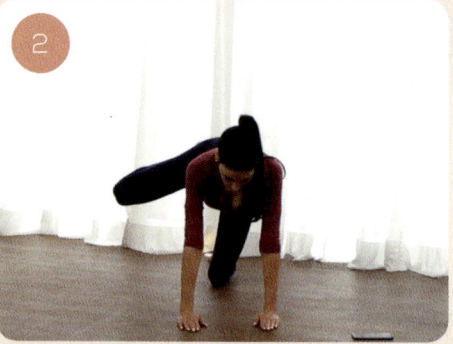

Alles auf der anderen Seite wiederholen, klar.

Diese Übung kräftig zum einen die Arme und die Oberschenkel, schult zum anderen den Gleichgewichtssinn und stärkt den Rücken. Die Rückenmuskulatur wird im Verlauf der Schwangerschaft noch sehr wichtig, damit das Gewicht des Bauches uns später nicht zu schaffen macht.

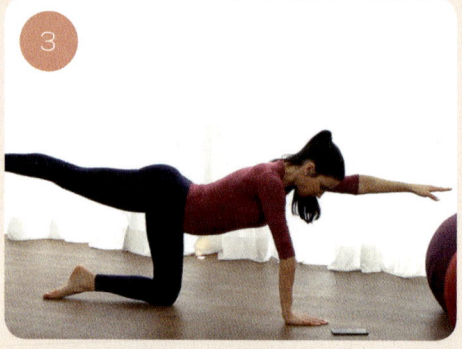

Dehnübung Oberschenkel:

Du sitzt auf dem Boden, dein linkes Bein ist angewinkelt auf dem Boden, dein rechtes zeigt gestreckt nach hinten. Mit den Armen stützt du dich auf dem Boden vor

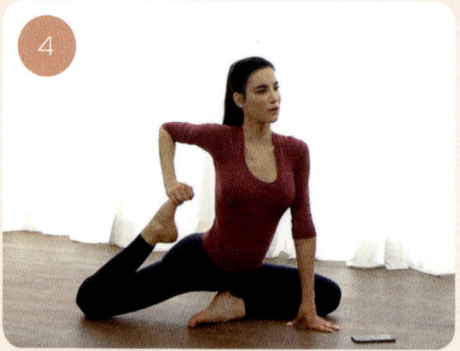

dir ab, der Oberkörper ist gestreckt. Dann winkelst du das rechte Bein an, greifst mit der rechten Hand deinen rechten Fuß und ziehst ihn behutsam, soweit es geht, zu dir. Der linke Arm stützt dich gestreckt am Boden ab. Bitte wieder beide Seiten. *(Bild 4)*

Wie gesagt: Keine der Übungen übertreiben, in zehn Minuten pro Tag ist die Sache erledigt. Es geht darum, deinen Körper ein klein wenig zu kräftigen.

Und immer gilt: Bloß das Trinken nicht vergessen! Stelle dir am besten ein großes Glas Leitungswasser bereit, bevor du mit den Übungen beginnst.

DAS BABY

Dein Baby wiegt jetzt schon ungefähr 110 Gramm und misst vom Kopf bis zum Steißbein etwa 9,4 Zentimeter. Sein kleiner Fuß ist ungefähr zwei Zentimeter lang – niedlich!

Auch wenn du wahrscheinlich noch nichts davon spürst, weil das Fruchtwasser die Bewegungen abdämpft, ist dein Baby

MEINE ABSOLUTE LIEBLINGSÜBUNG DER WOCHE

Spazieren gehen und Frischluft tanken! Jeden Tag. Einfach mal das Auto stehen lassen, nicht mit dem Bus fahren, von A nach B laufen, kürzere oder längere Strecken. Ich nutze dafür eine Health-App auf meinem Handy, die unter anderem meine Schritte zählt. Gesundheitsexperten raten übrigens generell zu 10 000 Schritten am Tag, um gesund zu bleiben, das sind je nach Schrittlänge fünf bis acht Kilometer zu Fuß. Das Minimalpensum sollte aber 6000 Schritte täglich sein. Ich war in meinen Schwangerschaften übrigens immer so rastlos und erledige sowieso am liebsten alles zu Fuß, dass ich manchmal auf zwölf Kilometer am Tag gekommen bin, das sind zwischen 15 000 und 17 000 Schritten. Das waren vor allem Tage, an denen die Sonne schien und ich das Spazierengehen besonders genossen habe. Das müsst ihr natürlich nicht alle nachmachen, aber ich will, dass ihr wisst: Es ist gut möglich! Und ich bin auch sicher, dass mir die viele Bewegung so gute, rasche und »glatte« Geburten beschert hat.
Natürlich habe ich zum Ende der Schwangerschaft hin nicht mehr so lange Spaziergänge unternommen, aber gegangen bin ich immer noch viel und oft.

gerade sehr aktiv. Es bewegt Arme und Beine, schlägt sogar Purzelbäume. Es nuckelt auch immer öfter am Daumen und trainiert so den Saugreflex. Außerdem hat dein Kleines nun häufig starken Schluckauf. Aber keine Sorge, das ist nicht gefährlich. Dein Baby trainiert damit das spätere Atmen. Wahnsinn, oder?

Mit dem Stethoskop sind die Herztöne deines Kindes nun hörbar!

DIE MUTTER

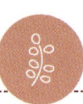

Der Bauch wächst weiter – natürlich. Das ist vor allem deiner Gebärmutter und deiner Plazenta zu verdanken. Außerdem hast du nun etwa 250 Milliliter Fruchtwasser mehr in deinem Bauch. Das Baby selbst ist nämlich noch so klein, dass es in deine Handfläche passen würde.

TO-DO

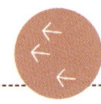

○ Im vierten Schwangerschaftsmonat ist es Zeit für eine weitere (wahrscheinlich die insgesamt dritte) Vorsorgeuntersuchung. Diese kannst du auch von deiner Hebamme durchführen lassen. Sie kann Blut- und Urinwerte, Kindslage, Herztöne und alles andere ebenso untersuchen wie deine Frauenärztin. Viele Frauen fühlen sich bei ihrer Hebamme besonders gut aufgehoben und entwickeln ein enges Vertrauensverhältnis zu ihr.

Schwanger mit Zwillingen

ALLES, WAS DU WISSEN MUSST

Du Liebe, die du schwanger bist mit Zwillingen: Dieses Kapitel ist dir gewidmet, die du noch mal viel schwerer trägst als andere mit »nur« einem Baby im Bauch. Das gilt übrigens insbesondere für die Frauen unter euch, die vielleicht sogar Drillinge (oder mehr) bekommen. Diese Schwangerschaften nennt man »Mehrlingsschwangerschaften«. Sie kommen von Natur aus bei etwa jeder 65. Schwangerschaft vor oder sogar öfter. Nach Fruchtbarkeitsbehandlungen, ab einem höheren Alter der Mutter oder wenn es in der Familie schon häufiger Zwillingsgeburten gegeben hat, ist die Wahrscheinlichkeit, Zwillinge oder Mehrlinge zu bekommen, höher. Dass man mit mehr als einem Kind schwanger ist, kann die Frauenärztin übrigens normalerweise bereits bei der ersten Ultraschalluntersuchung erkennen, auf jeden Fall aber im ersten Schwangerschaftsdrittel.

Dabei gibt es Schwangerschaften mit eineiigen Zwillingen und solche mit zweieiigen Zwillingen. Auf 85 Geburten in Deutschland kommt ungefähr eine Zwillingsgeburt, nur ein Viertel davon ist eineiig. Eineiige Zwillinge sind also selten, sie entstehen aus einer befruchteten Eizelle, die sich später vollständig in zwei getrennte Zellen teilt. Das kann bis zu neun Tage nach der Befruchtung passieren. Eineiige Zwillinge haben fast identische Erbanlagen und sehen sehr, sehr ähnlich aus (Außenstehende können sie meist nicht voneinander unterscheiden). Außerdem haben sie immer dasselbe Geschlecht. Und trotzdem hat jedes Kind seinen ganz eigenen Fingerabdruck. Irgendwie verrückt, oder?

Der Zeitpunkt der Teilung der Eizelle ist übrigens ausschlaggebend dafür, ob sich eine oder zwei Plazentas und Fruchtblasen bilden. Wenn die Eizelle sich in den ersten drei Tagen teilt, entstehen zwei Plazentas und Fruchtblasen. Ist es zwischen Tag vier und neun nach der Befruchtung, teilen sich die Föten eine Plazenta und Fruchtblase. Das bedeutet dann, dass die Blutkreisläufe der Babys miteinander verbunden sind. Etwa zwei Drittel aller eineiigen Zwillingen entwickeln sich mit einer gemeinsamen Plazenta.

Bei zweieiigen Zwillingen werden beim Eisprung zwei Eizellen freigesetzt, die befruchtet werden. Sie ähneln sich genetisch, aber nicht mehr als Geschwister, die zu unterschiedlichen Zeitpunkten geboren werden. So können sie auch unterschiedliche Geschlechter haben.

MEINE GESCHICHTE

Meine zweite Schwangerschaft startete übrigens als Zwillingsschwangerschaft, deswegen habe ich mich mit dem Thema »Mehrlingsschwangerschaft« näher auseinandergesetzt. Wenn du diese Zeilen liest, hoffe ich, dass ich dir keine Angst mache. Ich möchte dir einfach einen kurzen Einblick in meine eigene Geschichte geben. Meine Frauenärztin hatte meine Schwangerschaft festgestellt und mir Blut abgenommen. Am nächsten Abend klingelte das Telefon, und meine Ärztin meinte, ich müsse sofort ins Krankenhaus, weil mein hCG-Wert zu hoch sei für die entsprechende Schwangerschaftswoche. Sie nahm an, es würde sich um eine Eileiterschwangerschaft handeln. Im Krankenhaus wurde dann aber festgestellt: Mein hCG-Wert war deswegen erhöht, weil es sich um *zwei* Embryos handelte.

Ich war also schwanger mit Zwillingen! Wow! Das hat in mir unglaublich was ausgelöst, ich habe mir viele, viele Gedanken gemacht, hatte auch Sorgen, Ängste, aber da war auch eine ganz große Freude in mir. Aber dass es einem wie eine große Herausforderung vorkommt, wenn man von einer Zwillingsschwangerschaft erfährt, ist wohl klar. Bevor ich hier weiter ins Detail gehe, muss ich leider erzählen, dass ich nach ein paar Wochen Blutungen bekam und einen Zwilling verloren habe. Das war ein großer Schock für mich, und ich war lange Zeit traurig und bedrückt. Zum Glück hat sich der zweite Zwilling aber ganz normal und gesund und munter

WAS IST EINE EILEITERSCHWANGERSCHAFT?

Bei einer ›ektopen Schwangerschaft‹, wie sie in der Fachsprache genannt wird, entwickelt sich der Embryo außerhalb der Gebärmutter, meist im Eileiter, selten auch im Eierstock, noch seltener in der Bauchhöhle oder im Gebärmutterhals, darum eben »Eileiterschwangerschaft«. Bemerken tut man eine solche falsche Einnistung, wenn man häufig Bauchschmerzen hat oder überempfindlich ist, manchmal treten auch ungewöhnlich starke Blutungen auf. Denn der heranwachsende Embryo bzw. seine Plazenta lassen das umgebende Gewebe mit hoher Wahrscheinlichkeit einreißen. Bei einem Verdacht wird bei der Frauenärztin sofort eine Ultraschalluntersuchung gemacht. So eine Schwangerschaft kann leider nicht weitergeführt werden, oft endet sie von ganz allein mit einer Fehlgeburt, andernfalls ist ein medizinischer Eingriff notwendig. Zum Glück kommt eine Eileiterschwangerschaft nur sehr selten vor. Wenn du unsicher bist, ob es dich betrifft, sprich auf jeden Fall mit deiner Frauenärztin!

weiterentwickelt und kam dann ohne jede Komplikation als meine zweite Tochter zur Welt.

Der Verlust eines Zwillings passiert recht häufig, bei vielen Frauen sogar unbemerkt: Ihre Schwangerschaft startet sozusagen als Zwillingsschwangerschaft, und unbemerkt geht einer der beiden Zwillinge in diesem Frühstadium verloren. Manchmal treten aber eben auch Anzeichen einer Fehlgeburt auf, wie bei mir. Ich will dir damit auf keinen Fall Angst machen, mir ist nur wichtig, dass du weißt, dass auch das einfach dazugehören kann. Forscher und Mediziner gehen davon aus, dass die Natur durch diesen Verlust an ganz früher Stelle der Schwangerschaft »Mängel behebt«. Vielleicht wäre das zweite Baby also gar nicht lebensfähig gewesen.

Ich wünsche dir aber natürlich von ganzem Herzen, dass dir beide Babys erhalten bleiben und gesund und munter geboren werden!

Mehrlinge – mehr Risiko?

Mehrlingsschwangerschaften werden grundsätzlich erst mal als Risikoschwangerschaften eingestuft, auch wenn alles gut läuft. Das liegt einfach daran, dass bei Zwillingen im Vergleich zu Einlingen rein statistisch gesehen das Risiko bis zu viermal größer ist, dass während der Schwangerschaft Komplikationen auftreten. Die häufigsten Ursachen für eine Frühgeburt vor der 28. Schwangerschaftswoche sind eine Schwäche des Muttermunds oder vorzeitige Wehen, beides tritt bei einer Mehrlingsschwangerschaft häufiger auf.

Blutungen in der Schwangerschaft (egal, ob Einling oder Zwillinge) sind aber durchaus normal. Kommen sie jedoch bei einer Mehrlingsschwangerschaft vor, wird man anschließend meist sehr engmaschig überwacht. Der Grund könnte nämlich sein, dass sich eines der beiden Babys doch dagegen entscheidet, leben zu wollen, wie es auch bei mir der Fall gewesen ist. Das ist zwar sehr, sehr traurig, und es braucht Zeit, um diese Trauer zu überwinden, aber das andere Baby kann trotzdem ganz gesund weiterwachsen und auf die Welt kommen. Man muss dann in der Regel recht früh in ihrer Schwangerschaft kürzertreten, sich mehr ausruhen und sich öfter hinlegen.

Frauen mit Mehrlingsschwangerschaften haben außerdem häufiger einen erhöhten Blutdruck oder bekommen leichter eine Schwangerschaftsvergiftung, kurz: Fast alle geringfügigen Schwangerschaftsbeschwerden treten bei ihnen leider vermehrt oder in verstärktem Maße auf. Auch der Blutzuckerspiegel rauscht bei einer Zwillingsschwangerschaft oft noch schneller in den Keller, sodass du darauf achten solltest, regelmäßig über den Tag verteilt gesunde und nahrhafte Snacks im Magen zu haben.

Ich habe oben schon erwähnt, dass sich Zwillinge manchmal eine Plazenta teilen. Es ist natürlich eine große Aufgabe für nur eine Plazenta, beide Babys ausreichend zu versorgen. Da kann es schon mal passieren, dass ein Baby etwas weniger kräftig wächst und gedeiht als das andere.

Ein Unterschied im Geburtsgewicht von 20 Prozent gilt aber noch nicht als besorgniserregend. Meist gleicht sich das rasch wieder an, wenn die Babys auf der Welt sind. Wenn der Unterschied zu groß ist, kann es allerdings sein, dass der zu schwache Zwilling es nicht schafft. Das passiert aber sehr früh in der Schwangerschaft. Manchmal merkt man das gar nicht, der zweite Embryo wird dann vom Gebärmuttergewebe aufgenommen, und es sind keine weiteren medizinischen Eingriffe bei der Frau notwendig. Der zweite Zwilling hat dann gute Aussichten auf eine ganz gesunde Entwicklung.

Aber, wie gesagt, damit solche Risiken rechtzeitig erkannt werden, wirst du im Falle einer Mehrlingsschwangerschaft regelmäßig sehr engmaschig und sorgfältig untersucht.

Frühere Geburt

Als Schwangere mit Zwillingen (oder mehr) kannst du übrigens davon ausgehen, dass du ganz sicher nicht die vollen 40 Schwangerschaftswochen erleben wirst, sondern dass deine Kinder früher auf die Welt kommen. Denn denen wird es in deinem Bauch natürlich schneller zu eng. Ärzte schätzen das Ende einer Zwillingsschwangerschaft zwischen der 36. und 38. Schwangerschaftswoche. Die Babys werden dann eher untergewichtig sein als einzeln ausgetragene Neugeborene zu dieser Zeit. Allerdings ist es auch gar nicht so selten, dass Zwillinge ein Geburtsgewicht von bis zu 3000 Gramm auf die Waage bringen.

Wenn klar sein sollte, dass du oder deine Babys sich in einem kritischen Stadium befinden und eine Frühgeburt eingeleitet werden muss, wird dir höchstwahrscheinlich eine Lungenreifespritze für die Babys verabreicht, denn die Lunge ist erst in der 35. Woche so ausgereift, um außerhalb des Bauches selbstständig funktionieren zu können. Darum wird die fetale Lungenreife noch in der Gebärmutter durch diese Spritze angeregt; dies wird übrigens zwischen der 24. und 34. Schwangerschaftswoche passieren.

Natürliche Geburt mit Zwillingen

Auch eine Zwillingsgeburt kann eine natürliche sein, klar. Das Risiko von Geburtskomplikationen ist nur ein bisschen höher, wenn man Mehrlinge erwartet. Und bei sich abzeichnenden Komplikationen wie einer ungünstigen Lage der Kinder (Steiß- oder Querlage bei einem der Zwillinge) wird in der Regel ein Kaiserschnitt vorgeschlagen. Bei Mehrlingsgeburten kommt es auch etwas häufiger vor, dass die Geburt sehr lang dauert oder eine Wehenschwäche der Mutter auftritt. Darum werden bei Mehrlingsschwangerschaften generell häufiger die künstliche Einleitung und ein geplanter Kaiserschnitt durchgeführt als bei Schwangerschaften mit einem Baby.

Frühchenversorgung –
Sei ein Känguru!

Wenn eure Zwillinge nun zu früh geboren werden sollten, kommen sie eine Weile in den Brutkasten (auch »Inkubator« genannt) im Krankenhaus, weil es sein kann, dass noch nicht alle Organe eigenständig funktionieren. Besonders wichtig ist das, wenn die Lungen noch nicht voll ausgebildet sind. Das kommt recht häufig vor bei Frühchen, sodass sie noch beatmet werden, bis die Lunge allein ihre Funktion aufnehmen kann.

Dieser Vorgang unterscheidet sich übrigens nicht von einzeln geborenen Frühchen, trotzdem möchte ich an dieser Stelle kurz darauf eingehen, weil es einfach bei Mehrlingsschwangerschaften deutlich häufiger vorkommt, dass die Geburt viel früher losgeht als in der 40. Schwangerschaftswoche.

Das ist natürlich eine harte Zeit, wenn man eigentlich nichts lieber will, als seine Babys auf dem Arm und ganz nah bei sich zu haben. Aber lasst euch auch davon nicht entmutigen. Da Frühchen nicht in einem normalen »Mutter-Kind-Zimmer« liegen können, bieten viele Kliniken Gästezimmer für die Eltern an, auch wenn die Mutter offiziell bereits entlassen worden ist. Hier könnt ihr übernachten und rund um die Uhr bei eurem Kind sein. In vielen Krankenhäusern wird heute als Teil der Frühchenversorgung auch die sogenannte Kängurumethode angeboten: Das nackte Baby wird stundenlang auf die nackte Haut der Mutter oder des Vaters gelegt. Damit holt das Baby das nach, was es an Zeit im Bauch verpasst hat. Natürlich wird das Baby dabei ganz, ganz warm gehalten. Überhaupt binden die Krankenhäuser heute die Eltern viel stärker in die Pflege der unreif geborenen Babys ein. Viel Nähe und Wärme sind nämlich für die Kleinen besonders wichtig. Es ist sogar bewiesen, dass der Hautkontakt die Überlebenschance der Frühgeborenen steigert. Der Begriff »Känguruen« stammt übrigens daher, dass ein Kängurujunges immer als Frühgeburt auf die Welt kommt und sich erst im Beutel der Mutter zum selbstständig lebensfähigen Tier entwickelt.

Auch der Milcheinschuss kann dann etwas dauern, wenn man ein Frühchen hat. Lasst euch da von den Hebammen im Krankenhaus ordentlich unter die Arme greifen und helfen! Und lasst euch vor allem nicht entmutigen: Auch wenn ihr Anlaufschwierigkeiten beim Stillen habt, haltet durch und bleibt bei eurem Wunsch zu stillen! Stillen ist das Beste, was ihr für eure Babys, egal, ob frühgeboren oder nicht, tun könnt. Natürlich produziert dein Körper am Anfang noch sehr wenig Milch, aber die kleinen Frühchen brauchen ohnehin nicht viel. Wahrscheinlich wird euch das Milchabpumpen noch eine ganze Weile begleiten, weil die Babys es einfach noch nicht schaffen, allein zu trinken. Bis dahin ernährt man die Babys in der Regel mit einer kleinen Sonde oder mit einem Fläschchen.

Die ersten Wochen nach der Geburt

Die ersten Wochen mit Zwillingsbabys sind natürlich auch ganz anders als bei einer Mama, die »nur« ein Baby bekommt. Es geht vor allem oder sogar einzig und allein darum, dass die Babys ausreichend trinken, trinken, trinken.

Für die ersten Wochen (oder sogar Monate) ist es mit Zwillingen besonders hilfreich, um nicht zu sagen, *notwendig,* dass du nicht allein bist. Mehrere Monate Elternzeit deines Schatzes am Anfang sind da wirklich wünschenswert. So könnt ihr euch bei allem, was ansteht, abwechseln: beim Füttern (wenn nicht beide Babys schon an der Brust trinken), beim Windelwechseln und An- oder Umziehen, beim Tragen und so weiter und so fort.

Wozu man in den ersten Wochen mit Zwillingen nicht kommt, ist zum Beispiel die eigene Rückbildung, geschweige denn ein Yogakurs. Vergessen darf man sich aber trotzdem nicht. Iss vor allem ausreichend und gesund, damit du selbst auch genug Milch geben kannst. Und lege dich so viel wie möglich hin, schlafe viel, damit sich dein Körper erholen kann von der Geburt und der Schwangerschaft und auch von all dem, was du in den ersten Wochen erleben und leisten musst. Während eine Mama mit *einem* Baby vielleicht schon recht schnell das Gefühl hat, rauszuwollen, um spazieren zu gehen, geht es bei Zwillingen in den ersten Wochen vor allem darum, ihnen überhaupt gerecht zu werden, und zwar allen beiden, ihre Grundbedürfnisse zu befriedigen, sie zu versorgen und selbst nicht völlig zu kurz zu kommen.

Etwas leichter wird es in der Regel übrigens ab dem offiziell errechneten Geburtstermin.

FRÜHE HILFEN FÜR ZWILLINGSELTERN

Mit Zwillingen habt ihr übrigens Anrecht auf eine Haushaltshilfe, die von der Krankenkasse bezahlt wird. Um euch familiär zu entlasten, gerade, wenn es ältere Geschwister gibt, könnt ihr auch bis zum ersten Geburtstag der Zwillinge eine sogenannte Familienhebamme zu euch kommen lassen. Sie unterstützt euch, spielt und beschäftigt sich mit den großen Kindern oder begleitet euch zum Arztbesuch. Was genau euch als zusätzliche Unterstützung zusteht, kannst du bei deiner Krankenkasse erfragen. Am besten kümmerst du dich rechtzeitig während der Schwangerschaft darum, damit du den Kopf nach der Geburt frei hast und für alles gesorgt ist.

MEIN TIPP

Es gibt spezielle Zwillingsstillkissen. So eines solltet ihr euch unbedingt anschaffen. Das Zwillingsstillkissen ermöglicht es, beide Babys einigermaßen bequem gleichzeitig zu stillen. Das Kissen ist meist recht stabil und hat eine extra große, zum Körper hin leicht abgeschrägte Auflagefläche und eine stabile Rückenstütze.

Doppeltes Glück

Jetzt haben wir über all die Risiken und Schwierigkeiten bei einer Mehrlingsschwangerschaft gesprochen. Was aber viel wichtiger ist: Zwillinge sind doppeltes Glück, sie sind ein Geschenk, nein: zwei! Kurzum: Sie sind ein Segen! Und gleich ein doppeltes Wunder. Auch in der Geschichte und in vielen Kulturen spielen Zwillinge eine besondere Rolle. Wenn früher nach langjährigem unerfülltem Kinderwunsch die Frau dann doch endlich guter Hoffnung war, wuchsen nicht selten Zwillinge in ihr heran. Es wurde dann vermutet, dass die Kinder in ihrem Leben eine besondere, wichtige Aufgabe zu erfüllen haben würden. In der römischen Mythologie gründete ja zum Beispiel ein Zwillingspaar die heilige Stadt Rom: Romulus und Remus. In vielen Kulturen stehen Zwillinge für Gegensätze, beispielsweise für Licht und Schatten; zwei Seiten, die in ihrem Zusammenspiel aber etwas Neues entstehen lassen. In der antiken Astronomie wurde dieses Zusammenspiel sozusagen auf den Nachthimmel projiziert: Die Sterne Pollux und Castor beschreiben das Sternbild des Zwillings, es sind die beiden hellsten Sterne des Sternbilds, wobei Castors rötliche Farbe eben im auffälligen Gegensatz

zu seinem fast gleich hellen Nachbarstern Pollux steht.

MEINE SECHS TIPPS

für Zwillingsmütter

1. Wahrscheinlich liest du nicht nur dieses Kapitel, sondern auch den Rest des Buches. Und daher kennst du meinen Schwerpunkt: Bewegung, Sport, Aktivsein. Das gilt für dich mit Zwillingen im Bauch aber nur in eingeschränktem Maße, bitte. Spazieren gehen kannst du natürlich auch, aber richtiger Sport ist bei einer Zwillingsschwangerschaft nicht zu empfehlen.

2. Organisiere dir rechtzeitig Hilfe: Dein Partner sollte in der ersten Zeit unbedingt Urlaub oder Elternzeit nehmen, auch Omas, Opas, Tanten, Onkel, Freundinnen können und sollten mit anpacken. Sie sollten dir die Alltagstätigkeiten abnehmen, sodass du dich voll und ganz um deine Babys kümmern kannst: Vielleicht kauft eine liebe Freundin in dieser Zeit für dich ein oder saugt mal durch? Verabrede schon vor der Geburt, wer Lust hat, für euch frischgebackene Eltern mitzukochen. Komm bloß nicht auf die Idee, alles allein machen zu wollen. Das endet mindestens in Traurigkeit, denn die Hormone spielen nach der Geburt ja auch noch verrückt.

3. Mache dich darauf gefasst, dass deine Schwangerschaft ganz gewiss nicht 40 Wochen dauert. Ab der 30. Schwanger-

schaftswoche solltest du spätestens alles bereit haben, was du vor der Geburt erledigt haben willst und brauchst.

4. Das Stillen ist kein Muss, aber so eine große Hilfe und Erleichterung, weil du immer und jederzeit für beide Babys das Essen parat hast, und zwar in der richtigen Menge und Temperatur. Zudem ist Muttermilch einfach das Beste und Gesündeste, was du gerade deinen Frühchen gönnen kannst.

5. Selbstfürsorge: Achte darauf, dass du ausreichend schläfst und isst. Du musst einfach an dich denken, auch wenn es schwerfällt, sonst gehst du unter. Die erste Zeit ist wirklich eine sehr anstrengende Phase, in der du aber eben für deine Babys ganz viel Kraft und Energie brauchst. Wir müssen uns immer wieder vergegenwärtigen: Du bist als Mama der Fels in der Brandung, wenn

du die Nerven verlierst, geht es allen schlecht. Vergiss das nie! Nimm dir darum deine Ruhephasen und Auszeiten, wenn es irgend möglich ist.

6. Trenne deine Zwillingsbabys möglichst nicht. Sie waren im Bauch eine Einheit und sind es auch nach der Geburt. Sie geben sich gegenseitig ganz viel, und das wahrscheinlich ein Leben lang. Lege sie also ruhig zusammen in ein Bettchen, stille sie zusammen. Alles, was sie zusammen machen wollen, sollen sie auch zusammen machen können und dürfen.

So, meine Liebe, und damit schließe ich dieses Kapitel ab. Was mir noch bleibt, ist, dir eine gute und gesunde und so unbeschwerte Schwangerschaft wie möglich zu wünschen – und zwar von ganzem Herzen!

Was wollte ich noch mal sagen? – Schwangerschaftsdemenz & Co.

SCHWANGERSCHAFTSWOCHE 17

Die 17. Schwangerschaftswoche ist da – herzlich willkommen, meine Liebe, in der ersten Woche des fünften Monats – Yey!

Meine 17. Schwangerschaftswoche war in der vierten Schwangerschaft eine merkwürdige, ich erinnere mich gut: Ich spürte noch keine Kindsbewegungen, die Übelkeit war auf einmal wieder da, und auch sonst war ich irgendwie mit Ängsten und Sorgen behaftet, die ich gar nicht so genau fassen konnte.

Wenn dir das bekannt vorkommt, dann rate ich dir: Mache einfach mal wieder einen Termin bei deiner Frauenärztin, um dich beruhigen zu lassen, dass es deinem Kleinen natürlich gut geht.

Es gibt ja solche und solche Tage, gerade in der Schwangerschaft. Und was dann gar nicht hilfreich ist, sind die folgenden Schwangerschaftswehwehchen. Sie betreffen die meisten irgendwann einmal – das Gute ist: Nach der Schwangerschaft (spätestens nach der Stillzeit) verabschieden sie sich auch wieder. Und bis dahin kläre ich euch zumindest darüber auf, wie sie entstehen und wie man sie manchmal (und hoffentlich) lindern kann.

SCHWANGERSCHAFTSWEHWEHCHEN NR. 1:

Albträume

Ich habe oft geträumt, dass ich mein frischgeborenes Baby allein zu Hause gelassen oder es zu füttern vergessen habe oder es irgendwo habe liegen lassen. Ganz klar: Den Albträumen in der Schwangerschaft liegt wohl oft die unterschwellige Sorge zugrunde, als Mutter nicht zu genügen, etwas falsch zu machen. Die schlechten Träume sollen angeblich mit einem erhöhten Progesteronspiegel zu tun haben. Das Schwangerschaftshormon Progesteron sorgt nämlich für mehr traumintensive REM-Schlafphasen. Durch das nächtliche Aufwachen erinnert man sich zudem besser an die Träume. Ich habe oft geträumt, dass es meinem Baby nicht gut geht oder dass ich als Mutter nicht gut genug bin. Und wisst ihr, woher das kommt? Na, wir befinden uns gerade in einer extrem aufwühlenden und aufregenden – wenn nicht gar *der* aufregendsten überhaupt – Phase unseres Lebens. Und unsere damit verbundenen unterbewussten Ängste verarbeiten wir eben in unseren Träumen.

So ein Albtraum kann einem schon mal ordentlich den Morgen verderben, und es kann sich durchaus eine Stunde oder länger hinziehen, bis man den Albtraum wirklich abgeschüttelt hat und wieder im Alltag angekommen ist.

Aber denkt immer dran: Es ist nur ein Traum! Eurem Baby geht es gut, und ihr seid oder werdet als Mutter großartig sein!

SCHWANGERSCHAFTS-WEHWEHCHEN NR. 2:

Besenreiser und Krampfadern

Schon ab der 15. Schwangerschaftswoche können sich bei der ein oder anderen Schwangeren sogenannte Besenreiser und Krampfadern bilden, rötliche oder blaue Äderchen, hauptsächlich an den Oberschenkeln oder in den Kniebeugen. In den allermeisten Fällen verschwinden sie nach der Geburt wieder.

Die Venen in unseren Beinen sind aufgrund unseres erhöhten Blutvolumens und dem Gewicht des Babys einem großen Druck ausgesetzt, wodurch sie sich erweitern können. Durch den veränderten Hormonhaushalt sind sie außerdem elastischer geworden. Diese Kombination kann dazu führen, dass die Klappen, die in den Venen verhindern, dass das Blut auf dem Weg zum Herzen wieder zurückfließt, nicht mehr schließen und das Blut so wegen der Schwerkraft wieder zurück in die Füße, statt zum Herzen, gelangt. Dicke geschwollene Füße und Beine sind die Folge,

und eben auch Besenreiser und Krampfadern.

Das passiert tatsächlich bei 50 Prozent aller Schwangeren. Solltest du dazugehören, beachte ein paar Sachen, damit es nicht schlimmer wird:

Vermeide langes Sitzen (und Stehen), zum Beispiel, wenn du eine lange Autofahrt oder Flugreise vor dir hast. Am besten solltest du dann Stützstrümpfe (sie heißen offiziell »Kompressionsstrümpfe«) tragen, egal, wie unbequem und unsexy sie sind. Die bekommst du von deiner Ärztin verschrieben und kannst sie dann in der Apotheke, dem Orthopädiegeschäft oder im Sanitätsfachhandel abholen. Die Kosten trägt sogar die Krankenversicherung.

Diese Strümpfe funktionieren so: Sie pressen die Venen zusammen und sorgen dafür, dass ihre Klappen wieder schließen und die Venen das Blut Richtung Herz pumpen. Das verhindert Blutstau und schützt die Venenwände vorm Ausleiern. Durch den verbesserten Blutfluss wird außerdem das Risiko von Blutgerinnseln oder Thrombosen gesenkt. Das ist sehr wichtig!

Was auch hilft: die Beine NICHT zu überschlagen. Haha. Ich weiß nicht, wie es dir geht, aber mir fällt das besonders schwer, weil es so eine doofe Angewohnheit ist. Lieber ab und zu mal die Beine hochlegen!

Am besten ist, sich viel zu bewegen: Spazierengehen (juhu, wieder mein Favorit!), Schwimmen (weil der Wasserdruck das Gewebe entlastet) oder Schwangerschaftsgymnastik. Das alles fördert die Durchblutung. Das tun übrigens auch

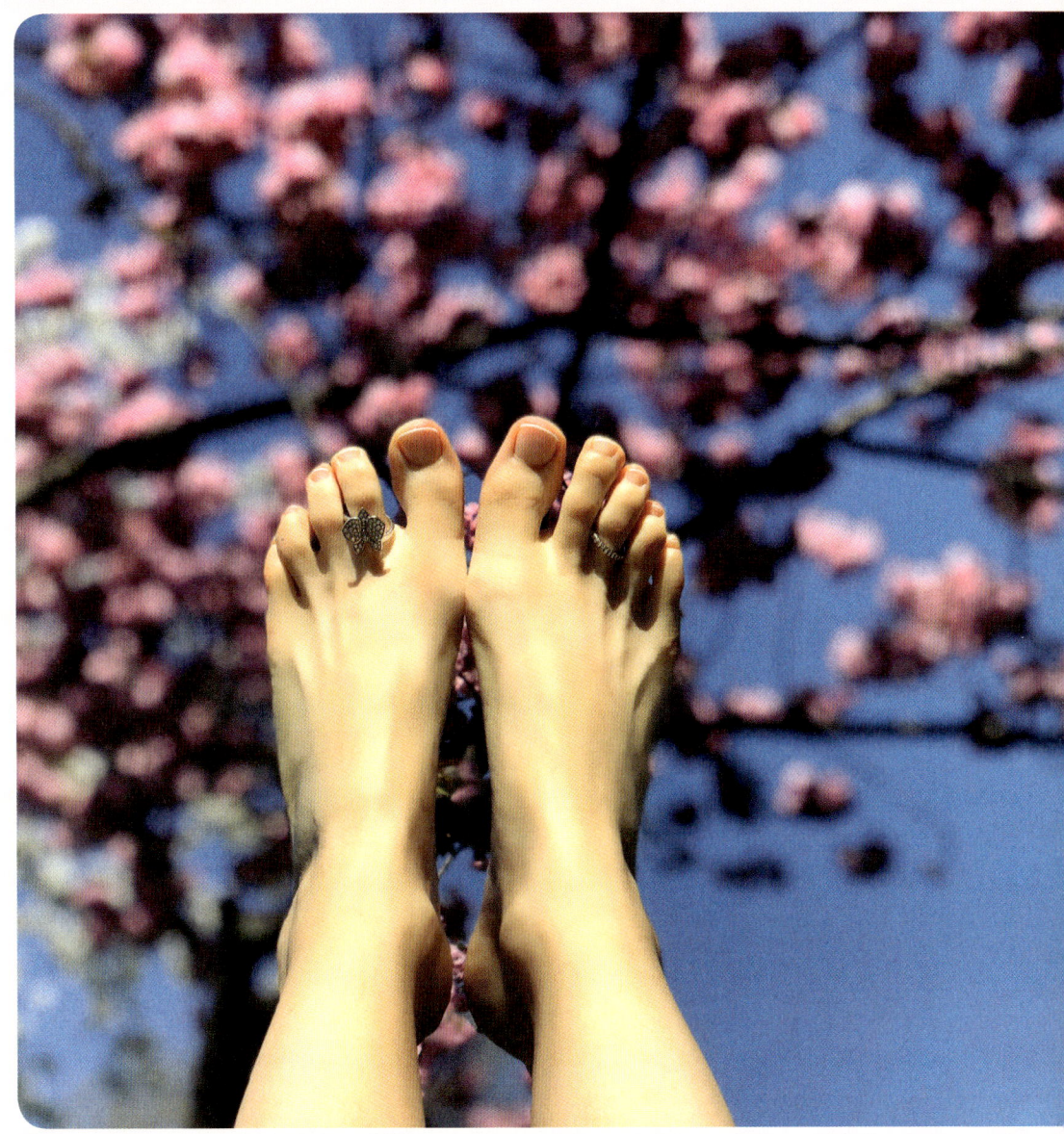

Barfuß im Gras und mit dem Kopf über den Wolken – wie wär's heute einmal umgekehrt?

Wechselduschen, die zusätzlich angenehm kühlen. Brrr. Auf jeden Fall solltest du auf heiße Bäder verzichten. Die sind in der Schwangerschaft ohnehin nicht so gut für den Kreislauf.

Gesund ernähren solltest du dich sowieso: Besonders Vitamin C und E, also zum Beispiel Nüsse und Obst, sind starke Gegner der Krampfadern.

Außerdem, *as usual:* Immer viel trinken!

SCHWANGERSCHAFTS-WEHWEHCHEN NR. 3:

····················

Sodbrennen

Sodbrennen haben viele Schwangere leider schon von Anfang an, oft am Abend. Ich bin davon zum Glück in meiner letzten Schwangerschaft weitestgehend verschont geblieben. Sodbrennen entsteht bei einer Schwäche des Schließmuskels am Mageneingang. In der Schwangerschaft passiert diese Erschlaffung vor allem aufgrund von Progesteron, das einen muskelentspannenden Effekt hat. Außerdem kommt die Lageveränderung des Magens durch die wachsende Gebärmutter hinzu: Er wird nach oben gedrückt, was auch negative Auswirkungen auf den Schließmechanismus des Magens in Richtung Speiseröhre haben kann. Das alles kann dazu führen, dass der Magensaft leichter zurück nach oben in die Speiseröhre fließt und die Schleimhaut reizt, sodass dieses brennende und unangenehme Gefühl im Magen oder Druckgefühl hinter dem Brustbein entsteht. Nach dem Essen verschlimmert sich das Sodbrennen häufig.

Was kannst du tun?

Bevor du dich mit deiner Ärztin über die Einnahme von Medikamenten absprichst, lass es uns doch vielleicht erst mal auf andere Weise probieren: Ein Tipp ist, nicht ganz im Liegen zu schlafen, sondern den Oberkörper mithilfe von Kissen leicht zu erhöhen. Das verhindert ganz einfach den Rückfluss in die Speiseröhre.

Was auch hilft: Statt dreier großer Mahlzeiten lieber mehrere kleine zu sich zu nehmen. Achte außerdem darauf, nicht zu viele verschiedene Nahrungsmittel im Magen zu mixen.

Auch Kaffee und Süßigkeiten oder Fruchtsäfte sowie manche Tees können Sodbrennen verursachen. Versuche doch mal herauszufinden, ob das bei dir zutrifft, und nimm lieber weniger davon. Eine magenfreundliche Alternative zu Süßigkeiten sind übrigens Datteln. Die sind außerdem noch gesund, weil sie viele gute Nährstoffe wie Vitamine, Mineralien und Ballaststoffe enthalten. Sie sind zudem ein perfekter Energielieferant wegen ihres natürlichen Zuckergehalts. Achte aber darauf, dass es keine gezuckerten Datteln sind!

Getränke mit Kohlensäure begünstigen Sodbrennen übrigens leider auch.

Wenn du vor jeder Mahlzeit ein paar kleine Schlucke warmes Wasser trinkst, fördert das deine Verdauung.

WAS IST EINE THROMBOSE?

Man spricht von einer Thrombose, wenn ein Blutgerinnsel (ein Thrombus) ein Blutgefäß verengt oder verstopft. Meist bilden sie sich in den Beinvenen.
Die Blutungs- und Thromboseneigung werden sogar im Mutterpass eingetragen. Bevor du jetzt aber panisch wirst: stopp! Die Thrombose gehört zu den eher seltenen Schwangerschaftskomplikationen.

MEINE ANTI-SODBRENNÜBUNG

Und eine Übung habe ich noch, die bei mir Wunder gewirkt hat, vielleicht auch bei dir?

Stelle dich gerade hin, die Beine hüftbreit auseinander, die Knie ganz leicht gebeugt, das Becken etwas nach vorn beugen. Nun setzt du die Hände auf die Schultern, und zwar so, dass die Daumen nach hinten zeigen. Die Ellbogen sind waagerecht ausgerichtet.

Jetzt hebst du mit jedem Einatmen die Ellbogen gleichzeitig nach oben, Richtung Kopf, und lässt sie mit dem Ausatmen sinken. Mache das recht dynamisch und schnell. Etwa 20-mal hintereinander.

SCHWANGERSCHAFTS-WEHWEHCHEN NR. 4:

Zahnfleischbluten

Durch die hormonelle Umstellung des Körpers in der Schwangerschaft wird unser Gewebe stärker durchblutet. Gerade das Zahnfleisch reagiert dann sehr empfindlich auf Druck und Berührungen und fängt leicht an zu bluten. Aber kein Grund zur Sorge, das ist ganz normal und gibt sich auch wieder, und vor allem: Nicht aufhören mit der gründlichen Zahnreinigung!

Dagegen hilft nur: konsequente Mundhygiene, vielleicht sogar drei- statt zweimal am Tag die Zähne putzen, jedes Mal

ZAHNGESUNDHEIT IN DER SCHWANGERSCHAFT

Der Satz ›Jedes Kind kostet einen Zahn‹ stimmt natürlich nicht so pauschal. Der rührt einfach daher, dass der Körper in der Schwangerschaft einen erhöhten Bedarf an Kalzium hat. Wenn der nicht ausreichend gedeckt ist, kann es auch zu Lücken in der Zahngesundheit kommen. Ebenso trägt das häufige Zahnfleischbluten zu dem Mythos bei. Was aber richtig ist: In der Schwangerschaft solltest du zwei bis drei Zahnpflegetermine (also zur Prophylaxe) beim Zahnarzt vereinbaren, um sicherzugehen, dass mit deinen Zähnen und generell deinem Mundraum alles in bester Ordnung ist. Informiere deinen Zahnarzt darüber, dass du schwanger bist.

Zahnseide benutzen. Am besten aber mit einer weichen Zahnbürste und mit weniger Druck auf die Zähne beim Putzen. Kamillen- und Salbeitee wirken als Mundspülung beruhigend und desinfizierend. Und mache doch am besten einen Termin zur Prophylaxe bei deinem Zahnarzt. Der kann dir auch alle Unsicherheiten nehmen und offene Fragen beantworten – und du hast einfach wieder ein besseres Gefühl.

SCHWANGERSCHAFTSWEHWEHCHEN NR. 5:

Wadenkrämpfe

Wadenkrämpfe weisen oft auf einen Mangel an Magnesium oder Kalzium hin. Durch eine ausgewogene Ernährung kannst du dem vorbeugen und die Beschwerden langfristig verringern. Akut empfehle ich bei einem Krampf: Strecke den Muskel sofort oder massiere ihn leicht.

SCHWANGERSCHAFTSWEHWEHCHEN NR. 6:

»Schwangerschaftsdemenz«

Die hat mir, ehrlich gesagt, schon ein paar Wochen vor SSW 17 zu schaffen gemacht. Wobei »Demenz« wirklich nur umgangssprachlich zu verstehen ist, bitte! Denn medizinisch meint das eine Krankheit im Gehirn, die mit der irreparablen Störung vieler Gedächtnisfunktionen einhergeht.

Darum: Mache dir bitte keine Sorgen! Das trifft bei der Schwangerschaft natürlich auf keinen Fall zu. Danach funktioniert alles wieder wie vorher. Zumindest nach der Stillzeit, denn unser Hormonhaushalt normalisiert sich in der Regel erst im Anschluss wieder.

Der Begriff weist lediglich darauf hin, dass man sich als Schwangere nicht immer an alles erinnern kann, dass man etwas vergesslich ist. Nennen wir es doch also lieber »Gedächtnislücken haben«. Das ist

sicherlich auch von Frau zu Frau unterschiedlich, aber selbst perfekt strukturierte Menschen trifft die Vergesslichkeit in der Schwangerschaft.

Ich war in allen meinen vier Schwangerschaften sehr vergesslich. Termine konnte ich mir manchmal ganz schlecht merken, selbst wenn ich zwei Stunden vorher noch in den Kalender geschaut hatte.

Je näher die Geburt rückt, desto schlimmer wird es übrigens! Dann vergessen manche Schwangere sogar Dinge, die sonst fest im Alltag verankert sind, wie die Haustür abzuschließen oder ein bestimmtes Medikament einzunehmen.

Woran das liegt? Zum einen an unserem stark veränderten Hormonhaushalt. So ist zum Beispiel unser Kortisolspiegel erhöht. Kortisol ist eines unserer Stresshormone. Wenn die aber dauerhaft eifrig am Werk sind, können sie durch ihren neurotoxischen Effekt auf das Gehirn Vergesslichkeit begünstigen. **Stress** kann in der Schwangerschaft in uns entstehen, weil wir vielleicht Angst vor der Geburt haben, vor der Verantwortung als Mutter, weil wir einem besonderen Druck im Job ausgesetzt sind, Zukunftsängsten und anderem. Auch das Bindungshormon **Oxytocin** verstärkt vermutlich die Vergesslichkeit. Kurzum: Wir Schwangere sind aufgrund unseres besonderen Hormonmixes einfach eine Zeit lang etwas »matschig« im Hirn.

Hinzu kommt noch der Schlafmangel, an dem manche schon während der Schwangerschaft leiden, je größer der Bauchumfang wird. Zu wenig oder unruhiger Schlaf beeinflusst unsere Konzentrations- und Merkfähigkeit.

Aber, weißt du was? Das alles ist ganz normal und sogar *natürlich* im wahrsten Sinne des Wortes. Denn es steht uns ja auch eine ganz große Herausforderung bevor, nämlich die, ein Kind zu bekommen. Darum hat die Natur es so schlau eingerichtet, dass wir werdenden Mütter unseren Fokus neu setzen: Unsere volle Aufmerksamkeit gilt unserem Kind. Und das schon im Bauch. Unwichtiges blenden wir unbewusst eher aus. Und ist es nicht

schön, zu wissen, was unser Körper automatisch alles in die Wege leitet, um uns als werdende Mutter bestmöglich zu unterstützen? Ich finde das einen sehr beruhigenden Gedanken.

Was wir also höchstens tun können, um etwas weniger schusselig zu sein: So gut es geht, unsere Stresshormone zügeln. Also: Versuche, ausreichend zu schlafen oder zumindest dich regelmäßig auszuruhen. Gib die Planung des Alltags vielleicht et-

*L*IEBLINGSSERIE DER WOCHE

Bist du auch so richtig mies drauf und hast gerade keine Lust, dich da draußen blicken zu lassen? Dann mach's dir am Abend besonders gemütlich (oder schon früher am Tag, wenn du die Möglichkeit hast) und tauche ab in die Serienwelt. Lass dich berieseln von spannenden, lustigen, romantischen Geschichten – und lass deine Emotionen raus! Mir war immer wichtig, dass es Serien sind, die eine zusammenhängende Story erzählen.

MEINE BEST-OF-SERIEN:
Anne with an E: Neues aus Green Gables (einfach herzerfrischend und so bezaubernd)
Game of Thrones (vielleicht etwas zu spannend in der Schwangerschaft)
Sex Education (ist wirklich irre lustig)
Stranger Things (vielleicht etwas zu gruselig für die Schwangerschaft, aber es ist einfach hinreißend, in die Abenteuer der Jungs einzutauchen)
The OA (eine wundervolle Serie, die ans Herz geht)
Die Tudors (für alle, die Jonathan Rhys Meyers auch so sexy finden)
The Handmaid's Tales (Du Liebe, diese Serie ist für die Schwangerschaft eigentlich viel zu grausam. Aber ich fand sie trotzdem so gut. Bitte diese Empfehlung also nur annehmen, wenn du mit »hartem Stoff« umgehen kannst.)
Downton Abbey (habe ich leider noch nicht gesehen, steht aber auf meiner Liste)

was mehr an deinen Schatz ab und schaue positiv in die Zukunft! Ich erinnere dich immer wieder daran. Alles wird gut!

Du siehst: Zum jetzigen Zeitpunkt der Schwangerschaft sind viele unangenehme Dinge besser geworden wie etwa die Übelkeit – aber es kommen neue hinzu. Gerade darum ist mir wichtig, mit diesem Kapitel zu zeigen: Es ist ganz normal, ab und zu mal einen schlechten Tag zu haben, wenn man schwanger ist. Nicht nur körperlich, sondern auch mental. Wir sind einfach einem irren Mix an hormonellen Einflüssen ausgeliefert. Wenn an manchen Tagen alles zusammenkommt, dann sei dir sicher: Das ist normal und geht wieder vorbei. Ich habe dann immer die Welt die Welt sein lassen und mich in mein stilles Kämmerlein verkrochen, um eine schnulzige Liebesromanze zu schauen.

DAS BABY

Dein Baby wiegt jetzt zwischen 135 und 140 Gramm und ist durchschnittlich 10,6 Zentimeter groß. Seine Kopfhaare beginnen zu wachsen, die Lanugobehaarung nimmt immer weiter zu. Dein Baby ist außerdem weiterhin ordentlich am Treten und Strampeln. Heißt es. Ich konnte es in dieser Schwangerschaftswoche leider immer noch nicht spüren. Und dabei bin ich doch eine erfahrene Schwangere! Aber auch in meinen anderen Schwangerschaften habe ich erst ab der 19., 20. Woche etwas gemerkt. Es verunsichert einen aber manchmal schon, wenn man überall liest und hört, dass die meisten Frauen die Kindsbewegungen jetzt deutlich spüren. Aber: kein Grund zur Sorge! Und wie immer, wenn du unsicher bist: Sprich mit deiner Frauenärztin oder Hebamme darüber, die kann dir die Sorgen sicher nehmen.

DIE MUTTER

Das Baby wächst und wächst und damit natürlich auch dein Bauch. Weil eben auch die Gebärmutter größer wird, kann es sein, dass du ab und zu schon ein Ziehen im Bauch rund um den Bauchnabel bis zu den Lenden und am Rücken spürst. Das ist völlig normal und kommt daher, dass die sogenannten Mutterbänder, die die Gebärmutter an ihrem Platz halten, gedehnt werden. Zu den Mutterbändern schreibe ich noch mal ausführlicher im Kapitel zu SSW 23. Bei zu großer Anstrengung kann es sogar sein, dass dein Bauch schon mal richtig hart wird. Aber auch das ist kein Grund zur Beunruhigung. Versuche, dir dann eine kleine Pause zu verschaffen und die Beine hochzulegen. Was du nicht solltest: zusätzlich über den Bauch streicheln, ihn massieren oder ihn gar drücken.

Außerdem kann es gut sein, dass dein Blutdruck etwas niedrig ist, sodass du dich wieder eher schlapp fühlst. Dafür gilt wieder mein Lieblingsmantra: Bewege dich viel an der frischen Luft oder mache meine sanfte Schwangerschaftsgymnastik, damit du deinen Kreislauf in Schwung kriegst! Ab sofort gilt allerdings: Wenn dein Bauch hart wird, egal, ob während eines Spaziergangs oder beim Sport, schalte einen Gang zurück, mache langsam und ruhe dich aus.

Bei den meisten Schwangeren wird ab jetzt in der Mitte des Bauches eine dunkle, längs verlaufende Linie vom Nabel bis zum Schambein deutlich sichtbar. Das ist die sogenannte Linea nigra. Auch die Brustwarzen und Warzenhöfe färben sich vielleicht dunkler. Alle diese Phänomene sind eine Weile nach der Schwangerschaft aber kaum noch zu sehen (zu Pigmentverfärbungen der Haut siehe auch SSW 8).

Achtung, Eisenmangel!

Wegen des erhöhten Blutvolumens und damit größeren Eisenbedarfs kann es in der Schwangerschaft zu Eisenmangel (Anämie) kommen. Wenn du folgende Symptome feststellst, bitte deine Frauenärztin um einen Termin und lass deinen Eisenwert bestimmen: besonders starke Müdigkeit, blasse Haut, erhöhte Krankheitsanfälligkeit, starker Schwindel, schwarze Punkte unter den Augen. Aber kein Grund zur Sorge: Sollte dein Wert zu niedrig sein, wird dir ein Eisenpräparat verschrieben, das alles schnell wieder ins Lot bringt. Viele vertragen Eisenpräparate in Tablettenform nicht so gut. Eine Nebenwirkung ist zum Beispiel sehr harter Stuhl. Darum habe ich in der Schwangerschaft flüssige Eisenpräparate eingenommen, die sind oft viel besser verträglich. Da gibt es verschiedene Anbieter, frage in der Apotheke einfach direkt nach dem Favoriten.

Dein Eisenwert wird übrigens in der Regel bei jeder Vorsorgeuntersuchung anhand der Blutuntersuchung geprüft, du musst also nicht unbedingt selbst darauf hinweisen.

Was immer hilft, vor allem vorbeugend, ist eine ausgewogene, ballaststoffreiche Ernährung: Hirse, Roggen, Linsen und auch rotes Fleisch beugen Eisenmangel vor.

TO-DO

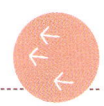

○ Mache einen Kontrolltermin mit anschließender professioneller Zahnreinigung (Prophylaxe) beim Zahnarzt aus.
○ Jetzt ist noch mal ein guter Zeitpunkt, um zu verreisen, bevor ihr bald zu dritt (oder zu viert, zu fünft, zu sechst …) seid. Die Schwangerschaftsbeschwerden des ersten Trimesters sind weitestgehend verschwunden, und du bist noch fit genug, um dich unbeschwert zu bewegen. Ab der 34. bis 36. Schwangerschaftswoche lehnen Fluggesellschaften den Transport von Schwangeren allerdings ab, weil ihnen das Risiko einer vorzeitigen Geburt an Bord einfach zu groß ist. In der Regel benötigst du aber auch schon ab der 28. Schwangerschaftswoche ein ärztliches Attest, das bescheinigt, dass die Geburt nicht unmittelbar bevorsteht. Eine Zugreise ist immer eine sehr gute Alternative, weil hier die Chance auf ausreichend Platz und Bewegung besonders groß ist. Außerdem umgeht man die Anschnallproblematik wie beim Autofahren oder eventuelle Unsicherheiten beim Fliegen. Plane nur ausreichend lange Umsteigezeiten ein, damit kein unnötiger Stress entsteht. Es soll ja Urlaub sein!

Kindsbewegungen – endlich spüre ich was!

SCHWANGERSCHAFTSWOCHE 18

Hallo, du Liebe, und herzlich willkommen in der 18. Schwangerschaftswoche!

In dieser Woche habe ich erfahren, welches Geschlecht mein Baby hat: Es sollte ein Junge werden. Mir war das Geschlecht meines Babys übrigens nie wirklich wichtig. Aber ich gestehe auch: Bei der ein oder anderen Schwangerschaft hatte ich eine Präferenz und wurde vom Gegenteil überrascht. Ich musste mich dann erst mal sammeln, darüber nachdenken, mich damit auseinandersetzen und mich daran gewöhnen. Wenn es euch auch so geht oder ihr sogar richtig unglücklich sein solltet, habt kein schlechtes Gewissen – das geht vielen so. Und ich kann euch beruhigen: Macht euch keine Sorgen! Im Laufe der Schwangerschaft verändert sich der eigene Wunsch in die Richtung, dass man zur Geburt mit dem Geschlecht des Babys zufrieden und glücklich ist.

Der kleine Krümel in deinem Bauch, ob Mädchen oder Junge, schläft in dieser Phase um die 20 Stunden, natürlich nicht am Stück. Meistens ist es genau entgegengesetzt zum Programm der Mama. Ich hatte immer das Gefühl, wenn ich mich bewege, schläft mein Baby im Bauch. Und wenn ich abends zur Ruhe gekommen war und schlafen gehen wollte, legte es so richtig los. In dieser Woche spürte ich auch endlich die Kindsbewegungen!

Ich weiß jetzt übrigens, woran es liegt, dass ich damit so spät dran war. Das hat mir nämlich meine Frauenärztin bei meiner zweiten großen Vorsorgeuntersuchung mit Ultraschall erklärt, und ich will dich an meinem Wissen teilhaben lassen.

1. Meine Plazenta lag an der Vorderwand, das heißt zwischen Baby und Bauchdecke, und pufferte so die Stöße ab. Das Baby musste erst kräftig genug sein, damit ich seine Bewegungen spüren konnte. Das Gefühl ist anfangs übrigens nur ein ganz zartes, eher wie ein Schmetterling, der sich bewegt, kein unangenehmes Ziehen oder Boxen.

2. Die Untersuchung meines Blutes hatte ergeben, dass ich einen ganz niedrigen Eisen- und Vitamin-D-Spiegel hatte. Beides ist aber gerade in der Schwangerschaft sehr wichtig, weswegen ich dann Nahrungsergänzungsmittel zu mir nahm. Darum ist es gut, ab und zu

sein Blut untersuchen zu lassen. Aber das macht deine Frauenärztin ohnehin regelmäßig.

Und dann hat mir meine Ärztin noch ein bisschen ins Gewissen geredet. Und zwar ist es so, dass der Beckenboden mit jeder Schwangerschaft etwas schwächer wird. In der Schwangerschaft ist das Gewebe ohnehin sehr aufgelockert und dehnbar, was sich eben auch bemerkbar macht. Wenn man zum Beispiel mit voller Blase niest, kann es schon mal vorkommen, dass was danebengeht. Äußerst unangenehm. Also hat mir meine Frauenärztin dazu geraten, schon jetzt Beckenbodenübungen zu machen. Die kannte ich bisher nur nach der Schwangerschaft. Aber offenbar sollen sie sogar zu einer einfacheren Geburt verhelfen und die Rückbildungs- und Regenerationsphase im Anschluss leichter machen.

Weil das vielleicht auch die eine oder andere betrifft, stelle ich dir hier eine Beckenbodenübung vor:

MEIN BECKEN-BODENTRAINING

Setze dich bequem, aber aufrecht, hin, das kann auf einem Stuhl mit den Beinen auf dem Boden sein, aber auch im Schneidersitz auf dem Boden. Mit dem Einatmen ziehst du nun den Beckenboden zusammen. Ich nenne das »Fahrstuhl fahren«, weil man den Beckenboden tatsächlich nach oben zieht. Zehn Sekunden halten. Mit dem übernächsten Ausatmen den Be-

NAHRUNGSERGÄNZUNGS-MITTEL IN DER SCHWANGERSCHAFT

Bei einem Kinderwunsch und in der ersten Phase der Schwangerschaft wird dir von der Frauenärztin in der Regel Folsäure empfohlen (siehe auch im ersten Kapitel ›Du willst schwanger werden‹). Ab der 12. Schwangerschaftswoche bis zum Ende der Stillzeit kann man dann Nahrungsergänzungsmittel einnehmen, die den Bedarf an Omega 3, Vitamin D, B-Vitaminen, Kalzium, Magnesium und Eisen abdecken – das ist alles, was man als Schwangere braucht. Ich will hier keine Werbung für bestimmte Produkte machen, nur sagen: Es gibt diese Präparate, die für diese Phase der Schwangerschaft geeignet sind. Wie immer: Frauenärztin und Apothekerin beraten dich, ob du das brauchst, und wenn ja, welches Präparat geeignet ist.

ckenboden wieder lösen. Mach das ruhig 20-mal hintereinander.

Das Schöne ist: Man kann diese Übung ganz unauffällig machen, ohne dass es jemand mitbekommt. Also mache sie ruhig öfter zwischendurch, mehrmals am Tag.

Viele Menschen finden dieses Training übrigens schwierig, weil sie gar nicht genau wissen, wo der Beckenboden überhaupt ist, weil man seine Muskeln nicht sehen kann. Zuerst einmal solltest du ihn also überhaupt erspüren, bevor du deinen Beckenboden trainieren kannst.

Stelle dir dazu Folgendes vor (aber bitte nur *vorstellen!*): Du sitzt zum Pipimachen auf der Toilette. Dann hältst du bewusst den Strahl an, kneifst also den Schließmuskel deiner Harnröhre zusammen. Dadurch spannst du automatisch auch die Muskeln des Beckenbodens an. Bitte mache das aber nicht in echt, denn das bringt das ganze Wasserlass-System durcheinander. Diese gedachte Bewegung dient nur dazu, eine Ahnung davon zu haben, wo sich der Beckenboden befindet. Man sollte dann beim Training nur die Beckenbodenmuskeln anspannen, ohne Hilfe der Bauch- oder Gesäßmuskeln, damit man auch die richtigen Muskeln trainiert.

Der Beckenboden – unser Dynamo

Der Beckenboden mit seiner Muskulatur bildet den unteren Abschluss unseres Beckens. Er besteht aus drei Schichten, die aus mehreren Muskeln und Bindegewebsschichten zusammengesetzt sind. Er schließt den Bauchraum und die Beckenorgane von unten ab und ist an seinen Rändern nach oben gebogen.

Übrigens ist es nicht nur in und nach der Schwangerschaft von Vorteil, deinen Beckenboden regelmäßig zu trainieren. Denn: Der Beckenboden verbindet den unteren Teil unseres Körpers sozusagen mit dem oberen, mit der Bauch- und Rückenmuskulatur und richtet uns auf. Wenn diese Muskulatur kräftig und aktiv ist, baut sich im ganzen Körper eine gesunde Grundspannung auf, die unsere Bewegungen fließend macht, wir stehen stabil und fest auf dem Boden. So eine Haltung strahlt nicht nur Schönheit und Stärke aus, sie beugt auch Rückenschmerzen vor. Durch gezielte Bewegung kann der Beckenboden also, wie ein Dynamo, unseren ganzen Körper aufladen. Der Beckenboden gilt als Powerzentrum unseres Körpers, darum wird ihm beispielsweise im Yoga so viel Aufmerksamkeit gewidmet.

Die meisten Menschen (auch Männer) bemerken die Beckenbodenmuskulatur aber erst, wenn sie schlappmacht, dann bekommt man zum Beispiel Probleme damit, das Wasser zu halten. Wenn man den Beckenboden aber regelmäßig trainiert, kann man die kleinen, leichten Übungen bald auch in den Alltag integrieren, beim Kistenschleppen, Treppensteigen, Spazierengehen.

Mädchen oder Junge – verläuft die Schwangerschaft anders?

Dieses Thema hat mich in der vierten Schwangerschaft sehr beschäftigt, vor allem, seitdem ich wusste, dass ich einen Jungen bekomme. Es gibt darüber viele Ammenmärchen, Volksweisheiten und Mythen, aber erstaunlich wenig handfeste Beweise oder Studien.

Man sagt: Ein spitzer Bauch heißt, es wird ein Junge, ein breiter Bauch, ein Mädchen; schöne Haut und schöne Haare sollen auf einen Jungen hinweisen, fettige Haare und hässliche Pickel auf ein Mädchen (man sagt sogar, ein Mädchen klaue der Mutter ihre Schönheit).

Diese Volksweisheiten zum Aussehen kann ich schon mal nicht bestätigen. Mein Bauch war immer spitz, in allen vier Schwangerschaften. Ich nehme einfach an, weil ich recht schmal bin. Und: Ein kleines Pickelproblem habe ich auch ohne Schwangerschaft. Während meiner Schwangerschaften war ich davon allerdings relativ befrei. Aber: bei allen vieren, egal ob Mädchen oder Junge.

Dennoch merkte ich Unterschiede, die aber eher mit meinem Verhalten und meinen Gefühlen zu tun hatten, von denen ich euch hier erzählen möchte.

Eines ist sicher: Wenn die Frau mit einem Jungen schwanger ist, bildet sich etwa ab der 22. SSW Testosteron, somit erhöht sich auch der Testosteronwert im Blut der Schwangeren. Andersherum steigt bei einem Mädchen der Östrogenspiegel. Es handelt sich dabei zwar nur um minimale Werte, aber weil wir unseren Hormonen so sehr ausgeliefert sind, können die schon einiges in uns verändern. Und mir fiel eben auf, dass ich mich in den verschiedenen Schwangerschaften unterschiedlich verhalten habe.

Charakteristisch für meine letzte Mädchenschwangerschaft war zum Beispiel, dass ich jeden Tag mindestens einmal geweint habe. Vor Freude, vor Glück, aber auch vor Wut oder weil ich mich unge-

recht behandelt fühlte. Kurz: Ich war ganz nah am Wasser gebaut.

In meiner vierten Schwangerschaft, die ja eine Jungsschwangerschaft war, habe ich vielleicht nur so einmal pro Woche geweint. Auf keinen Fall war ich so sensibel wie bei meinen beiden Mädchenschwangerschaften. Dafür fuhr ich bei der letzten Schwangerschaft relativ leicht aus der Haut. Ich hatte in Streitsituationen das Gefühl, dass ich mich wehren, ich meine Ellbogen benutzen kann, dass ich stark bin. Für Widerworte wäre ich in der Schwangerschaft davor aber gar nicht fähig gewesen, sondern hätte einfach angefangen zu weinen. Ich bin ohnehin der Typ, der sich, auch wenn ich nicht schwanger bin, eher zurückzieht, wenn es nicht so gut läuft. Darum kann ich mir gut vorstellen, dass diese latente Aggression mit dem erhöhten Testosteronspiegel in meinem Blut zu tun hatte.

Und das Weinen eben mit dem erhöhten Östrogenspiegel. Der sorgt auch für ein sehr lockeres Bindegewebe, sodass sich leichter Wasser einlagern und Cellulitis bilden kann. Unter Wassereinlagerungen hatte ich bei meinen beiden Mädchenschwangerschaften wirklich zu leiden. In der letzten Schwangerschaft hatte ich jedoch kaum damit zu tun (mehr zu dem Thema erzähle ich in SSW 25).

Du siehst: Es gibt durchaus Unterschiede zu bemerken, ob man mit einem Mädchen oder einem Jungen schwanger ist. Aber ich bin sicher, dass die recht individuell sind. Bestimmt kommt es auch darauf an, wie alt man ist, wie oft man schon schwanger war und in welcher Jahreszeit der Bauch dick ist. Spannend ist es auf jeden Fall, sich der kleinen Unterschiede bewusst zu werden. Aber nur ein Ultraschall kann eine einigermaßen gesicherte Auskunft über das Geschlecht geben – es soll genügend Fälle geben, wo man nach der Geburt eines Besseren belehrt wurde. Ob man wissen will, ob es ein Mädchen oder ein Junge wird, oder sich überraschen lassen will, ist natürlich jeder selbst überlassen.

Zu diesem Thema habe ich von meinen Followern eine Riesenanzahl an Nachrichten und Kommentaren bekommen. Vielen von euch geht oder ging es ganz ähnlich wie mir, aber vielen auch wieder ganz anders. Manche beschreiben zum Beispiel, dass sie auch während einer Jungsschwangerschaft total sensibel waren und oft geweint haben; wieder andere, dass sie bei einer Mädchenschwangerschaft gar nicht nah am Wasser gebaut oder besonders empfindsam waren, wohl aber leicht reizbar. Oder aber absolut ausgeglichen, obwohl vor der Schwangerschaft ein eher emotionaler Typ. Andere Frauen erlebten eine erste Mädchenschwangerschaft mit unreiner Haut und Wassereinlagerungen de luxe, die zweite dann aber ganz ohne. Und auch Schwangerschaften mit Jungs bringen Wassereinlagerungen mit sich, wie ich gelernt habe. Ihr seht: Es gibt eine Vielzahl an Unterschieden, die offenbar nicht immer mit dem Geschlecht eures Babys zu tun haben. Spannend finde ich es aber allemal, sich mit den Unterschieden zwischen den eigenen Schwangerschaften oder aber denen von Freundinnen oder Bekannten zu beschäftigen. Ihr nicht auch?

Noch eine generelle Sache zum Schluss dieses Kapitels, die mir sehr wichtig ist: Ich hatte immer den Eindruck, dass, je weiter die Schwangerschaft voranschreitet, desto größer die Unterschiede zwischen den schwangeren Frauen sind. Selbst wenn man in derselben Woche ist. Einige haben erst jetzt zum Beispiel das erste Mal Sodbrennen oder Zahnfleischbluten, andere haben damit schon seit der neunten Schwangerschaftswoche zu tun; einige leider immer noch manchmal unter leichter Übelkeit, anderen war kein einziges Mal überhaupt schlecht; einige von euch spüren ihr Baby bereits, andere aber noch nicht … Darum ist es an der Zeit, einmal ganz deutlich zu sagen: Vergleicht euch nicht zu viel mit anderen Schwangeren! Und vor allem: Macht euch nicht verrückt! Wir sind zwar alle schwanger, aber jede ist anders. Wir sind alle in der glücklichen Erwartung, aber dabei doch Individuen. Und die Schwangerschaft, genauso wie die Geburt und alles, was danach kommt, kann bei jeder von uns etwas anders ablaufen.

Wenn ich euch also von meinen persönlichen Erfahrungen berichte, möchte ich auf keinen Fall, dass ihr euch unter Druck gesetzt fühlt und womöglich denkt: *O Gott, das ist bei mir ganz anders!* Bitte nicht! Die Entwicklung in der Schwangerschaft *darf* unterschiedlich sein. Wir haben unterschiedliche Körper, unterschiedliche Babys im Bauch – wir sind ganz einfach unterschiedliche Menschen.

*L*IEBLINGSBESCHÄFTIGUNG DER WOCHE

Seitdem ich wusste, dass ich wieder einen Jungen bekomme, habe ich viel in den alten Fotoalben von meinem Großen geblättert und schwelgte in der Zeit um seine Geburt und die ersten Wochen mit ihm. Und ich erinnere mich auch noch: Bei meinem ersten Kind habe ich mir total gern *meine* Babyfotos angeschaut.

DAS BABY

Nun spüren die allermeisten Frauen bereits Kindsbewegungen, wie ja auch ich damals! Tatsächlich ist das Baby in der 18. Schwangerschaftswoche nicht mehr zu bändigen, ist ständig in Bewegung, trainiert seine Reflexe und spielt sogar mit der Nabelschnur. Noch hat der Krümel ja auch ausreichend Platz. Yippie! Er ist jetzt etwa zwölf Zentimeter groß vom Scheitel bis zum Steiß. Seine Finger und Zehen sind mittlerweile deutlich zu sehen und haben schon Nägel! Zwar ganz weiche, aber sie sind da. Und – wow – jetzt beginnen sich auch die Fingerabdrücke zu entwickeln und in der Lunge die ersten Lungenbläschen. Wenn ihr, wie ich, einen kleinen Jungen erwartet, bildet sich nun auch die Prostata aus.

DIE MUTTER

Deine Gebärmutter ist jetzt ungefähr so groß wie eine Honigmelone. Der Bauch sollte also so langsam nicht mehr zu übersehen sein. Du kannst dich darauf einstellen, dass du immer öfter auf deine Schwangerschaft angesprochen wirst, Fragen gestellt und (zum Teil unerwünschte) Tipps bekommst. Immer dran denken: Es ist alles nur gut gemeint! In der Regel freuen sich die Menschen über das Wunder Baby im Bauch und wollen einfach ein bisschen daran teilhaben.

TO-DO

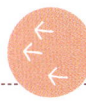

○ Beginne am besten schon jetzt, deinen Beckenboden regelmäßig zu trainieren. Eine leichte Übung dazu findest du in diesem Kapitel.

Was tun gegen Rückenschmerzen?

SCHWANGERSCHAFTSWOCHE 19

Herzlich willkommen in der 19. Schwangerschaftswoche!

Ich war in dieser Zeit so müde! Und extrem durstig. Außerdem habe ich leichter geschwitzt. Vielleicht geht es dir ähnlich? Das hat – mal wieder – mit dem erhöhten Stoffwechsel in der Schwangerschaft zu tun.

Außerdem war meine Nase dicht. O Leute, ich schnaufte in der Zeit wie eine Oma und sprach wie ein Elefant mit Knoten im Rüssel – total nasal. Und das nicht etwa, weil ich erkältet war, sondern weil meine Schleimhäute kräftiger durchblutet wurden. Das ist in der Schwangerschaft ganz normal, weswegen man das Phänomen auch »Schwangerschaftsschnupfen« oder, in Fachkreisen, »Schwangerschaftsrhinitis« nennt. Es tritt bei ungefähr einem Drittel aller schwangereren Frauen auf.

ACHTUNG, LANGES NASENBLUTEN!

Wenn das Bluten aus der Nase länger als 20 Minuten anhält oder sehr stark ist, melde dich bitte zur Sicherheit bei deiner Ärztin. Das gilt nicht nur für die Schwangerschaft.

WENN DER SCHNUPFEN ZUR ENTZÜNDUNG WIRD

Wenn die Nasenatmung behindert ist, atmet man natürlich durch den Mund, was wiederum die Schleimhäute austrocknen und zu zähem Schleim in Nase und Nasennebenhöhlen führen kann. Und das wiederum kann eine Nasennebenhöhlenentzündung hervorrufen. Eine verstopfte Nase und geschwollene Nebenhöhlen können auch Ursache für Kopfschmerzen sein; oft leidet man dann noch unter Schlaflosigkeit und Schnarchen.

Übrigens: Du kannst Nasensprays nehmen, aber bitte keine mit abschwellender Wirkung! Sie können bei längerer Anwendung sehr schnell süchtig machen. In der Schwangerschaft solltest du diese Nasensprays zur Sicherheit gar nicht verwenden. Greife immer auf Meersalzsprays zurück, sie sind vollkommen unbedenklich.

Wenn du dazugehörst, lass deine Nasenschleimhäute nicht austrocknen und wund werden. Was hilft, ist, wenn man die Nase immer mal wieder schön durchspült, vielleicht mit einer Kochsalz- oder Meersalzlösung (frage doch mal in deiner Apotheke nach, was sie empfehlen). Nasencremes helfen, dass sich auf der trockenen Haut im Inneren der Nase keine Borken bilden, die ganz schön wehtun können.

Und wieder mal: Viel trinken hilft viel!

Apropos Nase: Eine weitere Begleiterscheinung der besser durchbluteten Schleimhäute ist Nasenbluten. Falls dir das passiert, einfach die Nasenflügel zwischen Zeigefinger und Daumen einige Minuten lang zusammendrücken. Auch ein kaltes Tuch auf Nacken oder Stirn kann helfen, um die Blutung zu stoppen. In jedem Fall: Immer nach vorn, nicht nach hinten lehnen, damit du das Blut nicht schluckst. Auch hier hilft vorbeugend, die Nasenschleimhäute immer schön feucht zu halten.

Aua! Rückenschmerzen

Bei mir fing in der 19. SSW langsam der Rücken an zu schmerzen. Klar, man trägt (vor allem vorn) auch immer mehr Gewicht. Das beste Mittel gegen Rückenschmerzen ist Sport: Brustschwimmen, Rückenschwimmen, Muskelaufbau und Stärkung mit leichten Rückenübungen. Einige Kräftigungsübungen für den Rücken habe ich dir schon gezeigt (im Kapitel zu SSW 16).

Trotz alledem: Früher oder später leidet wohl jede Schwangere unter Zipperlein im Rücken. Wunderbar ist, wenn ihr jemanden habt, der euch regelmäßig massiert. Ich kann euch wärmstens die Kreuzbeinmassage empfehlen: Das Kreuzbein liegt im Bereich des unteren Rückens, zwischen den beiden Hälften des Beckens, und du findest es so: zwischen den beiden Pünktchen, den sogenannten Lendengrübchen, und dem Ansatz der Pofalte.

Und jetzt geht's los:

Kreuzbeinmassage

1. Setze dich dazu am besten falsch herum auf einen Stuhl, die Arme auf die Lehne legen (gemütlich mit einem dünnen Kissen abpolstern). Wenn du einen Gymnastikball hast, kannst du dich auch vor den Ball knien und die Arme darauf ablegen. Der oder die Massierende reibt sich die Hände großzügig mit einem Öl ein – schön kräftig reiben, damit sie richtig warm werden.

2. Dann wird das Kreuzbein mit beiden Händen flächig großzügig mit dem Öl eingerieben.

3. In großen Kreisen nun das Kreuzbein massieren. Am besten immer von innen unten nach außen oben in kreisenden Bewegungen. Die Massage mit den Handtellern und dem Bereich der Daumen ausführen, nicht mit den Fingerkuppen, das ist nämlich schnell schmerzhaft.

4. Den Druck nach und nach erhöhen und kräftiger mit den Handballen drücken, aber nur, solange es angenehm ist, klar.

Diese Massage kann dir wertvolle Dienste während der Geburt leisten, deshalb kann es nicht schaden, wenn sie sich dein Schatz schon jetzt aneignet.

Wenn aber gerade niemand zum Massieren verfügbar ist, verrate ich dir hier meine zwei SOS-Übungen gegen Rückenschmerzen, die du allein machen kannst.

MEINE ÜBUNGEN

SOS-Rückenübung 1: Brücke

Alles, was du für diese Übung brauchst, ist ein harter Fußboden.

1. Lege dich mit dem Rücken auf den Boden, versuche, den ganzen Rücken gegen den Boden zu drücken, damit kein Hohlkreuz entsteht. Mir hilft immer, mir vorzustellen, ich würde den Bauchnabel Richtung Fußboden drücken. Auch gut: Beine anwinkeln. So bleibst du dann eine Weile liegen, atmest lang und tief.

2. Dann drückst du deinen Unterkörper nach oben, gehst also in die Brücke. Spanne dabei den Beckenboden an und atme weiter lang und tief.

3. Nach einigen Sekunden legst du dich, ausgehend vom Nacken, Wirbel für Wirbel wieder ab und entspannst den Beckenboden.

4. Wiederhole das fünf- bis sechsmal. Anschließend geht es dir besser – versprochen!

WÄRME AUF DEM BAUCH

Grundsätzlich ist Wärme auch für den Bauch (und den Rücken sowieso) in der Schwangerschaft erlaubt. Sie ist einfach oft so wohltuend, zum Beispiel bei Bauchschmerzen oder Blähungen. Wichtig ist, dass das Wasser in der Wärmflasche nie die 40-Grad-Grenze überschreitet und dass zwischen Flasche und Haut noch eine zusätzliche Schicht liegt, z.B. ein Pullover oder ein Tuch, damit dem Baby nicht zu heiß wird. Die Dauer sollte außerdem beschränkt sein.

Vielleicht reicht es auch schon, ein Kissen oder das Bett mit der Wärmflasche vorzuwärmen, was meinst du?

Gute Alternativen in der Schwangerschaft sind Kissen, die mit Obstkernen gefüllt sind, weil die sich nicht beliebig stark erwärmen lassen. Aber auch hier: Lieber einmal kurz vor Benutzung mit einem Thermometer die Temperatur messen.

Wenn dir einfach schnell kalt wird, versuche doch erst mal, dich von innen zu wärmen: Bewege dich lieber ein bisschen, gehe eine Runde um den Block, mache ein paar meiner Schwangerschaftsübungen. Trinke eine Tasse Tee. Oder ziehe dich wärmer an: Wollsocken an den Füßen und Stulpen um den Puls wirken oft Wunder.

Wenn du sehen willst, wie es aussieht, blättere vor zum Kapitel zu SSW 34, da mache ich die Brücke noch mal als Hilfe, um das Baby in die richtige Geburtslage zu bringen.

SOS-Rückenübung 2: Katze – Kuh

Diese Übung kommt aus dem Yoga. Sie ist bei vielen Schwangeren sehr beliebt, darum möchte ich sie dir ans Herz legen, obwohl sie bei mir leider gar nicht gegen Rückenschmerzen gewirkt hat. Drücken wir die Daumen, dass sie bei dir hilft!

1. Dazu gehst du auf alle viere (in den Vierfüßlerstand), der Boden darf ruhig weicher sein (vielleicht eine Yogamatte oder ein Teppich): auf die Knie, die Beine etwa hüftbreit auseinander, und auf die Hände, die befinden sich unterhalb der Schultern, die Handflächen zeigen nach unten, die Finger nach vorn. Der Kopf ist in der Verlängerung der Wirbelsäule. Du versuchst, die Schultern zu entspannen, den Nacken und die Kiefermuskulatur.
2. Beim Einatmen machst du nun einen ganz runden Katzenbuckel. Dabei sinkt der Kopf zwischen die Schultern, der Blick geht zwischen die Hände.
3. Beim Ausatmen gehst du dann ordentlich ins Hohlkreuz, der Kopf geht leicht nach oben, der Blick ist auf einen Punkt vor dir gerichtet.
4. Wiederhole die Übung an die zehnmal, ganz in Ruhe, mit so fließenden Übergängen wie möglich.

Es kommt auf die richtige Haltung an

Ist dir auch schon mal aufgefallen, dass viele Schwangere so komisch watscheln? Dieser Gang entsteht durch die sogenannte Lordose-Haltung, eine Krümmung der Wirbelsäule nach vorn, sodass ein extremes Hohlkreuz entsteht, weil der Bauch nach vorn geschoben wird. Dadurch entsteht ein starker Zug im Rücken, der auf die Dauer schmerzhaft werden kann.

Was du tun kannst: Richte dein Becken immer wieder bewusst auf: den Rücken lang machen, den Bauch reinholen, das Becken nach vorn kippen.

Entspannung für den Rücken

Lege dich zwischendurch auf den Rücken, Beine hoch, am besten aufs Sofa oder einen Sessel. Die Höhe stimmt, wenn die Beine im rechten Winkel liegen. Das nennt man »Stufenlagerung«, weil es aussieht wie eine Stufe. Wichtig ist auch hier, dass dein Rücken (auch der untere!) flach auf der Unterlage aufliegt, ohne Hohlkreuz.

Wärme macht glücklich

Lege dir ein Kirschkernkissen oder eine Wärmflasche an den unteren Rücken. Das wirkt unglaublich entspannend und ist so wohltuend. Auch ein warmes Bad kann Rückenschmerzen lindern.

Dass Schwangere auf Wärmflaschen

verzichten müssen, stimmt übrigens nur bedingt. Wichtig ist, dass das Wasser nie über 40 Grad warm ist (das gilt auch für das Badewasser), sonst wird es deinem Baby zu heiß, und es ist auch nicht förderlich für deinen Kreislauf. Fülle auf jeden Fall kein kochendes Wasser ein!

In unserem Fall legen wir die Wärmequelle ja aber gar nicht auf den Bauch, sondern nur an den Rücken.

Auszeit von der Schwangerschaft

Nase zu, Rücken aua, müde, durstig … stöhn, ächz, uff, puh!

Gerade in der 19. Schwangerschaftswoche war bei mir so ein Punkt erreicht, an dem ich mich im wahrsten Sinne des Wortes nach einer unbeschwerten Zeit gesehnt habe. Kurz gesagt: Ich brauchte einfach mal eine Auszeit von der Schwangerschaft. Unvergessen aus meiner dritten Schwangerschaft: Eine Freundin hat mich mitgenommen auf einen After-Work-Rave: Open Air auf einer Dachterrasse mit DJ. Ich erinnere mich heute noch, wie glücklich ich damals mit meiner Apfelschorle war und in den Sonnenuntergang getanzt habe. Einfacher und im Prinzip jeden Tag möglich geht so: Kopfhörer auf, ganz bewusst Musik hören, spazieren gehen und genießen.

Hab bloß kein schlechtes Gewissen, wenn auch du mal keine Lust hast, dich rund um die Uhr mit dem Thema »Ich bin schwanger« zu beschäftigen. Damit bist du nicht allein, das garantiere ich dir.

WASSERWELT DES BABYS

Das Fruchtwasser wird auch Amnionflüssigkeit genannt. Das Amnion ist die innerste Eihaut der Fruchtblase, sie bildet die klare, wässrige Körperflüssigkeit, in der der Embryo schwimmt. Das Fruchtwasser gehört übrigens nicht zum mütterlichen Gewebe, sondern zu dem des Embryos, enthält aber Anteile aus dem mütterlichen Blut. Die Flüssigkeit enthält neben verschiedenen Eiweißen (Proteinen) auch Zucker, Kalium, Natrium, Spurenelemente sowie Haare und Hautzellen des Babys. Bis zu zwei Liter Fruchtwasser trägt jede Frau in der Schwangerschaft übrigens in ihrem Bauch herum.

Durch das Fruchtwasser und die Gebärmutter ist das Ungeborene gut geschützt und nimmt in der Regel selbst bei kleineren Unfällen der Mutter keinen Schaden. Natürlich gilt: Sollte es nach einem Sturz oder Ähnlichem zu Schmerzen oder gar Blutungen kommen, lass dich in jedem Fall einmal zur Sicherheit von deiner Frauenärztin untersuchen.

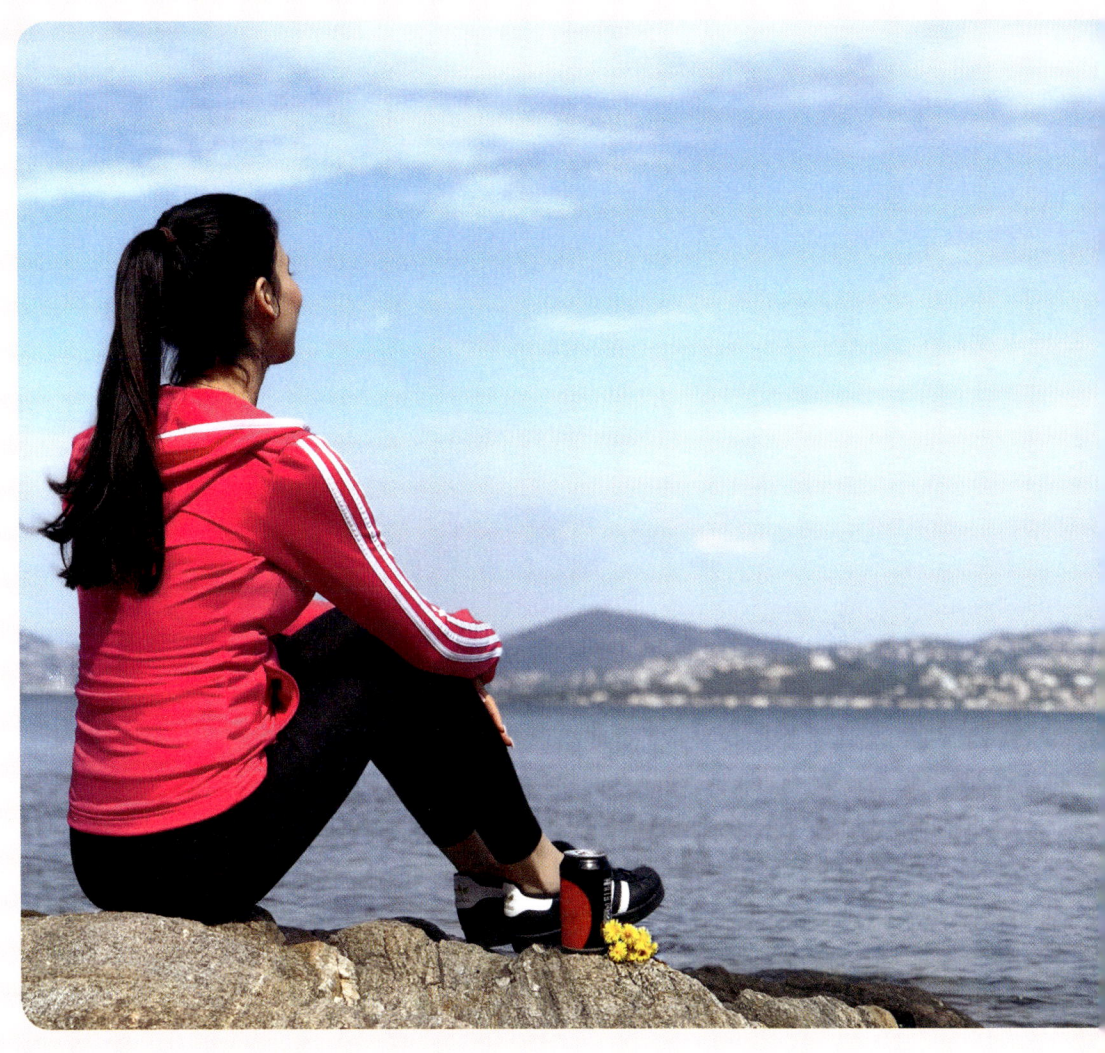

Egal, wie schön der Moment ist: In der Schwangerschaft kann man leider nirgendwo lang sitzen, weil man schon wieder auf die Toilette muss.

Wenn's dir also auch so geht, mache es wie ich damals: Schaufele dir ein paar Stunden frei und unternimm, worauf auch immer du Lust hast: allein frühstücken gehen, shoppen, lesen, Wellness; belohne dich mit einer Kleinigkeit – einem Eis, einem schicken neuen Teil, einem guten Buch, einem hübschen Blumenstrauß für den Küchentisch. Atme durch, genieße deine Freizeit, lebe den Moment! Denke an dich, höre auf deinen Körper, nimm dir Zeit – bald braucht dich schließlich ein Säugling mit all deiner Energie und Kraft.

Und es ist manchmal wirklich schön, aus dem Alltag auszubrechen, egal, ob schwanger oder nicht!

ℒIEBLINGSAUSZEIT DER WOCHE

Wie ich oben schon geschrieben habe: Schnappe dir deine Kopfhörer, suche dir eine schöne Strecke aus und schalte deine Lieblingsmusik an. Und jetzt: Lächelnd durch die Welt spazieren!

DAS BABY

Das Kleine in deinem Bauch ist jetzt um die 24 Zentimeter groß und wiegt an die 200 Gramm. Das heißt, es hat sein Gewicht in den letzten zwei Wochen verdoppelt! Verrückt, oder? Es hat natürlich trotzdem noch viel Platz und macht seine »Turnübungen«. Dabei trinkt es reichlich Fruchtwasser, das es dann wieder ausscheidet. Dein Baby übt schon für die Zeit nach der Geburt! Zum Ende der Schwangerschaft wird das Fruchtwasser auf diese Weise übrigens etwa alle drei Stunden komplett ausgetauscht.

Die Bewegungen meines Kleinen waren zu dieser Zeit ja nun endlich für mich spürbar, von außen hat man aber noch nichts gemerkt. Das ist übrigens ganz normal. Damit man das Baby von außen spüren kann, sind recht starke Tritte notwendig. Das geht meist erst so um die 24. Schwangerschaftswoche los. Dein Partner muss sich also noch gedulden.

DIE MUTTER

Der Bauchumfang wächst von Woche zu Woche. Tja, bei manchen … Bei mir maß der Bauch in der 19. Schwangerschaftswoche 78 Zentimeter. Genauso viel wie in SSW 18. Der Bauchumfang wird übrigens an der dicksten Stelle des Bauches gemessen. Aber auch wenn man nicht an Umfang zugenommen hat, ist das kein Grund zur Sorge, du Liebe! In jedem Fall ist der Babybauch definitiv nicht mehr zu übersehen.

TO-DO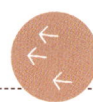

○ Mache einen Termin für die zweite große Vorsorgeuntersuchung, sie ist in der Regel die vierte bisher. Wahrscheinlich wird dann auch der zweite große Ultraschall gemacht, er ist nämlich zwischen SSW 19 und 23 fällig.
○ Mache ein Date mit dir selbst: ein paar Stunden das machen, worauf *du* Lust hast, ohne an To-dos zu denken!

Lass uns über Ernährung reden!

SCHWANGERSCHAFTSWOCHE 20

Hallo, du Liebe, und herzlich will-kommen in der letzten Woche vor der Halbzeit!

Ernährung ist die halbe Schwanger-schaft, würde ich sagen. Die andere Hälfte ist Bewegung. Du kennst ja mein Credo.

Im Ernst: Ernährung ist besonders in der Schwangerschaft ein ganz wichtiges Thema. Immerhin brauchen wir einige gesunde und gute Stoffe für uns *und* unser Baby: 250 Kalorien mehr und mindestens zehn Gramm Eiweiß zusätzlich pro Tag, darüber hinaus all die vielen Vitamine, Spurenelemente, Mineralien, viel Magne-sium und Kalzium. Am besten ohne jede Nahrungsergänzungsmittel.

Darum verrate ich dir hier meine fünf Lieblingsrezepte für die Schwangerschaft. Weil ich keine Geduld habe in der Küche, gehen die Rezepte auch ganz schnell, und die Zutaten sind überall leicht zu bekom-men. Und, last, but not least: Sie sind sogar kindertauglich!

LEINÖL FÜR OMEGA 3

Leinöl ist der beste Lieferant für pflanzliche Omega-3-Fettsäuren. Es muss aber immer frisch sein und am besten dunkel und kühl aufbe-wahrt werden. Frisches Leinöl schmeckt angenehm nussig. Wenn es bitter schmeckt, musst du es entsorgen. Am besten also zügig aufbrauchen, wenn die Flasche erst mal geöffnet ist. Kaufe darum besser nur eine kleine, denn Leinöl ist nicht ganz billig.

PELLKARTOFFELN MIT QUARK UND LEINÖL

Für 2 Personen:

- 500 g Quark
- 250 g Joghurt
- frische (oder TK-)Kräuter oder Kresse (die hat einen hohen Eisengehalt, Kalzium und auch Vitamin C und Folsäure)
- 6 mittelgroße Kartoffeln
- Salz
- 4 EL Leinöl (am besten bio)

Quark und Joghurt mischen, klein geschnittene Kräuter/Kresse darunterheben, leicht salzen. Wenn dir der Quark nicht cremig genug ist, einfach etwas Milch unterrühren. Kartoffeln waschen und mit etwas Salz ca. 20 Minuten gar kochen, pellen, auf zwei Teller verteilen.

Je 2 EL Leinöl über die Kartoffeln geben (du kannst es auch in den Quark rühren), Quark daneben oder obendrauf anrichten. Fertig!

EIER MACHEN GLÜCKLICH

In Eiern ist viel Tryptophan enthalten, einer der wichtigsten Baustoffe für die Serotoninbildung, also unser ›Glückshormon‹. Eier sind darüber hinaus die Königinnen unter den Eiweißlieferanten, sie haben zudem ganz viel Vitamin A, E und K sowie Vitamin D. Also: Rührei, Spiegelei, gekochtes Ei – in jeglicher Variante sind Eier gut in der Schwangerschaft. Aber wie bei allen tierischen Lebensmitteln gilt auch hier: Weniger ist mehr – drei Eier pro Woche sind für werdende Mütter genug.

Und Achtung: Eier müssen immer sehr gut durchgegart sein, denn roh können sie Salmonellen enthalten, Bakterien, die mitunter schwere Erkrankungen verursachen und erst bei Temperaturen von über 70 Grad wirkungsvoll abgetötet werden. Wenn du im Restaurant bist, frage lieber nach; rohe Eier sind auch in vielen Speisen und Cremes verarbeitet, zum Beispiel Mayonnaise oder Tiramisu. Für das Frühstücksei gilt darum: besser hart als wachsweich. Dabei sollte beides fest sein: Eiweiß und Eigelb. Richtwerte sind: Eier sieben Minuten kochen, fünf Minuten pochieren und Spiegeleier auf beiden Seiten je drei Minuten braten.

LACHS MIT PESTO UND GRÜNEM SPARGEL

Für 2 Personen:

Für das Pesto:

- 1 Bund Basilikum
- 30 g Pinienkerne
- 60 g geriebener Parmesan
- 1 Knoblauchzehe
- 120 ml Olivenöl (am besten bio)
- Salz, Pfeffer

Für den Lachs:

- 1 Bund grüner Spargel
- 1 Packung TK-Lachs (am besten von *Followfish*. Lachs hat besonders viele Omega-3-Fettsäuren und B-Vitamine)
- Salz
- Backpapier

Die Basilikumblättchen abzupfen und kurz abbrausen. Die Pinienkerne in einer beschichteten Pfanne goldbraun anrösten. Achtung, nicht zu heiß werden lassen, sie verbrennen schnell!

Dann alle Zutaten in einem etwas höheren Gefäß zusammengeben, mit dem Pürierstab ordentlich durchpürieren, bis eine cremige Masse entsteht. Wenn ihr gleich etwas mehr machen wollt, füllt das Pesto danach in ein Glas mit Schraubverschluss. Oben darauf gebt ihr so viel Olivenöl, dass alles bedeckt ist. Dann hält das Pesto ein paar Tage im Kühlschrank.

Grüner Spargel ist schön leicht zuzubereiten, man muss ihn nämlich nicht schälen; nur die holzigen Enden etwas abschneiden. Außerdem enthält er mehr Nährstoffe (wie Kalium und Vitamin A und C) als weißer Spargel. Wenn der Spargel sehr dick ist, schneide ich die Enden längs ein.

Ich bette den Spargel in einer Auflaufform auf ein Stück Backpapier, darauf den Lachs, etwas salzen, 2 EL Pesto darauf. Ich gebe immer noch einen Schluck Wasser drauf. Dann wird das Päckchen zugedrückt, und ab in den vorgeheizten Ofen, bei 180 °C für ca. 15 Minuten.

MÖHRENPÜREE MIT SPIEGELEI

Für 2 Personen:

- 300 g Möhren (die haben ganz viel Karotin, was sehr gut für die Sehkraft ist, aber auch fürs Immunsystem und das Zellwachstum und darum besonders wichtig in der Schwangerschaft)
- Salz, Pfeffer
- 1 große Kartoffel
- 2–4 Eier
- Dill, nach Geschmack
- etwas neutrales Pflanzenöl (z. B. Sonnenblumenöl)
- Paprikapulver, edelsüß oder rosenscharf, was euch besser schmeckt

Möhren waschen, schälen, in etwa 2 cm dicke Stücke schneiden. Kartoffel waschen, schälen, vierteln. Gemüse in einen Topf mit Wasser geben (das Wasser sollte das Gemüse leicht bedecken). Ich wasche auch das grüne Möhrenkraut und lege es mit ins Kochwasser. Leicht salzen.

Das Wasser zum Kochen bringen und alles ca. 20 Minuten köcheln lassen.

Wasser abgießen, Möhrenkraut herausnehmen, Gemüse pürieren (so grob oder fein, wie du es eben magst). Pfeffern und salzen.

Wenn dir das Püree zu lahm im Geschmack ist, kannst du vor dem Pürieren noch eine Knoblauchzehe dazugeben oder eine halbe gewürfelte Zwiebel. Mit Dill bestreut, hast du auch noch einen schönen Farbtupfer. Dill ist übrigens milchfördernd. Jetzt brauchst du das zwar noch nicht, aber zum Ende der Schwangerschaft (und in der Stillzeit) kannst du dein Essen öfter mal mit Dill garnieren. Dill gibt's manchmal frisch, aber tiefgekühlt tut's auch.

Jetzt eine Pfanne mit etwas Pflanzenöl erhitzen, Eier hineingleiten lassen. Da Schwangere nur gut durchgegarte Eier essen dürfen, bitte die Spiegeleier von jeder Seite je 3 Minuten braten. Leicht salzen, pfeffern und eine Prise Paprikapulver drüberstreuen. Ich schlage die Eier übrigens nicht direkt in die Pfanne, sondern vorher in eine etwas breitere Schale auf und lasse sie von dort in die heiße Pfanne gleiten. Dann sind die Abstände zwischen den Eigelben nachher schön gleichmäßig groß.

QUICHE MIT PORREE UND FETA

Für 2 Personen:

- 1 Packung Fertig-Quicheteig (oder selbst machen)
- 2 Stangen Porree (der ist in der Schwangerschaft besonders gut, denn er enthält sehr viele Vitamine, Mineralstoffe, Folsäure, Kalium, Kalzium und Eisen; zudem hat er eine entschlackende Wirkung und regt die Nierentätigkeit an.)
- 1 Packung Feta
- 2 Eier
- 50 g Frischkäse
- etwas Olivenöl
- Salz, Pfeffer

Den Porree gut waschen, putzen und in etwa 1 cm breite Ringe schneiden. Das Olivenöl in der Pfanne erhitzen und den Porree darin ein paar Minuten sanft anbraten.
Die Quicheform einfetten und den Teig darauf ausrollen.
Jetzt die Eier und den Frischkäse über den Porree geben, salzen, pfeffern, verrühren.
Die Masse auf den Quicheteig füllen, pfeffern und salzen.
Feta klein würfeln und darüberstreuen.
Ca. 30 Minuten im vorgeheizten Ofen bei 180 °C Umluft backen.
Lass die Quiche vor dem Aufschneiden etwas auskühlen, dann zerfällt sie nicht so leicht.

KÄSE DER SCHÖNHEIT

Feta sorgt mit seinem hohen Zinkgehalt für glänzende Haare und feste Nägel, außerdem enthält er Vitamin B_{13}, auch Orotsäure genannt, was die Abwehrkräfte stärkt und den Cholesterinspiegel senkt.

KÜRBISSUPPE

Für 4 Personen:

- 1 Hokkaidokürbis (den gibt es das ganze Jahr über, und man kann ihn mit Schale zubereiten. Besser noch: In der Schale und direkt darunter stecken wichtige Nährstoffe wie Karotin, B-Vitamine und Vitamin 3, Folsäure, Eisen und Phosphor.)
- 1 große Kartoffel
- 1 Zwiebel
- etwas Olivenöl
- 500 ml Gemüsebrühe
- 1 Stück Rinderfilet (das ist reichhaltig an Vitaminen und Nährstoffen, hat einen hohen Eiweißgehalt und enthält auch viel Selen. Das braucht man, besonders in der Schwangerschaft, in Kombination mit Jod, um die Schilddrüse zu regulieren und den Stoffwechseln anzukurbeln.)
- Salz, Pfeffer
- Kürbiskernöl

Kürbis waschen, in kleinere Stücke zerteilen. Kartoffel waschen, schälen, vierteln. Zwiebel schälen und würfeln. In einem Topf Olivenöl erhitzen, Kürbis, Kartoffel und Zwiebel kurz andünsten. Dann Gemüsebrühe draufgießen und zum Kochen bringen. 20–30 Minuten kochen. Am Ende mit Salz und Pfeffer abschmecken. Pürieren.
Ich finde Rinderfiletstreifen als Topping den absoluten Hammer! Aber das ist natürlich Geschmackssache. Lecker ist's auch mit einem Klecks Schmand oder ein paar gerösteten Croûtons.
So geht mein Favourite: Olivenöl in einer Pfanne erhitzen. Darin das Rinderfilet anbraten. Auch bei Fleisch gilt: Es muss gut durchgegart sein, wenn man schwanger ist, denn rohes Fleisch kann in der Schwangerschaft zu einer Salmonellenvergiftung oder auch Listeriose und Toxoplasmose führen. Deinen Fleischverzehr solltest du ohnehin in Grenzen halten, denn zu viel davon kann Schwangerschaftsdiabetes begünstigen (mehr dazu und wie du dem Schwangerschaftsdiabetes vorbeugen kannst, findest du im Kapitel zu SSW 24). Mögliche Krankheitserreger sterben ab, wenn man das Innere mindestens 2 Minuten auf 70 °C oder mehr erhitzt. Ein guter Gradmesser ist: Das Fleisch ist auch innen grau, nicht mehr rosa, austretender Fleischsaft ist farblos und klar.
Wenn das Fleisch gut durch ist, aus der Pfanne nehmen und in dünne Streifen schneiden. Einfach auf die Suppe geben. Noch einen Spritzer Kürbiskernöl obendrauf und: guten Appetit!

Kraftpakete und Vitamin-booster für zwischendurch und unterwegs

Wenn dich plötzlich der Heißhunger überkommt und du als Allererstes an Gummibärchen, Schokolade oder Pizza denkst, dann möchte ich dir erstens sagen: Das ist ganz normal.

Und zweitens: Denke lieber noch einmal drüber nach, bevor du zu ungesundem Zucker und Fett greifst, und höre darauf, was deinem Körper höchstwahrscheinlich in Wirklichkeit fehlt: Kalzium, Vitamine, Eiweiß, gesunde Fette …

Meine gesunden Snacks für zu Hause (oder in der Handtasche) sind darum:

Frisches Obst und Gemüse: schon gewaschen, in Spalten oder Stifte geschnitten und in einer Schale auf dem Tisch. Bereite dir diesen gesunden Snack gleich morgens zu, dann steht alles parat, wenn dich der Heißhunger packt. Denn im Zweifel geht die Chipstüte doch schneller auf.

Hüttenkäse: Er hat wenig Fett, dafür umso mehr Eiweiß und Kalzium und ist leicht verdaulich. Er soll für gute Nerven und stabile Knochen sorgen. Außerdem bekommt man volles, glänzendes Haar davon. Davon kannst du also gar nicht zu viel essen.

Kefir liefert so wertvolle Stoffe wie Kalzium, Magnesium, Eisen und Jod. Diese Inhaltsstoffe sind wichtig für Zähne und Knochen, Muskeln und Nerven sowie für die Schilddrüse. Durch seine Hefen, Milchsäure- und Essigsäurebakterien unterstützt er außerdem die Darmflora und stärkt das Immunsystem. Der Alleskönner ist seit Jahren (auch ohne Schwangerschaft) mein täglicher Begleiter.

Ingwer enthält sehr viele wichtige Nährstoffe wie Magnesium, Eisen, Kalzium, Kalium, Natrium und Phosphor und ist reich an Vitamin C. Er wirkt antibakteriell und kann zu einer gesunden Darmflora beitragen. Darum hilft er besonders gut bei Magen-Darm-Beschwerden, gegen Übelkeit und beugt Erkältungen vor. Die in ihm enthaltenen Scharfstoffe regen außerdem unsere Durchblutung und den Kreislauf an.

Man sollte nur nicht *zu* viel Ingwer zu sich nehmen und vor allem zum Ende der Schwangerschaft etwas vorsichtig in der Dosierung sein, weil Ingwer frühzeitige Wehen auslösen *kann,* da er so stark durchblutungsfördernd ist.

Saure Gurken. Ich weiß, das ist ein totales Klischee, aber ich hatte wirklich oft Lust darauf, als ich schwanger war. Gurken sind ein echtes Superfood: Sie enthalten viele Vitamine der B-Gruppe und Vitamin C und E. Außerdem Magnesium, Kalium und Phosphor. Super Nebeneffekt: Gurken enthalten sogenannte Peptidasen, das sind Enzyme, die Proteine spalten können. Dadurch können eiweißhaltige Lebensmittel, wie zum Beispiel Fleisch, leichter verdaut werden. Die Enzyme sorgen außerdem dafür, dass Bakterien im Darm abgetötet werden und bewirken so eine Reinigung des Darms.

Auf **Oliven** hatte ich in meiner vierten Schwangerschaft plötzlich total Lust. Und zwar täglich! Und siehe da: Oliven sind echte Nährstoffbomben. Sie enthalten sehr viele Vitamine und Mineralstoffe. Als hätte

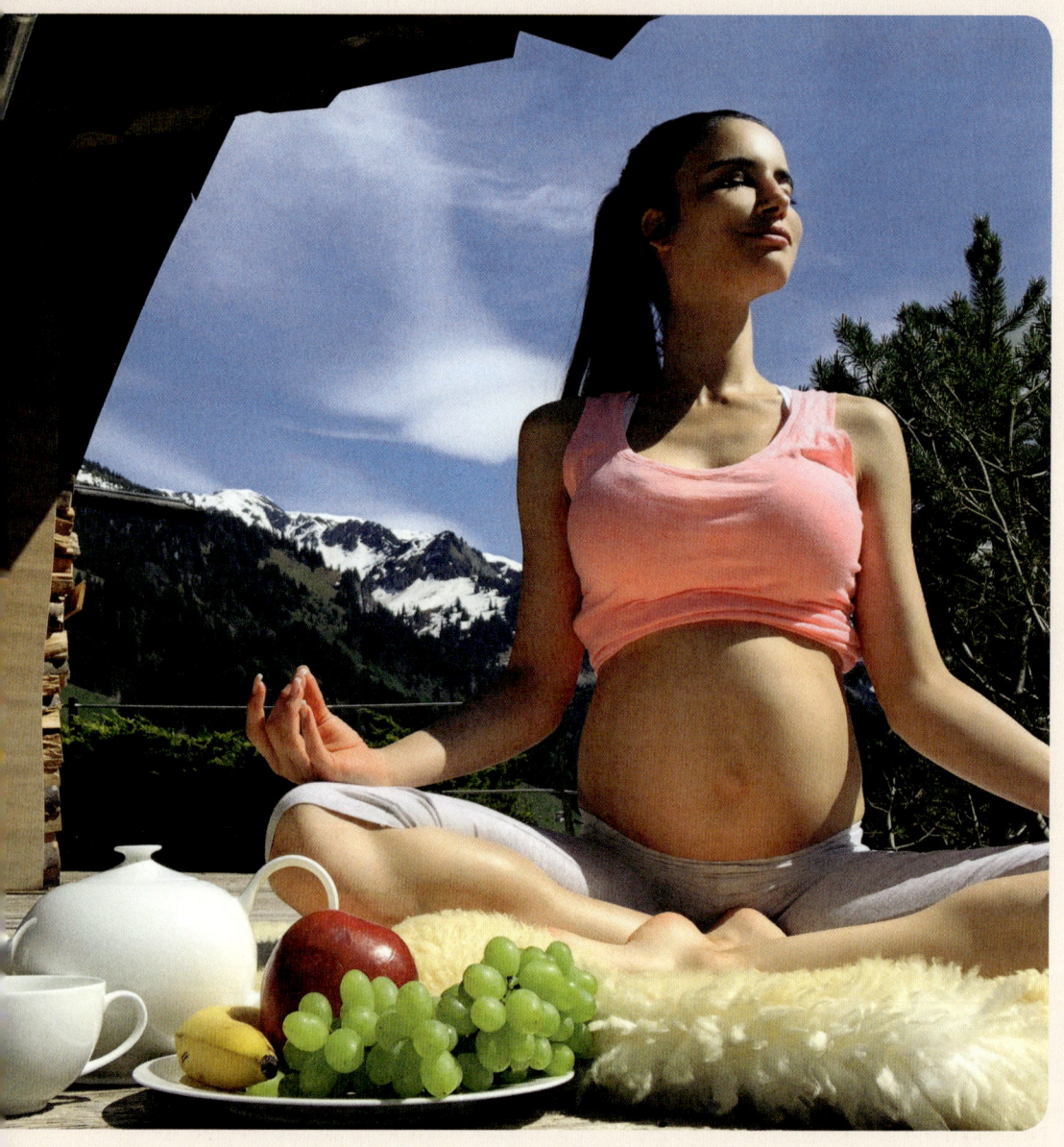

Gesundes Essen und atmen – produktiver wird's heute nicht.
Und das ist von Zeit zu Zeit auch gut so.

es mein Körper gewusst. Nimm aber Oliven im Glas, keine offenen, wegen möglicher Keime. Im Kühlschrank aufbewahren und innerhalb einer Woche verbrauchen.

Und passe bei gefüllten Oliven auf, dass die Füllung keinen Rohmilchkäse enthält.

Nüsse: Diese kleinen Kraftpakete stecken voller wertvoller Nährstoffe und sind in der Schwangerschaft auch förderlich für dein Baby. Nüsse haben einen hohen Gehalt an Fettsäuren, besonders der wichtigen Omega-3- und Omega-6-Säuren, aber auch an Folsäure. Außerdem enthalten sie viele Vitamine, Mineralien und Proteine. Sie wirken sich positiv auf unseren Blutdruck, die Hirnleistung und unseren Blutzuckerspiegel aus.

Apropos Magen ...

Gerade ist eine Menge los in deinem Bauch: Denn die Organe Magen, Lunge und Blase werden von der wachsenden Gebärmutter nach oben verdrängt, Kurzatmigkeit, Herzklopfen und Sodbrennen sind oft die Folge.

Mein Problem der Woche war: Die Gebärmutter drückte mir auf die Nieren. Und das kann echt fiese Schmerzen bereiten. Die Nieren sind etwa zwölf Zentimeter groß, sie sitzen im unteren Rücken rechts und links von der Wirbelsäule und werden jetzt also etwas zur Seite gedrückt. Das macht ein eigenartiges Gefühl der Stauung. Während sich Rückenschmerz in der Regel lindern lässt durch Positionsveränderung oder durch Massage, ist das bei Nierenschmerzen leider nicht der Fall. Wir müssen also mit diesem permanenten leichten Drücken eine Weile leben.

Wenn wir schon dabei sind: die Nieren! Sie sorgen dafür, dass unser Blut gefiltert wird und Schadstoffe über den Urin ausgeschieden werden. Wenn sie in der Schwangerschaft etwas drücken, ist das kein Grund zur Sorge. Das weiß ich so genau, weil ich in meiner letzten Schwangerschaft eines Abends die fixe Idee hatte, ich müsse ganz schnell ins Krankenhaus, weil die Nierenschmerzen so stark geworden waren. Der Arzt konnte mich beruhigen, der Schmerz kam tatsächlich durch die leichte Verdrängung der Nieren durch die wachsende Gebärmutter.

Aber – und auch das weiß ich von diesem Arzt: Wenn die Schmerzen wirklich stark sind und mit Fieber einhergehen, kann es sein, dass du unter einem Nierenstau leidest. Und damit ist gar nicht zu spaßen. Nierenstau kommt zustande, wenn das Baby schon so groß ist, dass es mittels Gebärmutter auf den Harnleiter drückt und so den Urinfluss verhindert. Dann verbleibt der Urin in der Niere und staut sich hier; die Nieren schwellen an und schmerzen. Darum sollest du auf jeden Fall, wenn du starke Nierenschmerzen und Fieber hast, zu deiner Ärztin gehen.

Vorbeugen ist besser als nachsorgen

Um einem Nierenstau oder auch einer Harnwegsinfektion (denn auch die kann entstehen, wenn der Urin nicht mehr fließen kann) vorzubeugen oder die Beschwerden abzumildern, hilft: trinken, trinken, trinken. Wenn du Lust hast auf etwas anderes als Wasser, ist mein Tipp: Cranberrysaft (der hilft übrigens auch gegen Blasenentzündung). Cranberrys (auch »Moosbeeren« genannt) haben eine anti-adhäsive Wirkung, das heißt, sie helfen dabei, dass sich die Bakterien nicht mehr so

gut an die Oberflächen der Harnwege an-
heften können und mit dem Urin ausge-
schwemmt werden. Ich trinke den süßsau-
ren Saft am liebsten verdünnt mit Wasser
mit oder ohne Kohlensäure. Cranberrys
enthalten außerdem sehr viel Vitamin C.

Brennnesseltee soll auch sehr gut für die
Nieren sein, er entwässert, regt die Nierentätigkeit und den Kreislauf an und unterstützt die Blutreinigung. Aber ehrlich
gesagt, den finde ich im Geschmack sehr
gewöhnungsbedürftig.

DAS BABY

Dein Baby ist jetzt etwa 25 Zentimeter
groß und wiegt ca. 220 bis 240 Gramm. In
dieser Phase entwickeln sich vor allem seine Sinne, also Schmecken, Riechen, Hören, Tasten und Sehen. Apropos: Es kann
sogar schon Hell und Dunkel unterscheiden. Es ist unfassbar: Ganze 200 000 Gehirnzellen bilden sich pro MINUTE!

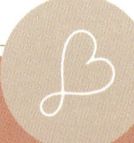

ℒIEBLINGSGERICHT DER WOCHE

Leute, ich liiiiebe Pho Bo! Das ist eine vietnamesische Reisnudelsuppe. Sie besteht
aus Rinderkraftbrühe, die Zink enthält, das unser Immunsystem stärkt, und wird
mit Rindfleisch, Hähnchen, Fisch oder auch als vegetarische Variante mit Tofu
serviert. Außerdem sind frische Gewürze und Kräuter darin, wie Koriander, der
gut für Magen und Darm ist, und Limette, die viel Vitamin C enthält. Und die
Reisnudeln haben den angenehmen Nebeneffekt, dass sie ohne Gluten sind, falls
man das nicht so gut verträgt. Die Pho-Suppe gilt in Vietnam übrigens als richtiges
Wunderheilmittel gegen alle möglichen Wehwehchen (vor allem gegen Erkältungen), weil die Brühe 24 Stunden geköchelt wird, sodass alle wichtigen und guten
Nährstoffe in sie übergehen. Sie wird besonders in Hanoi traditionell schon zum
Frühstück gegessen.
Na ja, mir reicht sie auch zu Mittag. Aber ich könnte sie echt jeden Tag essen. So
köstlich! Weil ich aber leider nicht gut kochen kann, habe ich auch kein gutes
Rezept für euch. Ich esse die Suppe darum unterwegs im vietnamesischen Restau-
rant. Aber es gibt auch klasse Rezepte im Netz, wenn ihr euch selbst rantraut und
den Zeitaufwand nicht scheut.

DIE MUTTER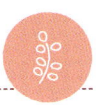

Die Gebärmutter, die am Anfang der Schwangerschaft noch ganz unten liegt und ab jetzt ca. einen Zentimeter pro Woche wächst, drückt sich immer weiter nach oben und ist in der 20. Schwangerschaftswoche fast auf Höhe des Bauchnabels angekommen. Dadurch stülpt sich der Bauchnabel nach außen. Einige Zeit nach der Geburt sieht der aber wieder ganz normal aus.

TO-DO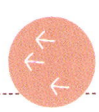

○ Hast du dich heute schon bewegt und warst an der frischen Luft? Vielleicht verbindest du deinen Spaziergang mit einem Besuch bei deinem Lieblingsvietnamesen und isst eine schöne heiße, gesunde Pho.

Über unser Mutterbild –
du darfst alles sein!

SCHWANGERSCHAFTSWOCHE 21

Ihr Lieben, wir haben es geschafft – wir sind in der 21. Woche und damit in der zweiten Schwangerschaftshälfte!

Ratgeber in der Schwangerschaft

Während meiner vier Schwangerschaften habe ich kaum Ratgeber gelesen oder Apps genutzt. Ich erinnere mich noch gut daran, wie überfordert ich bei meiner ersten Schwangerschaft war mit diesem Überangebot an Ratgebern und den Gebots- und Verbotshinweisen wie »Das musst du auf *jeden* Fall so machen« oder »Das darfst du niiiiemals tun«. Du kannst, du darfst, du musst! Puh! Zum Glück habe ich damals ein Buch in die Hand gedrückt bekommen, das es mir leicht gemacht hat, mich darauf einzulassen. Und dieses Buch hat mich seitdem durch jede Schwangerschaft begleitet. Und auch nur dieses.

Weil es so besonders für mich war, möchte ich es dir vorstellen und ans Herz legen. Es heißt »Auf der Suche nach dem verlorenen Glück« und ist eines der meistverkauften Bücher zum Thema Schwan-gerschaft und den Umgang mit Kleinkindern generell. Geschrieben wurde es schon in den 70er-Jahren von der US-amerikanischen Autorin und Psychotherapeutin Jean Liedloff. Sie hatte zweieinhalb Jahre bei einem Indianerstamm im Dschungel Venezuelas verbracht und beobachtet, wie die Menschen dort leben. Besonderes Augenmerk richtete sie darauf, wie die Leute dort, fernab der Zivilisation, mit ihren Kindern umgehen.

Für mich war es eine echte Enthüllung, dass das meiste, was wir meinen zu brauchen, nur Modeerscheinungen sind. Das, was *wirklich* wichtig ist, was ich brauche, um ein Baby zu gebären und einen Säugling zu einem glücklichen Kind großzuziehen, habe ich *in* mir. Babys müssen nicht abgelegt werden und schreien, sie müssen nicht in ein eigenes Zimmer gesteckt werden – man darf sie verwöhnen, man darf sie immer bei sich haben. Sie müssen keinen Schnuller in den Mund gesteckt bekommen, denn das ist nicht das, was sie eigentlich brauchen. Wahrscheinlich brauchen wir zu 99 Prozent auch keine Kunstmilch, denn fast jede Frau kann stillen. Im Kapitel zu SSW 28 könnt ihr darüber noch einiges lesen.

In Liedloffs Buch werden viele Mythen der westlichen Welt und Kultur abgeschwächt, indem sie dagegenstellt, wie es auf natürliche Weise geht. Es geht aber nicht darum, alles von heute zu verteufeln. Denn wir leben nun mal im Hier und Jetzt, wir erziehen unsere Kinder, wie wir es nun mal tun. Aber es ist ein Ansporn für den gesunden Mutterinstinkt einer jeden Frau. Es war für mich unglaublich beruhigend, vermittelt zu bekommen, dass das Wissen darüber, was es braucht, um ein Kind großzuziehen, in mir schlummert. Auch wenn du erst 18 oder 20 bist, auch wenn du schon 40 bist: Du kannst das, du kannst Mutter werden und sein, weil dein Körper es kann. Und dabei musst du dir nicht von hundert Ratgebern reinreden lassen. Es sei denn, du möchtest dich darüber hinaus informieren und bist ganz persönlich daran interessiert.

Lass dich also nicht verrückt machen. Informiere dich über das, was dich interessiert, und höre auf dein Bauchgefühl! Weniger ist manchmal mehr.

Apropos Mutter sein

Mich erreichen immer wieder Nachrichten von (werdenden) Müttern, die Angst haben, dem klassischen Mutterbild nicht entsprechen zu können. Die sich fragen: *Darf ich so sein, wie ich bin, wenn ich Mutter bin?* Da geht es gar nicht so sehr um Kindererziehung, sondern eher um die eigenen Charaktereigenschaften, Leidenschaften und Hobbys, das Alter und auch um Äußerlichkeiten. Häufig haben diese Frauen dann den Drang, sich selbst einzuschränken und zu verändern, anstatt zu versuchen, das eigene Sein mit dem Muttersein zu vereinbaren.

Ausschlaggebend für diese Sorgen ist meistens der Blick nach außen, also die Frage: *Was denken die Leute über mich? Trauen sie mir vielleicht nicht zu, dass ich eine gute Mutter sein kann?* Oder vielleicht sogar die Selbstzweifel: *Kann ich so, wie ich bin, überhaupt eine gute Mutter sein?*

Ich will dich heute und hier ermutigen, so zu sein, wie du bist. Dich umzuschauen, was da draußen an Vielfältigkeit existiert und wie sie gelebt wird. Selbstbewusst zu sein und dich nicht unterbuttern, nicht verunsichern zu lassen. Vertraue mir: Egal, ob tätowiert, Motorrad fahrend, Karriere machend, geschminkt und auch wenn du all das nicht bist – du wirst die beste Mutter für dein Kind!

Das »klassische« Mutterbild

Es ist ganz normal, dass wir alle, wenn wir jemanden kennenlernen, diesen Jemand binnen Sekunden in eine Schublade einsortieren. Wir Menschen lieben es, Kategorien zu bilden, denn das vereinfacht das Zusammenleben in der Gemeinschaft und gibt einem das Gefühl von Kontrollierbarkeit und Übersicht. Wenn wir jetzt aber Mama werden, sollen wir *alle* plötzlich in *eine* Schublade, und zwar die mit der Aufschrift »Sie ist Mutter« reinpassen. Natürlich kann das nicht gut gehen.

Aber was ist eigentlich das gängige Bild von einer »perfekten« Mutter?

Sie ist auf jeden Fall nicht zu alt und auch kein Teenie, nicht zu dünn und nicht zu dick, bitte ungeschminkt und so natürlich wie möglich, ungefärbte Haare, klar. Keine (zumindest nicht sichtbare) Tätowierungen. Nichtraucherin, selbstverständlich. Sie arbeitet halbtags, voll arbeiten wäre egoistisch, gar nicht arbeiten wäre faul, sie kocht immer selbst und macht gern den Haushalt. Und sie hat natürlich eine Engelsgeduld, kauft bio und lebt nachhaltig. Also ein tolles Vorbild. Klar.

Dieses klassische Mutterbild hat sich aus der Geschichte gebildet, es gibt sogar Gesetze, die dem zugrunde liegen. Ich kann es selbst kaum glauben, aber noch bis 1977 stand im Paragraf 1356 des Bürgerlichen Gesetzbuchs (BGB) Folgendes: »Die Frau führt den Haushalt in eigener Verantwortung. Sie ist berechtigt, erwerbstätig zu sein, soweit dies mit ihren Pflichten in Ehe und Familie vereinbar ist.« Bis dahin musste es der Ehemann auch erlauben, wenn eine Frau arbeiten wollte. Und was ich noch extremer finde: Der Ehemann verwaltete auch ihren Lohn und musste zustimmen, wenn die Frau ein eigenes Bankkonto führen wollte. Noch bis 1962!

Diese Schranken haben wir heute zwar überwunden, die Gesetze wurden angepasst, aber das Bild in unserem Kopf und unser Gefühl (zumindest das der Gesamtgesellschaft) hinkt da zum Teil noch hinterher.

Da kann ich schön aus meinem eigenen Leben berichten: Ich bin in den 80ern groß geworden, am Stadtrand von Berlin, in einer eher ländlichen und besonders kon-servativen Gegend. Meine Schwester und ich waren die Einzigen weit und breit mit einem Migrationshintergrund. Für mich war es am Anfang wirklich schwer, dazuzugehören als Laila. Nicht Jessica, Sandra, Melanie, nein: Laila. Hinzu kam, dass ich direkt an der Grenze aufgewachsen bin, ich konnte von meinem Kinderzimmerfenster aus wirklich die Berliner Mauer sehen. Als ich sieben war, fiel sie dann. Meine Grundschule war sehr bald durchmischt, und es ging immer um die Frage: »Kommst du aus dem Osten oder aus dem Westen?« Mir stand das ganz schnell bis obenhin. Weil ich als Kind oft das Gefühl hatte, nicht so richtig dazuzugehören, eben in keine Schublade zu passen, habe ich mich schon so früh mit dem Thema auseinandergesetzt.

Ich habe sehr früh gemerkt, dass ich so eng nicht denken kann und will. Ich war auch nicht so angepasst, dass das geklappt hätte, und habe immer wieder das ein oder andere infrage gestellt, um meine eigene Meinung zu bilden. Also habe ich den Schritt gewagt, die Schublade aufzuziehen und aus ihr rauszugucken. Und das war die beste Entscheidung, die ich je getroffen habe.

Diesen Tipp kann ich allen nur ans Herz legen: Traut euch, richtet euch auf und guckt mal über den Schubladenrand. Es gibt so vieles rechts und links zu entdecken. Wenn man sich umschaut, sieht man so viel Freiheit, so viele liebevolle, offene Menschen, die nicht in der Engstirnigkeit gefangen sind. Mit denen macht das Leben einfach mehr Spaß. Überhaupt macht das Leben viel mehr Spaß, wenn man sich dafür entscheidet, nicht irgendwo reinge-presst zu werden.

Das Gefühl, aus dem passiven »Ich kann dem nicht gerecht werden«, dem Gefühl, das Leben ist so kompliziert, weil man sich ständig anpassen und verstellen muss, raus in das aktive Bewusstsein: »Ich darf genau so sein, wie ich bin« ist unglaublich erhebend und befreiend.

Ich frage dich mal ganz direkt: Entspreche *ich* dem Bild einer Vierfachmutter?

JA, tue ich. Genauso wie jede Mutter, die vier Kinder hat. Denn sie IST ja eine Vierfachmutter. Und ein »perfektes« Mutterbild gibt es gar nicht. Jedenfalls nicht in meiner Welt.

Richtig heben

Und noch was ganz Praktisches zum Schluss: Ab jetzt und für die weitere Zeit gilt: Nichts mehr über fünf Kilo heben! Bei allem anderen: Beim Heben in die Knie gehen! Deine Gebärmutter wird jetzt immer schwerer und drückt auf den Beckenboden. Er muss geschont und gestärkt werden, wie ich dir im Kapitel zu SSW 18 schon gezeigt habe. Die Beckenbodenübungen sind ab jetzt besonders wichtig, um den Beckenboden stabil zu halten.

Wenn du etwas vom Boden aufheben willst: Nicht mehr mit gestreckten Beinen und dann aus dem Rücken heben. Ermahne dich immer dazu: In die Knie gehen! Und dann gemeinsam mit dem Gegenstand langsam aus den Beinen nach oben drücken und sich aufrichten.

DAS BABY

Dein Baby ist jetzt etwa 26 bis 27 Zentimeter groß und wiegt 335 bis knapp 400 Gramm. Es ist nach wie vor ganz aktiv, seine Turnübungen sind nun auch von außen spürbar und manchmal sogar erkennbar.

Jetzt fängt dein Baby auch an, seinen Geschmackssinn zu entwickeln. Das heißt, es schmeckt alles, was im Fruchtwasser enthalten ist. Es kann jetzt nach und nach verschiedene Aromen unterscheiden und kennenlernen – wenn du ihm die Möglichkeit dazu gibst. Darum empfehle ich dir: Iss abwechslungsreich, ausgewogen und schön gesund, denn Studien haben nachgewiesen, dass die Ernährung der Mutter in der Schwangerschaft einen großen Einfluss auf das Essverhalten des Kindes hat. Je abwechslungsreicher man sich ernährt, umso eher ist auch das Kind später offen gegenüber neuen und vielseitigen Geschmäckern. Das bedeutet im Umkehrschluss: Achtung vor zu viel (Industrie-) Zucker! Denn damit wird das Kind schon im Mutterleib an das Geschmacksmuster »süß« gewöhnt. Das passiert später von ganz allein durch die Muttermilch. Der Milchzucker in ihr lässt sich nicht nachahmen und hat anscheinend positive Effekte auf den Darm und das Immunsystem. Das gilt aber nicht für industriell hergestellte Süße. Isst die Mutter also in der Schwangerschaft zu viel Zucker, steigt unter anderem das Risiko, dass das Kind später ungesüßte Lebensmittel ablehnt.

DIE MUTTER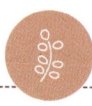

Gerade die 21. Schwangerschaftswoche ist dafür bekannt, dass bei vielen der Appetit zunimmt. Iss aber nicht so fettreich und zuckerhaltig, greife lieber zu Obst und Gemüse, damit du kein Übergewicht in der Schwangerschaft bekommst. Wie schon im Kapitel zu SSW 11 aufgeführt, gilt eine Gewichtszunahme in der Schwangerschaft zwischen zehn und 16 Kilogramm als optimal (je nachdem allerdings, wie schwer du vor der Schwangerschaft warst; befrage dazu am besten einmal deine Frauenärztin).

TO-DO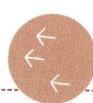

○ Probiere einmal, ohne Schubladendenken auszukommen. Versuche doch mal einen Tag lang, durch die Straßen zu gehen und in keinen Menschen, den du siehst, irgendetwas hineinzuinterpretieren, keinen zu bewerten aufgrund seines Äußeren oder dem, was er gerade tut oder sagt. Das klingt irgendwie so leicht, ist aber eine ganz, ganz schwere Aufgabe, glaube mir! Wir tun das nämlich viel öfter, als wir uns so zugestehen wollen, und meist ganz automatisch.

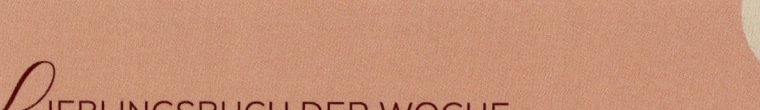

ℒIEBLINGSBUCH DER WOCHE

»Auf der Suche nach dem verlorenen Glück: Gegen die Zerstörung unserer Glücksfähigkeit in der frühen Kindheit« von Jean Liedloff

Ein Kapitel für die werdenden Papas

ACHTUNG, DIESE SEITEN SIND TATSÄCHLICH *NUR* FÜR WERDENDE PAPAS

Hallo werdender Papa, ich freu mich wahnsinnig, dass du hier bist und dir diese Seiten durchliest! Das macht dich für uns Frauen zu einem sympathischen Mann. Denn du musst wissen: Nicht jeder Mann interessiert sich für die Schwangerschaft seiner Liebsten. Ich will das auch gar nicht kritisieren, aber ich freue mich natürlich sehr, wenn es Männer wie dich gibt, die genauer nachlesen wollen.

Die wichtigste Message vorneweg: Allein damit, dass du dich für die Belange deiner Frau oder Freundin interessierst, machst du schon ganz viel richtig. Wahrscheinlich hast du ab und zu trotzdem das Gefühl, nicht richtig durchzusteigen, nicht richtig mitfühlen zu können, zu kurz zu kommen, außen vor zu bleiben. Ich kann dir sagen: Das ist ganz natürlich und gehört dazu.

Aber lass uns am Anfang beginnen und uns Stück für Stück vorarbeiten. Hier sind meine neun goldenen Regeln für die werdenden Papas in der Schwangerschaft (und die vier wichtigsten Don'ts):

1. Während der Schwangerschaft passiert alles *in der Frau,* das Baby wächst in ihr, ihre Hormone spielen verrückt. Während beim Mann körperlich nichts passiert. (Okay, vielleicht nimmst du aus Solidarität mit deiner Frau ein paar Kilo zu.) Es kommt sehr selten vor in einer Partnerschaft, dass sich der eine so sehr verändert und der andere danebensteht und nur zusehen kann. Aber sieh das doch mal als absolute Stärke, weil es nämlich heißt, dass du keinen Stimmungsschwankungen ausgesetzt bist. DU kannst Halt geben und der starke Part sein, während deine Frau in der Schwangerschaft wahrscheinlich ein absolutes Gefühlschaos erlebt.

2. Apropos »der Stärkere«: Ich rate dir, öfter mal nachzugeben. Deine Frau wird es dir danken, auch wenn sie es dir vielleicht viel zu selten sagt. Das weiß ich aus eigener Erfahrung: Ich war gerade zu Anfang der Schwangerschaft eine echte Kratzbürste, und mein Mann hatte es manchmal nicht leicht mit mir. Aber danach wird deine Liebste wieder dieselbe sein wie vorher, keine Angst. Du musst nur durchhalten und Pluspunkte sammeln!

3. Ich kann dir wirklich nur empfehlen: Lass dich nicht auf jeden kleinen Streit ein. Nimm deine Frau lieber in den Arm. Vor allem wenn du dich eigentlich am liebsten wegdrehen würdest, weil

sie so zickig ist. Dann braucht sie es wahrscheinlich am meisten. Das betrifft natürlich nicht jeden Streit, und ich will auch nicht allzu platt pauschalisieren – aber so war es zumindest oft bei mir. Wir Frauen wollen in der Schwangerschaft ganz besonders oft und sogar noch viel öfter in den Arm genommen werden.

4. Auch wenn deine Frau Streit mit anderen anfängt, mit Nachbarn, deiner Mutter oder ihrer, mit Freunden – halte *immer* zu ihr und stehe ihr bei. Du bist ihr Mann.

5. Wenn deine Frau Lust hat auf ein bestimmtes Lebensmittel: Besorge es ihr. Das wird alles deinem Bonuskonto gutgeschrieben. Mein Mann hat mir mal nachts um zwei eine Tüte Studentenfutter von der Tankstelle geholt – das habe ich bis heute nicht vergessen!

6. Auch wenn du das sonst nicht so oft machst: Stelle dich einfach mal hinter deine Frau und massiere ihr die Schultern und ihre Füße, ohne dass sie dich extra dazu auffordert. Ich sage dir: Du wirst enorm in ihrem Ansehen steigen.

7. Während der Schwangerschaft hat deine Frau unglaublich viele Termine wahrzunehmen, allein schon sämtliche Vorsorgeuntersuchungen bei Frauenärztin und Hebamme, vielleicht macht sie einen Geburtsvorbereitungskurs und schaut sich verschiedene Geburtskliniken an. Wann immer du kannst: Biete ihr an, sie zu begleiten. Wir Frauen sind zwar selbstständig, freuen uns aber trotzdem, wenn wir eine Begleitung dabeihaben. Mein Mann war übrigens, ob-

wohl er beruflich so viel unterwegs ist, bei fast jeder Vorsorgeuntersuchung dabei. Und auch wenn ich ihm das wahrscheinlich viel zu selten gesagt habe, hat es mich wahnsinnig glücklich gemacht, einen Mann zu haben, der mich begleitet. Bis vor einigen Jahren war es übrigens reine Frauensache, ein Kind zu bekommen, und das ist in vielen Kulturen immer noch so. Es ist aber ein wunderschönes, bewegendes und verbindendes Erlebnis, euer gemeinsames Baby im Ultraschall zu sehen und zusammen alles über seinen aktuellen Entwicklungsstand zu erfahren.

8. Spiele ruhig den Beschützer deiner Frau. Gerade wenn die eigene Frau schwanger ist, nehmen Männer gern die Beschützerrolle ein, zum Beispiel gehen sie immer an der Straßenseite und lassen ihre Frau innen gehen, um sie vor den fahrenden Autos abzuschirmen. Nimm deiner Frau die Einkaufstüten ab, öffne ihr die Autotür und hilf ihr hinaus, um nur ein paar Kleinigkeiten zu nennen. Natürlich können wir auch ganz gut auf uns selbst aufpassen und schaffen die meisten Dinge im Alltag allein. Aber: Es bereitet uns unglaubliche Freude, unseren Mann in dieser Beschützerrolle zu erleben. Wir finden das sogar richtig anziehend. Nein, ich korrigiere mich: Das ist richtig sexy! Darum möchte ich dich dazu ermutigen: Lebe dich in dieser Hinsicht so richtig aus!

9. Apropos: Habt Sex. Natürlich nur, wenn ihr beide darauf Lust habt. Traue dich, mit deiner Partnerin über deine

Lust zu sprechen, aber auch über deine Ängste. Dazu kann ich dir sagen: Du musst dir keine Sorgen machen, dass dein Baby dabei zuschaut, denn es liegt ja in der Gebärmutter, nicht da, wo der Geschlechtsverkehr stattfindet. Und noch was: Wenn du deine Frau in der Schwangerschaft *noch* anziehender und attraktiver findest: Sage ihr das unbedingt! Einige Männer trauen sich das nicht, weil sie denken, dass es sich in der Schwangerschaft irgendwie nicht gehört. Aber das ist falsch. Deine Frau wird es lieben, wenn du es ihr sagst, und sie in ihrem Selbstbewusstsein stärken!

Die vier Don'ts

1. Ich weiß aus eigener Erfahrung: Es kann passieren, dass deine Frau viel zu viel isst oder viel zu ungesund oder viel zu wenig oder dass sie Sachen isst, die überhaupt nicht zusammenpassen. Ich garantiere dir: Es wird auf jeden Fall eines davon eintreffen (nicht unbedingt alles auf einmal, aber vielleicht eines nach dem anderen). Am besten ist es, du kritisierst sie nicht und machst ihr keine Vorhaltungen, sondern tust so, als wäre das ganz normal. Andernfalls verlierst du. Immer.

2. Es kann vorkommen, dass deine Frau nachts schnarcht. Mein Mann hat mich mal mit seinem Handy aufgenommen und es mir am nächsten Tag vorgespielt. Und ich kann dir sagen: Ich war so beleidigt und gekränkt, dass ich anschließend stundenlang geweint habe. Nur als Vorwarnung: Auch deine Frau wird vielleicht in der Schwangerschaft schnarchen. Dann gibt es folgende Möglichkeiten: A: Du hast das natürlich nicht gehört. Und das war's auch schon. Kein B. Denn über Dinge, die deine Frau vielleicht sonst lustig findet, kann sie in der Schwangerschaft möglicherweise gar nicht lachen.

3. Es erklärt sich von selbst: Deine Frau ist immer die Schönste, ist nie zu dick, du liebst sie über alles. Gib ihr auf keinen Fall lieb gemeinte Kosenamen wie »meine kleine Elefantenkuh«. Und ganz wichtig ist: Keiner anderen Frau hinterhergucken, wenn deine Frau dabei ist! Das darf man als Mann sowieso nicht. (Ich bin übrigens die eifersüchtigste Frau unter der Sonne, aber in der Schwangerschaft war ich noch eifersüchtiger.) Selbst wenn deine Frau bei so was eigentlich cool ist, in der Schwangerschaft ist sie das höchstwahrscheinlich nicht.

4. Im Laufe der Schwangerschaft kann es dazu kommen, dass du dich ausgeschlossen fühlst, gerade bei den sogenannten Frauenthemen (zum Beispiel, wenn deine Frau stundenlang mit ihrer Mutter oder ihrer besten Freundin telefoniert). Am besten machst du ihr deswegen aber keine Vorwürfe und nimmst es ihr nicht übel. Nutze die Zeit doch einfach: Das sind die Momente, in denen du ungestört dein eigenes Ding machen kannst.

Was du noch wissen solltest

Dein Baby kann im Bauch deiner Frau bereits Stimmen und Geräusche wahrnehmen. Also: Auch, wenn es dir am Anfang komisch vorkommt, mit dem runden Bauch deiner Frau zu sprechen: Rede mit deinem Baby! Denn: Es wird nach der Geburt deine Stimme wiedererkennen. Je mehr du mit deinem Baby kommunizierst (und natürlich auch mit deiner Frau, denn auch das hört es ja), desto näher wirst du dem Baby nach der Geburt von Anfang an sein, und desto eher wird es dich als seine Bezugsperson erkennen.

Es ist mittlerweile in unserem Kulturkreis fast normal, dass der Mann mit in den Kreißsaal kommt. Ich finde das total toll! Aber sei vorgewarnt: Nicht jeder Mann erträgt den Blick zwischen die Beine seiner Frau während der Geburt. Deswegen: Wenn dir das zu viel ist oder deine Frau nicht möchte, dass du dahin schaust, stelle dich nah neben den Kopf deiner Frau. Übrigens, dieser Tipp kommt nicht von ungefähr: Nicht selten passiert es, dass ein Mann während der Geburt in Ohnmacht fällt. Übrigens: Meinem Vater ist bei *meiner* Geburt schwarz vor Augen geworden.

Das Wochenbett nach der Geburt ist ein Ausnahmezustand für deine Frau. Alle Hormone rauschen in den Keller, es kann zu großer Traurigkeit kommen. Außerdem sind diese ersten Wochen mit Baby auch davon geprägt, dass die Mutter eine sehr enge Bindung zum Kleinen aufbaut und beide zusammenwachsen. Deine Frau braucht darum in diesen ersten Wochen dich nicht unbedingt als Unterstützung für das Baby, sondern um selbst umsorgt zu werden. Denn je kräftiger deine Frau ist, umso stärker wird euer Baby. Und das wiederum ist auch von großem Vorteil für dich als Papa. Die echte Vaterzeit beginnt erst im Laufe der ersten Monate.

Natürlich sollst du dein Baby trotzdem nach der Geburt auf den Arm nehmen und liebkosen. Und du wirst auch sehr schnell den Bogen raushaben, wie man einen Säugling hält, wickelt etc. Denn auch du sollst mit deinem Baby bonden. Das führt nämlich dazu, dass eure Vater-Kind-Beziehung später einen ganz leichten Start nimmt.

Was ist »bonden«?

Als »Bonding« (vom Englischen *to bond with sb* = zu jmd. eine Beziehung aufbauen) bezeichnet man den Prozess, wenn ein einzigartiges, emotionales Band zwischen Eltern und Kind entsteht. Das passiert vor allem in den ersten Momenten und Tagen, wenn sich das Baby von der Geburt als sehr stressiges und einschneidendes Erlebnis erholen muss. Es sehnt sich darum, gleich wenn es auf die Welt kommt, nach Wärme, Geborgenheit und Sicherheit. Und genau diese großen Bedürfnisse des Neugeborenen werden am besten erfüllt, wenn ihr euch das Baby nackt auf eure nackte Brust legt. So kann es die Körperwärme spüren und den Herzschlag der Mutter oder des Vaters hören. Aber auch Streicheln, Halten und Wiegen gehören zum Bonden dazu. Dabei kann man auch leise mit dem Baby sprechen, weil es die Stimmen ja bereits aus dem Bauch kennt. Wenn das Baby nun in den ersten Augenblicken nach der Geburt bei der Mutter auf der Brust liegen sollte, setzt sich der Papa am besten ganz nah an ihren Kopf, damit die ersten gemeinsamem Momente zu dritt ganz intim und nah erlebt werden können.

Bonding findet aber nicht nur ganz am Anfang statt, es ist eher ein andauernder Prozess, denn auch Trösten, Kuscheln, Füttern und mit dem Kind Sprechen tragen zu einer innigen Eltern-Kind-Beziehung bei.

In vielen Krankenhäusern wird es heute so gemacht, dass das Baby gleich nach der Entbindung auf die Brust der Mutter gelegt wird, um dort das erste Mal gestillt zu werden (zumindest wird mithilfe der Hebamme der Versuch unternommen). In der Regel werden heutzutage die Babys in der Geburtsklinik gar nicht mehr von den Müttern getrennt (und auch nicht von den Vätern). Das war früher noch ganz anders. Da wurden die Babys den Müttern oft recht bald nach der Geburt weggenommen und mit anderen Neugeborenen zusammen in ein Säuglingszimmer gebracht.

Wenn Mutter und Kind (und Vater) nach der Geburt in einem gemeinsamen Zimmer untergebracht werden, spricht man übrigens von »Rooming-in«. Erkundigt euch immer danach, ob eure ausgewählte Geburtsklinik das anbietet.

Apropos »bonden«: Sollte es übrigens so sein, dass bei deiner Frau ein Notkaiserschnitt gemacht werden muss, ist es ganz wichtig, dass du dir dein nacktes Baby direkt nach der Geburt auf deine nackte Brust legst, weil das bei deiner Frau nicht sofort möglich ist.

Viele Väter haben für dieses Zärtlichsein mit Säugling übrigens kaum Vorbilder, weil es in unserem Kulturkreis erst seit einigen Jahrzehnten üblich ist, dass die Männer sich überhaupt schon intensiv mit ihren Kindern im Säuglingsalter beschäftigen. Das war vorher immer Aufgabe der Mütter. Die Väter spielten erst viel später in der Entwicklung des Kindes eine Rolle. Wohingegen wir Frauen viele Vorbilder haben für den Umgang mit einem Säugling: unsere Mutter, Großmütter, Tanten …

Darum ist es für dich als jungen Papa heute sozusagen eine doppelte Herausforderung. Aber ich kann dich, wenn du darauf Lust hast, nur ermutigen: Lass ganz viele Zärtlichkeiten mit deinem Baby zu!

Je älter das Baby wird, umso mehr kannst du dich natürlicherweise einbringen. Und das finde ich so, so wichtig. Denn Männer und Frauen unterscheiden sich im Umgang mit Kindern. Während wir Mütter normalerweise sehr auf Sicherheit bedacht sind, den Überblick und viele Regeln haben, kümmert ihr Väter euch normalerweise nicht so sehr um diese Details, sondern seid fürs Grobe zuständig. Ihr tobt unternehmungslustiger mit den Kindern herum, wagt mehr, seid mutiger im Spiel mit ihnen. Kurz: Ihr traut den Kindern unbewusst vielleicht mehr zu als wir Frauen und Mütter. Und das wiederum stärkt unsere Kinder immens. Dafür zieht ihr sie vielleicht nicht warm genug an oder vergesst auch mal das Trinken und Essen. Dafür werden die Kinder bei euch bestimmt nicht überbehütet. Ich denke, Mama und Papa ergänzen sich perfekt. So macht euer Kind verschiedene Beziehungserfahrungen.

Du lieber werdender Papa, weil das *dein* Kapitel ist: Vielleicht gibt's mal den ein oder anderen kleinen Streit mit deiner Frau oder Freundin über die richtige Menge an Gemüse im Vergleich zur Menge an Schokolade pro Papa-Tag. Lass dich davon nicht entmutigen! Wichtiger ist: Du machst das auf deine Weise genau richtig. Es ist gut und auch wichtig, dass du anders mit deinem Kind umgehst, als es die Mütter machen.

Und damit bin ich am Schluss dieses Spezialkapitels für die werdenden Papas.

Ich wünsche dir eine wundervolle weitere Zeit der Schwangerschaft, genieße sie und nimm an ihr teil, soviel du kannst. Es ist so eine besondere Zeit, die sehr zusammenschweißen kann – Frau und Mann, aber auch gleich Mama, Papa und Baby.

Ab wann kommen die Wehen?

SCHWANGERSCHAFTSWOCHE 22

Meine Liebe, herzlich willkommen in einem neuen Kapitel, mit dem ich dich durch deine Schwangerschaft begleite!

Ich weiß noch genau: Eines Morgens in der 22. Schwangerschaftswoche hatte ich ein wunderschönes Erlebnis: Und zwar produzierten meine Brüste schon die sogenannte »Vormilch«. Die Milchdrüsen fangen jetzt nämlich damit an zu üben für die Zeit, wenn der Säugling da ist und über die Brust mit der Muttermilch ernährt werden muss. Ob es bei dir schon so weit ist, kannst du prüfen, indem du die Brustwarzen leicht zusammendrückst. Bei mir war es in dieser Woche also so weit und es war ein gutes Gefühl, zu wissen, dass mein Körper alles ganz von allein macht und kann! Mich hat das damals ein paar Tränchen gekostet – vor Rührung.

Und weil es so schön zusammenpasst, sprechen wir heute auch über die Übungswehen: Bei mir haben die in der letzten Schwangerschaft erst in der 26. SSW eingesetzt, in meinen ersten drei Schwangerschaften aber schon etwas früher. Übungswehen setzen in der Regel zwischen der 25. und 26. Schwangerschaftswoche ein, aber es kann eben auch sein, dass du schon viel früher, vielleicht ab der 20. Schwangerschaftswoche, ein ungewohntes Spannungsgefühl und Ziehen im Bauch verspürst.

Übungswehen sind vollkommen harmlos, tun nicht weh und behindern einen nicht weiter im Alltag. Sie kommen unregelmäßig, manchmal zwei-, dreimal die Stunde, manchmal fünf Stunden gar nicht. Du erkennst sie daran, dass dein ganzer Bauch für einen kurzen Moment hart wird. Vielleicht kribbelt er auch ein bisschen. Die Übungswehen werden auch »Braxton-Hicks-Kontraktionen« genannt, weil Braxton Hicks, ein auf Geburtshilfe spezialisierter britischer Arzt, der von 1823 bis 1897 lebte, der Entdecker dieser Wehen war. Er beschrieb die Kontraktionen nicht als Vorboten zur Geburt, im Gegensatz zu den Geburtswehen, sondern als Wehen, die zur Reifung der Gebärmutter beitragen.

Das Einzige, was du tun kannst, wenn diese Wehen auftreten: Lege eine kurze Pause ein bei dem, was auch immer du gerade machst. Die Übungswehen sind schnell wieder vorbei.

Das Wehen-Einmaleins

Senkwehen: Sie treten meist etwa vier Wochen vor der Geburt auf, um die 36./37. Schwangerschaftswoche herum, zusammen mit den Vorwehen, und sind schon etwas schmerzhafter. Ich finde, es fühlt sich an wie kurze Stiche von unten, ein wenig so, als würde jemand mit einer Stricknadel in deine Vagina stechen. Das klingt jetzt echt fies, oder? Aber ich wollte es gern so anschaulich wie möglich beschreiben, damit du wenigstens eine ungefähre Vorstellung davon hast und die entsprechenden Wehen gut einordnen kannst. Die Senkwehen sorgen dafür, dass das Baby tiefer rutscht in Richtung des Geburtskanals und dass sein Kopf in den Beckeneingang der Mutter gedrückt wird.

Einige Tage vor der Geburt verstärken sich die Senkwehen, bleiben aber unregelmäßig. Diese Wehen werden als Vorwehen bezeichnet und häufig mit den Geburtswehen verwechselt, weil sie auch recht schmerzhaft sein können.

Vorwehen: Die Vorwehen leiten die Geburt ein. Wenn du sie vor der 36. Woche spürst, solltest du auf jeden Fall zu deiner Frauenärztin gehen. Wahrscheinlich wirst du dann ein wehenhemmendes Mittel verschrieben bekommen, weil die Vorwehen in der Phase auf eine Frühgeburt hinweisen könnten. Da bist du bei deiner Ärztin in den besten Händen. Sie sagt dir auch, was weiter geschieht und ab wann du besser ins Krankenhaus gehen solltest. Vorwehen sind wirklich schmerzhaft, sie äußern sich meist durch ein starkes Ziehen in der Leiste und im Rücken, und man hat das unangenehme Gefühl, das Baby drückt stark auf die Blase. Sie treten zwei- bis dreimal die Stunde auf, und eventuell kommt es auch zu Blutverlust oder Ausfluss.

Dass die Geburt losgeht, wirst du durch die **Eröffnungswehen** spüren. Sie heißen

WAS IST DAS KOLOSTRUM?

Die Vormilch oder auch Kolostrum genannt, ist eine Vorform der reifen Muttermilch. Es wird vor dem eigentlichen Milcheinschuss produziert und von der »echten« Muttermilch abgelöst, sobald der Milcheinschuss einsetzt. Das heißt, das Baby kann von der Geburt an sofort komplett über deine Brust ernährt werden, und es braucht keine Pre-Milch.

Das Kolostrum ist gelblich bis rötlich orange und eher cremig dickflüssig, im Gegensatz zur eher wässrigen, gelblich weißen Muttermilch. Das Kolostrum ist besonders nahrhaft und enthält mehr Proteine als die Muttermilch. Dabei ist es arm am Fetten und Kohlenhydraten, weil es so für den Säugling leichter verdaulich ist. Mit ihren Mineralien, Vitaminen und Antikörpern unterstützt die Vormilch den Aufbau des Immunsystems des Säuglings und schützt es vor Infektionen in der ganz frühen Zeit. Etwa zwei bis fünf Tage nach der Entbindung verändert sich die Zusammensetzung der Vormilch hin zur reifen Muttermilch

BEI DEN WEHEN: ATMEN NICHT VERGESSEN!

Die richtige Atemtechnik für die Wehen ist eine der wichtigsten Grundlagen bei der Geburt. Dabei geht es vor allem um Entspannung. Darum solltest du gleichmäßig und ruhig atmen. Du verkrampfst nicht, und die Wehenschmerzen werden gelindert. Gleichzeitig wird dein Baby ausreichend mit Sauerstoff versorgt.

Klar, man kann sich das schlecht vorstellen: Man hat unbändige Schmerzen, die auch eine ganze Weile andauern können, und soll dabei entspannen? Aber es ist wirklich ungemein wichtig, dass du während der Wehen ruhig und gleichmäßig durch die Nase einatmest und durch den leicht geöffneten Mund aus, denn dann kann sich auch der Muttermund leichter öffnen. Auch, wenn's einem vielleicht schwerfällt: Versuche, die Lippen nicht zusammenzupressen.

Aber keine Angst: Du vergisst während der Geburt die richtige Atmung schon nicht! Erstens macht man das intuitiv, und zweitens wird dich deine Hebamme durch die Geburt führen und dich immer wieder daran erinnern und dazu ermuntern, richtig zu atmen.

Bei den Presswehen machen leider viele Gebärende den Fehler, dass sie die Luft anhalten, um Druck aufzubauen. Du solltest aber weiter so gleichmäßig wie möglich atmen, um die Wehen zu unterstützen. Wenn eine Wehe abgeklungen ist, atme tief ein und aus, um dich kurz zu erholen.

so, weil sie dazu da sind, den Muttermund zu öffnen, durch den das Kind auf seinem Weg aus der Gebärmutter in den Geburtskanal muss. Die Eröffnungswehen hast du am Anfang vielleicht alle 20 Minuten, dann werden die Intervalle zwischen den Wehen aber immer kürzer. Auf jeden Fall treten diese Wehen regelmäßig auf. Und sie sind schmerzhaft. Wenn bei dir die Eröffnungswehen einsetzen, melde dich bei deiner Hebamme, um zu besprechen, wie es weitergeht.

Es gibt immer wieder Ärzte und Hebammen, die einem als Schwangere sagen, man solle sich Zeit lassen, bevor man sich auf den Weg ins Krankenhaus macht, meist dauere es noch Stunden, bis es wirklich losginge mit der Geburt. Aber: Meine Geburten gingen alle sehr schnell, nachdem die Eröffnungswehen eingesetzt hatten. Darum bin ich jedes Mal kurz nach der ersten Eröffnungswehe ins Krankenhaus gegangen, und das war immer eine gute Entscheidung.

Wenn die erste Eröffnungswehe kommt, rufe deine Hebamme an, um zu beraten, wann du ins Krankenhaus losstarten solltest!

Die **Austreibungswehen** setzen dann ein, wenn der Muttermund ganz geöffnet ist und das Kind durchs Becken hindurchtritt. Das sind wirklich die schmerzhaftesten Wehen, und sie treten in sehr kurzen Abständen auf.

Und last, but not least: die **Presswehen.** Au, mir tut schon beim Gedanken daran alles weh! Andererseits weiß jede Frau, die schon mal ein Kind bekommen hat, dass sie auch erlösend sind, weil man weiß: Bald ist alles vorbei. Und auch wenn sie nicht weniger schmerzhaft sind als die Austreibungswehen, so fallen sie einem irgendwie leichter, weil man aktiv mitpressen kann. Denn: Mit ihnen wird das Baby endlich durch den Scheidenausgang gepresst. Wortwörtlich. Jede Frau, die schon ein Kind bekommen hat, bekommt allein beim Wort »Presswehen« Beklemmungen. Aber da müssen wir alle durch. Und die Presswehen haben ja so ein wundervolles, schönes Ziel: Du wirst in wenigen Momenten dein Baby in den Armen halten!

Während alle vorherigen Wehen eher deine passive Mitarbeit fordern, hat man bei den Presswehen einfach den Drang, mitzupressen. Das darf man dann auch. Aber weiterhin: So regelmäßig und ruhig wie möglich atmen, nicht die Luft anhalten und in den Kopf pressen, sondern

immer schön nach unten, denn da soll das Baby ja schließlich rauskommen.

Wenn deine Hebamme in dieser Phase übrigens darum bittet, dass du mit dem Pressen oder Schieben aufhören sollst, versuche, auf sie zu hören, auch wenn es schwerfällt. Sie passt darauf auf, dass sich dein Damm langsam dehnt und nicht plötzlich oder zu stark einreißt, wenn der Kopf des Babys recht schnell nach draußen drängt (zum Thema »Damm« schreibe ich im Kapitel zu SSW 36 noch ausführlich).

Einen kleinen Wermutstropfen gibt's noch, aber wenn die Geburt erst mal vollbracht ist, ist einem das meist ziemlich egal, weil du so voller Glückshormone bist, wenn das Kleine erst mal auf deinem Bauch liegt: die **Nachgeburtswehen.** Sie sorgen dafür, dass die Plazenta und die Eihäute, »Nachgeburt« genannt, aus dir herausbefördert werden. Die Nachgeburtswehen ähneln oft Rückenschmerzen und dauern in der Regel nicht länger als eine Viertelstunde. Wenn das nicht ganz von allein geschieht, wird ein wenig nachgeholfen durch ein bisschen Druck auf den Bauch, weil es sehr wichtig ist, dass die Nachgeburt geboren wird.

Nachwehen treten in den ersten zwei bis drei Tagen nach der Geburt auf. Sie führen zur Rückbildung der Gebärmutter und Blutungsstillung, sind also unglaublich wichtig und heilsam. Allerdings auch etwas unangenehm, sie äußern sich häufig durch ein starkes, plötzliches Ziehen. Bei Erstgebärenden sind sie übrigens meist weniger schmerzhaft als bei Zweit- oder Mehrgebärenden. Bei stillenden Müttern werden die Nachwehen auch als **Still-wehen** bezeichnet, da sie durch das beim Stillen gebildete Hormon Oxytocin ausgelöst werden.

Aber Schluss jetzt erst mal mit dem Thema »Wehen« (ich bin allein bei der Erinnerung daran schon ganz nassgeschwitzt), denn hoffentlich beschäftigen wir uns erst in 18 Wochen wieder damit, wenn alles gut geht – nämlich in der 40. Woche.

DAS BABY

Das Baby wiegt jetzt zwischen 475 und 500 Gramm und ist ca. 28 Zentimeter groß. Seine Haut ist nicht mehr so transparent wie zu Beginn der Schwangerschaft, aber die Blutgefäße sind noch klar erkennbar. In dieser Woche haben die winzig kleinen Fingernägel schon ihre richtige Form angenommen und wachsen weiter. Noch hält dein Baby die Augen geschlossen, kann aber Licht wahrnehmen, weil seine Augenlider sehr transparent sind.

Ab der 22. Schwangerschaftswoche be-ginnt das Wachstum des Gehirns, genauer: der Hirnzellen. Das Gehirn des Babys wird von zwei Schädelhälften geschützt, die sich aber noch verschieben können, solange das Wachstum dauert. Und das ist noch eine ganze Weile: Erst wenn dein Kind um die zwei Jahre alt ist, schließt sich diese kleine Lücke, die »Fontanelle« genannt wird, vollständig. Darum darf man auch nicht zu fest oben auf den Kopf von Babys fassen, weil der Schädel da noch weich ist.

DIE MUTTER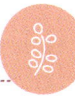

Leider treten in der 22. Schwangerschaftswoche oft wieder vermehrt Schwangerschaftsbeschwerden auf, weil der Unterkörper stärker mit Blut versorgt wird. Du wirst vielleicht also mehr Ausfluss haben und musst bestimmt auch noch häufiger auf die Toilette. Auch Krampfadern werden jetzt oft sichtbar. Dazu habe ich dir schon einige Tricks verraten im Kapitel zu SSW 17. Einige von euch werden leider auch an

𝓛IEBLINGSBESCHÄFTIGUNG DER WOCHE

Ich habe in der Schwangerschaft immer unglaublich gern gepuzzelt. Suche dir ein schön großes Puzzle aus und fange einfach an. In der letzten Schwangerschaft habe ich über drei Monate hinweg zum Beispiel ein 9000-Teile-Puzzle »Astrologie« gemacht.

Hämorrhoiden leiden, weil das Bindegewebe und die Gefäße so weich sind.

Hämorrhoiden – was ist das?

Da auch die Gefäße im Enddarmbereich während und direkt nach der Schwangerschaft sehr weich und weit sind, kommt es bei vielen Schwangeren zu Hämorrhoiden. Als Hämorrhoiden bezeichnet man vergrößerte Gefäßpolster, die ringförmig unter der Enddarmschleimhaut angelegt sind und dem Feinverschluss des Afters dienen.

Beschwerden sind vor allem anale Blutungen und anales Nässen, Juckreiz und Stuhlschmieren oder das Gefühl, der Darm wäre nicht vollständig entleert. Äußerst unangenehm also. Die gute Nachricht ist: Normalerweise verschwinden die Hämorrhoiden eine Zeit nach der Geburt, wenn sich das Gewebe wieder festigt. Zumindest bei guter Pflege.

Damit Hämorrhoiden aber am besten gar nicht auftauchen, kannst du so vorsorgen: Ernähre dich ballaststoffreich und trinke viel Wasser oder Tee. So vermeidest du Verstopfungen. Hämorrhoiden treten nämlich vor allem aufgrund von Druck auf.

Außerdem solltest du dich viel bewegen – mein Lieblingsthema, ich weiß! Beckenbodentraining (siehe auch im Kapitel zu SSW 18) führt zu einem starken Beckenboden und der wiederum hilft auch dabei, Hämorrhoiden erst gar nicht auftreten zu lassen. Auch langes Sitzen ist für Hämorrhoiden Gift.

Wenn du nun aber das Pech hast und doch Hämorrhoiden bekommst, kannst du sie selbst behandeln, damit sie so schnell wie möglich wieder verschwinden.

Versuche, beim Toilettengang ganz entspannt zu sein, lass dir Zeit und mache dabei keinen runden Rücken. Als Merkhilfe gilt: »Po ins Klo.« Wichtig ist dabei vor allem, nicht zu pressen.

Pflegen kannst du die Hämorrhoiden, indem du sie nach dem Stuhlgang mit Wasser abwäschst und vorsichtig mit unparfümiertem Papier abtupfst. Danach trägst du eine Hämorrhoidensalbe auf, die enthält oft den Wirkstoff Hamamelis, der sehr wohltuend ist.

Sollten die Hämorrhoiden bei dir hervorstehen, kannst du versuchen, sie vorsichtig zurückzudrücken. Sollte das nicht gehen, creme sie gut ein, um Fissuren oder Blutungen zu vermeiden. Denn trockene Haut reißt viel leichter ein als geschmeidige.

Wenn sich nach zwei Wochen keine Besserung einstellt, gehe zur Sicherheit einmal zu deiner Frauenärztin.

TO-DO

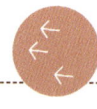

○ In der 22. Schwangerschaftswoche steht in der Regel die fünfte Vorsorgeuntersuchung bei deiner Frauenärztin an, bei einer sogenannten »Risikoschwangerschaft« kann auch schon das erste CTG (damit werden die Herztöne des Kindes und die Wehentätigkeit der Mutter gemessen, es ist völlig schmerzfrei und ungefährlich) durchgeführt werden.

WAS BEDEUTET RISIKOSCHWANGERSCHAFT?

Keine Sorge, ›Risikoschwangerschaft‹ klingt schlimmer, als es ist! Ob du die Faktoren erfüllst, um als ›Risikoschwangere‹ zu gelten oder nicht, schätzt deine Frauenärztin ein. Ungefähr 20 Prozent aller Schwangeren gelten übrigens als risikoschwanger. Ich gehörte in der vierten Schwangerschaft offiziell übrigens auch zur Gruppe ›Risikoschwangerschaft‹, weil ich vorher eine Fehlgeburt hatte. Man kann das eher als einen offiziellen Stempel verstehen, als dass es tatsächlich eine Aussage für dich und dein Baby und eure Schwangerschaft hat. Risiko-schwanger zu sein heißt nämlich nicht automatisch, dass immer auch eine akute Gesundheitsgefahr für die Schwangere oder das Baby besteht. Und es bedeutet auch nicht zwangsläufig, dass es zu Komplikationen während der Schwanger-schaft kommen muss.

Vor allem geht es bei der Einstufung um eine Art ärztliche Absicherung, falls während der Schwangerschaft etwas nicht wie gewohnt laufen sollte. Indem die Risikoschwangerschaft mit ihren entsprechenden Faktoren im Mutterpass ver-merkt wird, wüsste jeder Arzt gleich Bescheid, falls etwas mit dir oder dem Baby sein sollte. Und es wird die ein oder andere Untersuchung zusätzlich durchgeführt, um den Schwangerschaftsverlauf noch genauer im Blick zu behalten.

Faktoren für eine Risikoschwangerschaft sind:

- wer unter 18 Jahre ist oder älter als 35
- wer an Adipositas (Übergewicht), Diabetes mellitus, Kleinwuchs oder Skelett-anomalien erkrankt ist
- wenn die eigene Mutter schwer an Herz, Lunge, Leber, Niere, Nervensystem oder Psyche erkrankt ist
- wenn der Schwangerschaft Fehl- oder Frühgeburten vorangegangen sind
- wenn Schwangerschaftsabbrüche oder Komplikationen oder ein Kaiserschnitt bei vorangegangenen Geburten aufgetreten sind
- Vielgebärende mit mehr als vier Kindern
- wer anhaltend auch während der Schwangerschaft Medikamente oder Alkohol, Nikotin oder andere Drogen zu sich nimmt
- Mehrlingsschwangerschaften
- wer unter Schwangerschaftsdiabetes, chronischen oder wiederholten Blasen-entzündungen, Plazentainsuffizienz, Blutarmut (Anämie) leidet
- wer Erbkrankheiten in der Familie hat
- wer eine Rhesusfaktorunverträglichkeit hat (dazu später mehr)

Wie finde ich die richtige Geburtsklinik?

SCHWANGERSCHAFTSWOCHE 23

Hallo, du Liebe, und herzlich willkommen in der 23. Schwangerschaftswoche!

Mein Kleiner war in dieser Woche ganz aktiv, und auch du wirst merken, dass dein Baby gegen alles tritt, was ihm in den Weg kommt: oben, unten, rechts und links. Noch liegt dein Baby in keiner festen Position, denn es hat noch ausreichend Platz, um Purzelbäume zu schlagen und sich auszutoben.

Mein Bauch ist in der 23. SSW unglaublich gewachsen. Zumindest war das mein Gefühl. Je mehr Kinder man zur Welt bringt, umso dicker wird der Bauch während der Schwangerschaft übrigens. Darum taten wahrscheinlich bei mir in dieser Woche auch schon die Mutterbänder weh: Ich finde, das fühlt sich an wie Seitenstechen im Schambereich. Es kann aber auch als kurzes Ziehen und Stechen im Unterbauch auftreten.

Vor allem traten die Schmerzen dann bei mir auf, wenn ich mich zu viel bewegte. Dann ging auch wirklich gar nichts mehr: Ich musste mich hinsetzen, bis der Schmerz vorbei war. Das solltest du in jedem Fall bitte auch tun, wenn dich die Mutterbänder plagen: Setze dich kurz hin und ruhe dich aus, unterbrich deine Tätigkeit, was auch immer du gerade machst. Wahrscheinlich kannst du in ein paar Minuten wieder weitermachen. Du kannst dir, wenn du Zeit und Lust hast, auch eine Wärmflasche machen, denn

WAS SIND DIE MUTTERBÄNDER?

Die Gebärmutter muss in einer stabilen Position liegen bleiben, und dafür sorgen die beiden Mutterbänder. Das breite Mutterband verläuft vom unteren Drittel der Gebärmutter links und rechts zum seitlichen und hinteren Becken. Das runde Mutterband streckt sich vom oberen Drittel links und rechts zum vorderen Becken bis zu deinen Schamlippen. Natürlich müssen auch die Mutterbänder wachsen und sich ausdehnen und sind so enormen Zugkräften ausgesetzt, weil die Gebärmutter immer weiterwächst.

Wärme tut auf jeden Fall gut (siehe dazu »Wärmflasche in der Schwangerschaft« im Kapitel zu SSW 19). Aber keine Sorge: Es handelt sich um ganz harmlose Dehnungsschmerzen!

Welche Geburtsklinik ist die richtige für mich?

Wenn wir schon von Frühschwangerschaften sprechen: Dass du die für dich richtige Geburtsklinik findest, ist natürlich sehr wichtig. Für viele Schwangere steht das gerade beim ersten Kind ganz stark im Vordergrund. Das ging mir am Anfang nicht anders. Auch ich wollte in der *besten* Klinik Berlins entbinden, in der, in die alle wollen, in der es ganz schwer ist, einen Platz zu bekommen. Und ich stand dann sogar auf der Liste und hätte dort entbinden können. Zum Ende der Schwangerschaft aber habe ich festgestellt, dass ich dort nicht ganz ernst genommen wurde, darum habe ich mir kurz vor der Geburt eine andere, kleinere Klinik bei uns um die Ecke angeschaut und mich dort sofort wohlgefühlt. Hätte ich mich schon zu Beginn der Schwangerschaft, es war ja meine erste, getraut, ganz auf mein Gefühl zu hören, hätte ich vielleicht von Anfang an eine kleinere Klinik gewählt. Ich hatte dort das Gefühl, nicht mehr so anonym und eine von vielen zu sein, sondern individuell wahr- und auch ernst genommen zu werden mit meinen Fragen und Vorstellungen.

Ich will dir damit zeigen, dass die renommierteste Klinik für dich nicht unbedingt die beste und einzige Wahl sein muss. Viel wichtiger ist, dass dort, wo du dein Baby bekommen willst, nettes Personal arbeitet und auf deine Bedürfnisse eingegangen wird. Oberste Prämisse: Du musst dich wohlfühlen!

Du kannst dir übrigens mehrere Kliniken anschauen, denn sie bieten regelmäßig Infoabende für Schwangere an.

Bevor jetzt meine Checkliste für die Wahl der Geburtsklinik folgt, möchte ich einmal darauf hinweisen, dass die aktuelle Situation aufgrund von Corona vielleicht das ein oder andere, was bisher selbstverständlich in unserem Leben und Alltag war, verändert. Und das betrifft natürlich auch die Schwangerschaft und die Geburt. Zum Beispiel ist es im Moment nicht möglich, mit dem Partner ein Familienzimmer zu beziehen oder dass er nach der Geburt noch eine Weile im Krankenhaus bleibt. Auch Infoabende in Kliniken sind zurzeit ausgesetzt.

In der Hoffnung, dass bald alles wieder ist wie gewohnt, hier meine Checkliste für dich:

MEINE CHECKLISTE

für die Wahl der Geburtsklinik

- ○ Nähe zum Wohnort: Niemand will mit heftigen Wehen ewig im Auto sitzen.
- ○ nettes Arbeitsklima, freundliches Personal, das deine Bedürfnisse ernst nimmt
- ○ mögliche intensivmedizinische Betreuung bzw. gute Anbindung zum nächstgrößeren Klinikum, falls etwas mit dem

Baby oder dir sein sollte. Es ist einfach beruhigend, wenn man weiß, dass im Zweifelsfall alles geregelt ist.

○ Einzelzimmer: Das bedeutet, dass du mit deinem Baby die Möglichkeit hast, allein, ohne andere Mütter und Säuglinge, in einem Zimmer zu sein. Allerdings kann hier dein Schatz nicht über Nacht bei euch bleiben. Es ist allerdings nicht gesagt, dass immer auch ein Einzelzimmer frei ist, wenn du entbindest.

○ Familienzimmer: Das bedeutet, dass du nach der Geburt in der Klinik ein etwas größeres Zimmer bekommst, in dem du mit deinem Schatz und eurem Baby ganz allein sein darfst. Der Partner darf auch dort mit euch übernachten. Es bietet also etwas Ruhe und Raum für eine intensive, ungestörte Zeit als neue kleine Familie. Es steht ein Doppelbett bereit oder aber zwei Einzelbetten. Für das Baby gibt es immer ein Beistellbett, wenn es nicht ohnehin in deinen Armen schläft. Die Kosten für ein Familienzimmer muss man allerdings selbst tragen, sie liegen zwischen 50 und 100 Euro pro Nacht. Wie beim Einzelzimmer ist auch hier nicht garantiert, dass ein Familienzimmer frei ist, wenn du entbindest; es besteht kein Anspruch darauf.

○ Rooming-in: Die meisten Geburtskliniken bieten das bereits an, es bedeutet, dass Mutter und Säugling die ganze Zeit über in einem Zimmer sind und nicht getrennt werden.

○ Essen in der Klinik, wenn ihr Wert darauf legt (soweit man das vorher über Mundpropaganda überhaupt erfahren kann). Mir war das aber nicht wichtig, weil meine Familie für mich gekocht und mir Töpfe mit Essen vorbeigebracht hat.

○ Gut ausgestatteter Kreißsaal (für Seil-, Wassergeburt u.a.) mit einer schönen Atmosphäre, der Möglichkeit, klassische Musik zu hören … Halt: Das war mir am *Anfang* sehr wichtig, aber ich habe festgestellt, dass es tatsächlich keine Rolle spielt, ob die Wand, vor der du die Geburt erlebst, gelb, petrol, rosarot oder weiß ist. Denn: Du willst einfach nur endlich dieses Kind auf die Welt bringen! Die Farbe der Wand ist dir dabei vollkommen egal.

MEINE GESCHICHTE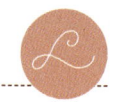

zur Wassergeburt

Bei meiner ersten Geburt hatte ich mir ganz fest vorgenommen, eine Wassergeburt zu erleben. Dabei liegt man in einer recht großen Badewanne, die mit Griffen und Stützen versehen und mit angenehm warmem Wasser gefüllt ist. Ich waberte also am Anfang der Geburt in so einer Wanne herum und merkte sehr schnell: Mit Romantik hat das nicht viel zu tun. Zumindest nicht für mich. Ich fühlte mich eher unsicher, weil man sich im Wasser aufgrund der ausgesetzten Schwerkraft nicht richtig auf dem Boden halten und kraftvoll abstützen oder auflehnen kann. Um aber richtig mit den Wehen arbeiten zu können, bin ich dann doch recht schnell wieder aus der Wanne gestiegen.

Die »atmosphärischen« Alternativen: Hausgeburt und Geburtshaus

Eine Hausgeburt bedeutet, dass du dein Baby zu Hause auf die Welt bringst. Das ist natürlich die persönlichste Form der Geburt. Dazu dürfen in der Schwangerschaft aber keine Komplikationen auftauchen. Hebammen, die Hausgeburten durchführen, verfügen über die Ausstattung, das Neugeborene zu überwachen und, wenn nötig, Erste Hilfe zu leisten. Wenn jedoch größere Probleme auftreten, wird die Gebärende in die Klinik gebracht.

Ich finde eine Hausgeburt eine unglaublich schöne Vorstellung, es war eigentlich stets ein kleiner Traum von mir. Aber für mich überwogen leider am Ende doch immer die Nachteile. Denn ich weiß genau, wie ich mich nach einer Geburt fühle: völlig k. o. und ausgelaugt, ich bin nicht die Powerfrau, die direkt nach der Entbindung aufsteht und alles rockt, als wäre nichts gewesen. Ich brauche wirklich ein paar Tage, um wieder zu mir zu kommen. Und das war für mich im Krankenhaus, wo man umsorgt wird, leichter.

Hinzu kam, dass ich Sorge hatte, dass es zu medizinischen Komplikationen kommen könnte. Die Vorstellung, dass unter der Geburt etwas schiefgeht und es dann von zu Hause eine ganze Weile dauert, bis man in einer Klinik ist, hat mich immer sehr abgeschreckt. Da kann es durchaus um Minuten gehen.

Außerdem muss der Säugling in den ersten drei Tagen zweimal untersucht werden (Früherkennungsuntersuchungen U1: direkt nach der Geburt, und U2: dritter bis zehnter Lebenstag). Das geschieht in der Regel im Krankenhaus. Wenn man aber zu Hause entbindet oder auch die Klinik vorzeitig verlässt, muss man sich um die Durchführung zumindest der U2 selbst kümmern (die U1 kann auch die Hebamme durchführen). Da erschien es mir doch praktisch, einen Kinderarzt in der Klinik sozusagen Tür an Tür zu haben. Ich konnte mir das einfach schwer vorstellen: mich anzuziehen und frisch zu machen, um das Haus zu verlassen mit einem *Neugeborenen*. Gerade in den ersten Tagen blutet man in der Regel auch noch, und alles ist furchtbar unangenehm. Und dann das Ganze auch zweimal in zehn Tagen!

Trotzdem kann es für viele Frauen eine tolle Erfahrung sein, zu Hause zu entbinden. Wenn ihr es also wollt, setzt euren Wunsch rechtzeitig in die Tat um! Denn leider gibt es immer weniger Hebammen, die Hausgeburten betreuen.

Gute Alternativen sind auch Geburtshäuser. Sie werden von Hebammen geleitet und bieten die Möglichkeit, in sehr entspannter, familiärer Atmosphäre, fernab von wuseligem Krankenhausalltag und Technik, sein Kind auf die Welt bringen. Wenn es möglich ist und die Geburt nicht zu lang dauert, wird man hier von ein und derselben Hebamme von Anfang bis Ende betreut. Man muss dann aber nach ein paar Stunden das Geburtshaus wieder verlassen. Danach ist der Ablauf also derselbe wie bei einer Hausgeburt, was die Untersuchungen des Säuglings anbelangt.

DARAUF MUSST DU BEI DER NACHSORGE ZU HAUSE ACHTEN

Wenn du nun ambulant entbinden kannst und nach ein paar Stunden wieder zu Hause bist, kommt normalerweise täglich eine Hebamme zu dir. Aber auch das kann manchmal anders laufen, als man denkt oder es sich wünscht, zum Beispiel weil die Hebamme verhindert ist oder aber du einfach nicht gut mit ihr zurechtkommst. Wenn du also in den ersten Tagen des Wochenbetts auf dich gestellt sein solltest, ist wichtig, dass du ein paar Dinge über deine eigene Nachsorge weißt. Wenn es dein erstes Kind ist, wirst du erst mal überrascht sein, wie stark der **Wochenfluss** ist. In der Regel passiert der, wenn du dein Baby an die Brust anlegst: Dann zieht sich deine Gebärmutter nämlich zusammen und bildet sich so nach und nach zurück, und du spürst in der Regel einen Schwall Blut aus dir austreten. Wichtig: **Keine Tampons** verwenden, sondern dicke Binden! Der Wochenfluss riecht übrigens auch anders als die normale Regelblutung. Und keine Sorge: Wenn du zu viel blutest, kannst du das nicht übersehen. Und natürlich gilt dann: Wenn es stark blutet und nicht aufhört, mache einen Termin bei deiner Frauenärztin.

Wenn du nicht zu stark blutest, kannst du gut selbst kontrollieren, ob sich deine **Gebärmutter richtig zurückbildet,** denn das ist ganz, ganz wichtig. Das tust du, indem du regelmäßig fühlst, wie hoch deine Gebärmutter steht. Am besten fragst du dazu einmal die Hebamme in der Klinik, in der du entbunden hast, wie du die Gebärmutter genau fühlen kannst. Die ist nach der Geburt übrigens ganz hart und kurz danach ungefähr auf Nabelhöhe. Du kannst dann selbst nachfühlen, ob sie jeden Tag etwa einen Zentimeter tiefer sinkt. Da dein Bauch noch butterweich und sozusagen ›ausgeleiert‹ ist, ist das wirklich ganz einfach. Du wirst recht schnell den harten Ball fühlen, der deine Gebärmutter ist und der jeden Tag ein bisschen kleiner wird. Am besten liegst du dazu auf dem Rücken.

Häufiger, als dass es zu doll blutet, ist übrigens, dass die Frau **nicht genug Wochenfluss** hat. Dann sammelt sich in der Gebärmutter Blut an. Das erste und sehr typische Signal dafür ist ein sehr **unangenehmer Stirnkopfschmerz.** Dann fängt der Wochenfluss auch an, stark und unangenehm **zu riechen.** Häufig tritt dieses Phänomen bei **Stillproblemen** auf, weil dann die Gebärmutter eben nicht ausreichend angeregt wird, sich zurückzubilden, sodass der Wochenfluss nicht abfließen kann. Erzähle deiner Hebamme davon und besprich mit ihr, was zu tun ist. Natürlich kannst du auch zu deiner Frauenärztin gehen. Die einfachste Maßnahme ist: dass es mit dem Stillen klappt.

Dann solltest du noch deine **Geburtsverletzung** (wenn du eine hast) im Auge behalten und prüfen, ob sie gut verheilt. Ist es eine im Intimbereich (und keine Kaiserschnittnarbe, denn die kann man ja auch ohne Hilfsmittel sehen), kannst du das sehr gut selbst mit einem Spiegel tun. Dazu braucht es aber ein kleines bisschen Mut, weil die Anatomie sich so verändert hat, alles etwas weiter geworden ist. Keine Sorge: Das Gewebe wird auch wieder fester. Wenn du dich zu sehr davor scheust, mache es lieber nicht. In der Regel wird die Wunde kurz nach der Geburt auch bei einem Termin von deiner Frauenärztin kontrolliert oder deiner Hebamme. Ist es ein Schnitt, der wehtut und/oder juckt, spüle ihn mit etwas Wasser ab, lass viel frische Luft drankommen und wechsle oft die Binde und ggf. die Unterwäsche. Wenn die Verletzung nicht besser wird und wirklich doll schmerzt, mache einen Termin in deiner Frauenarztpraxis.

Viele Frauen schwören übrigens auf das Entbinden in einem Geburtshaus. Ihre Erlebnisberichte kannst du auch im Netz nachlesen, falls du dich auch für die Geburt im Geburtshaus interessierst.

Eine Möglichkeit, die du ebenfalls in Betracht ziehen kannst, ist die ambulante Geburt. Das bedeutet, dass du mit Wehen ins Krankenhaus kommst, dort dein Kind bekommst und ein paar Stunden später wieder nach Hause gehst, sofern es keine Komplikationen gab und es dir und dem Baby so weit gut geht. Dazu muss gesagt werden: Ambulante Geburten kann man zwar planen, aber wie die Geburt dann abläuft, weiß keiner. Lass dich auch hier nicht unter Druck setzen und vertraue auf dein Bauchgefühl. Wenn du dich im Krankenhaus nicht wohlfühlst und ansonsten alles in Ordnung ist, kannst du gern nach Hause gehen. Bist du aber total platt und überfordert, solltest du trotz aller Pläne ein paar Tage im Krankenhaus auf die Beine kommen.

Und natürlich gibt es auch Fälle, in denen ein kurzer Aufenthalt einfach nicht möglich ist. Ein Kaiserschnitt kann zum Beispiel nicht ambulant erfolgen. Du solltest also in jedem Falle Kleidung für ein paar Tage in deiner Kliniktasche haben, aber dazu später mehr (Kapitel SSW 32).

Ob man klassisch im Krankenhaus, in einer Geburtsklinik oder gar zu Hause entbindet, hängt auch sehr davon ab, was für ein Typ Mensch man ist. Wie gesagt, tief in meinem Inneren romantisiere ich die Hausgeburt und habe es mir immer wundervoll vorgestellt, zu Hause zu entbinden. Aber die Nachteile überwogen bei mir einfach immer, um mich dafür zu entscheiden. Ich finde es aber heute schade, dass ich keines meiner Kinder zu

Hause entbunden habe, wenn ich ehrlich bin.

Dafür wird sich im Krankenhaus rund um die Uhr um dich gekümmert, du wirst umsorgt, musst dich nicht ums Essen oder Saubermachen kümmern. Gerade beim ersten Kind ist es auch wichtig, immer geschulte Krankenschwestern um sich zu haben, die bei allen Problemen gleich helfen können. Viele Frauen finden allerdings die Atmosphäre im Krankenhaus zu unruhig. Zudem besteht in der Klinik immer das Risiko einer Infektion durch Krankenhauskeime. Achte im Krankenhaus am besten immer darauf, dass du Hausschuhe trägst, wenn du dein Bett verlässt. Nicht in Socken herumlaufen, mit denen du dann wieder ins Bett schlüpfst. Und immer schön die Hände waschen oder desinfizieren!

Die Entscheidung für den Geburtsort ist vielleicht nicht ganz einfach, aber ich möchte dich ermutigen, auf dein Bauchgefühl zu hören und dir nicht reinreden zu lassen. Wichtig ist, dass du dich an dem Ort, an dem du entbinden wirst, wohlfühlst, den Hebammen vertraust und dich gut aufgehoben fühlst.

DAS BABY

Das Baby wiegt jetzt ungefähr 550 Gramm bei einer Größe von ca. 30 Zentimetern. In der 23. Schwangerschaftswoche sieht es bereits aus wie ein kleiner Mensch, weil sich nach und nach immer deutlichere Proportionen entwickeln. Das Baby hat jetzt auch schon seinen eigenen Schlaf- und Wachrhythmus. Das wirst du schnell herausbekommen.

Die Knochen im Innenohr, die für das Gehör unabdingbar sind, verhärten sich langsam. Das führt dazu, dass dein Baby

ℒIEBLINGSHAARKUR DER WOCHE

Es wird Zeit, wieder mal etwas Schönes für dich selbst zu machen! Ich schlage eine Haarkur mit Arganöl vor – meinem Lieblingsöl! Es lässt sich wunderbar in die Haare und auch in die Kopfhaut einmassieren. Anschließend die Haare (wenn sie lang sind) zu einem Zopf binden, damit die eingeölten Haare dir nicht im Gesicht hängen. Das Öl kannst du beliebig lang einwirken lassen. Sogar über Nacht, wenn du willst: Handtuch aufs Kopfkissen und süße Träume. Es kann nur sein, dass es etwas anfängt zu jucken. Anschließend gründlich mehrmals mit Wasser ausspülen, denn Ölrückstände im Haar machen es schwer und lassen es in sich zusammenfallen.

ab dieser Schwangerschaftswoche zwischen Geräuschen innerhalb deines Körpers unterscheiden kann. Und da ist so einiges zu hören: dein Herzschlag, das Blut, das Magengrummeln. Und natürlich eure Stimmen!

DIE MUTTER

So richtig elegant geht das jetzt schon nicht mehr mit der Bewegung in der 23. Schwangerschaftswoche. Der Körperschwerpunkt hat sich verlagert, und die Bänder in Händen und Füßen lockern sich.

Auch der Bauch verändert sich weiter: Der Bauchnabel steht jetzt in der Regel schon recht deutlich vor. Wie stark er sich nach außen schiebt, hängt von deinem Gewebe ab.

Außerdem tritt bei vielen Schwangeren jetzt eine dunkle Linie hervor: die »Linea nigra«. Die Mittellinie heißt eigentlich »Linea alba«. Es ist eine senkrechte Bindegewebsnaht, die vom Brustbein bis zum Schambein führt. Erst wenn sich diese Linie während der Schwangerschaft dunkel verfärbt, wird sie Linea nigra genannt.

Genauso, wie auch der Bauchnabel sich nach der Geburt mit der Zeit zurückzieht, verblasst auch diese Linie wieder ganz von allein.

Diese Verfärbung der Haut tritt wegen der höheren Östrogenproduktion in der Schwangerschaft auf, die zu einer gesteigerten Melaninsynthese führt (ihr erinnert euch: Melanin ist für die Färbung von Haut und Haaren verantwortlich). Sozusagen als kurzzeitige Pigmentierung. Die kann auch die Brustwarzen, den Nabel und den Genitalbereich betreffen, die allesamt dunkler werden können. Selbst alte Narben oder Muttermale können durch unsere Hormone in der Schwangerschaft deutlich sichtbarer werden.

TO-DO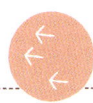

- So langsam kannst du dich nach dem Ort umsehen, an dem du gebären willst: Welche Klinik löst bei dir ein gutes Gefühl aus, oder möchtest du lieber ins Geburtshaus oder gar zu Hause entbinden?
- Hast du dich heute schon entspannt? Gönne dir wieder mehr Ruhe!

Erkältung, Schwangerschaftsdiabetes und andere Krankheiten

SCHWANGERSCHAFTSWOCHE 24

Willkommen in der 24. Schwangerschaftswoche!

Mich hatte es in dieser Woche in meiner vierten Schwangerschaft so richtig erwischt: Ich war heftig erkältet. Und eine Erkältung in der Schwangerschaft ist echt fies. Ich hatte Gliederschmerzen und erhöhte Temperatur bei 38 Grad – und ich litt so richtig. Aber: 38 Grad sind kein Grund, das Fieber zu senken. Fieber an sich ist nämlich etwas Gutes, weil es zeigt, dass unser Körper damit beschäftigt ist, gegen Viren und Bakterien anzukämpfen und sie zurückzudrängen. Denn durch die Erhöhung der eigenen Körpertemperatur werden diese abgetötet. Und man sollte seinem Körper die Möglichkeit geben, durch das Fieber auf eigene Art und Weise die Fremdkörper zu bekämpfen. Selbstverständlich: Wenn das Fieber besonders stark oder plötzlich rasant in die Höhe steigt, rufe deine Ärztin an oder sprich mit deiner Hebamme. Dann könnte es ratsam sein, das Fieber zu senken und in den Griff zu kriegen.

Abgesehen davon, müssen Medikamente in der Schwangerschaft sowieso anders gehandhabt werden als normalerweise. Dazu kannst du auch im Kapitel zu SSW 12 noch mal nachlesen. In jedem Fall solltest du vor der Einnahme von Medikamenten immer erst deine Frauenärztin fragen.

Gerade wenn man fühlt, dass es einem stetig etwas besser geht, kommt man da auch gut ohne Medikamente durch.

Eine Erkältung ist nicht gleich eine Grippe

Man unterscheidet zwischen einer einfachen Erkältung, auch »grippaler Infekt« genannt, und einer echten Grippe oder auch »Influenza«.

Eine Erkältung erkennst du daran, dass sich dein Zustand schleichend verändert und verschlimmert: Es beginnt vielleicht mit Gliederschmerzen, dann hast du ein Kratzen im Hals, deine Temperatur beginnt zu steigen … Der Krankheitsverlauf ist recht mild und dauert in der Regel nicht länger als eine gute Woche.

Bei einer Grippe treten meist recht schlagartig heftige Symptome auf, und du hast hohes Fieber. Die Grippe wird ausgelöst durch Influenzaviren und kann bis zu drei Wochen andauern. In solch einem Fall solltest du sofort zum Arzt. Wenn du nicht mehr transportfähig sein solltest, gibt es den kassenärztlichen (oder privatärztlichen) Notdienst, den du unter der Telefonnummer 116 117 erreichst. Ein Arzt kommt dann zu dir nach Hause.

Warum ist diese Unterscheidung wichtig? Eine normale Erkältung kannst du, weil das Fieber in der Regel nicht über 39 Grad steigt, selbst mit Hausmitteln lindern. Bei einem grippalen Infekt wird Schwangeren empfohlen, keine Medikamente einzunehmen. Zum Beispiel ist in fast allen Hustensäften Alkohol enthalten, auf den du als Schwangere ja verzichten solltest.

Bei einer Grippe aber ist das schwieriger, da sollte hohes Fieber gesenkt werden. Wie du das am besten machst, um deinem Baby nicht zu schaden, sagt dir aber deine Ärztin. Auch wenn du unsicher bist, was du genau hast, lass deine Symptome auf jeden Fall einmal von deiner Ärztin abklären.

Meine liebsten Hausmittel bei Erkältung

Bei erhöhter Temperatur oder leichtem Fieber: Wadenwickel. Dazu zwei saubere Baumwolltücher in einer Schüssel mit leitungskaltem Wasser (ca. 16 bis 20 Grad) tränken und auswringen. Eng um beide Waden wickeln. Darum herum ein dickes Badehandtuch legen zum Aufsaugen des Wassers. Nicht mit einer dicken Decke zudecken, da es sonst zu Hitzestau kommen kann. Auf jeden Fall liegen bleiben.

WARUM HAT MAN FIEBER?

Von Fieber spricht man erst bei einer Temperatur von 38,6 Grad bei Erwachsenen (bei Kleinkindern und Säuglingen liegt die Grenze bei 38 Grad). Übersteigt die Temperatur 40 Grad, spricht man von sehr hohem Fieber oder Hyperthermie, zu Deutsch: Überhitzung.

Zum Glück findet auch in der modernen Medizin gerade ein Paradigmenwechsel statt, sodass sich immer stärker die Ansicht durchsetzt, dass Fieber vor allem heilend wirkt. Fiebersenkende Mittel sollten nicht sofort und vor allem nicht bei niedrigerem Fieber eingesetzt werden. Denn auch hier kommt es, egal ob erwachsen oder klein, auf den Allgemeinzustand des Kranken an. Wenn der sich zunehmend verschlechtert (kein Trinken mehr, keine oder wenig Urinausscheidung, Bewusstseinstrübung, Kreislaufprobleme, blass-fahle Hautfarbe oder plötzlich auftretende Hautflecke und kaum Muskelspannung, starke Kopf- und Nackenschmerzen etc.), dann sollte man sich natürlich an den Arzt wenden.

Und nach den Wickeln noch etwa eine halbe Stunde im Bett bleiben und ruhen, um den Kreislauf nicht zu überlasten.

Das Prinzip ist ähnlich wie beim Schwitzen: Durch den Wickel entsteht eine Verdunstungskälte, die die erhöhte Temperatur des Körpers ausgleicht. Der Wickel kann bis zu zehn Minuten auf den Waden bleiben. Vorsicht nur, wenn dir dabei schwindelig werden sollte! Dann lieber aufhören. Nicht anwenden außerdem, wenn man zum Fieber noch kalte Hände und Füße hat bzw. friert oder unter Schüttelfrost leidet. Das tritt ja häufig zu Beginn einer Erkrankung auf, wenn das Fieber noch steigt.

Ich trinke bei Fieber auch viel Kirschsaft. Ja, richtig! Der hat nämlich eine fiebersenkende Wirkung. Kirschen enthalten viel Vitamin C, Karotin und Mineralien, die nicht nur generell das Immunsystem stärken, sondern dem Körper auch Flüssigkeit zuführen, die er bei Fieber gut gebrauchen kann.

KAMILLENBAD ZUM INHALIEREN

Dazu füllst du kochendes Wasser in einen großen Topf, in das du Kamillenblüten gibst. Kopf drüber, Handtuch drauf und fünf Minuten einatmen. Pass auf, dass das Wasser nicht mehr zu heiß ist, das tut weh in den Atemwegen. Ich finde, nach dem Inhalieren ist die Nase immer ganz befreit und fühlt sich irgendwie frisch an.
Das Gleiche geht auch mit Pfefferminzöl.

HEISSE ZITRONE ZUM TRINKEN

Dafür Zitrone auspressen, mit heißem Wasser übergießen – fertig. Wenn es dir zu sauer ist, gib noch einen Teelöffel Honig hinein. Die Zitrone gibt dir ganz viel Vitamin C und hilft deinem Immunsystem, sich wieder zu stärken.

MEIN TIPP

Bei Husten hat sich Zwiebelsaft bewährt. Der ist zwar eklig, hilft aber super, denn Zwiebeln wirken antibakteriell.

So wird's gemacht: Schäle eine Zwiebel, schneide sie in kleine Würfel und gib sie in ein Glas oder eine Tasse. Dazu zwei Esslöffel Honig, am besten flüssigen, damit sich alles gut vermengt. Mehrere Stunden ziehen lassen. Die dann entstandene Flüssigkeit abgießen, und fertig ist dein selbst gemachter Hustensaft! Täglich mehrmals einen Löffel davon einnehmen.

Übrigens: Rote Zwiebeln schmecken als Zwiebelsaft etwas besser, weil süßlicher.

Bei Halsschmerzen: Salbei- oder Honigbonbons lutschen. Unter anderem beugen sie mit ihrer zuckrigen Schutzschicht im Rachen weiterem Keimbefall vor: Sie entziehen den Bakterien Wasser, sodass sie sich nicht weiter vermehren können; sie werden auf diese Weise abgetötet.

Tee mit Honig hilft auch sehr gut, denn Honig hat generell eine antibakterielle Wirkung. Honig besteht aus mehr als 180 verschiedenen Inhaltsstoffen, die wie ein natürliches Antibiotikum wirken. Außerdem liefert er schnell viel Energie, weil er überwiegend aus Frucht- und Traubenzucker besteht. Bei Reizhusten wirkt er auch super, weil er die Speichelproduktion anregt und sich gleichzeitig wie ein dünner Film über die gereizte Schleimhaut legt.

Und das Wundermittel, das immer hilft: viel schlafen. Das ist bei der ersten Schwangerschaft natürlich noch mal einfacher als bei der zweiten, dritten oder gar vierten, wenn schon Kinder da sind. Aber vielleicht kannst du Phasen nutzen, wenn die Großen in der Schule und die Kleinen im Kindergarten sind, und deine Hausarbeit oder was du sonst zu erledigen hast etwas nach hinten schieben.

Und hier noch zwei meiner Wundermittel, die bei mir immer zum Einsatz kommen, wenn ich erkältet bin:

Wenn du unter Appetitlosigkeit leidest, dann zwinge dich nicht dazu, mehr zu essen, als du magst. Dein Körper ist schlau: Er hat mit der Heilung zu tun, darum tut es ihm sogar ganz gut, nicht so viel verdauen zu müssen. Snacke also lieber mehrere kleine Portionen über den Tag verteilt, in denen natürlich alle wichtigen Nährstoffe enthalten sein sollten. Klar: Bei Erkältung und Krankheit sollte man erst recht gesund essen.

Schwanger in Zeiten von Corona

So, du Liebe, wir haben alle keine Lust darauf, aber ich möchte doch kurz darauf eingehen. Leider weiß die Forschung über das SARS-CoV-2-Virus noch zu wenig, um klare Aussagen für Schwangere und ungeborene Babys daraus ableiten zu können. Ich würde in jedem Fall das Gespräch mit der Frauenärztin suchen, um über Ängste und Maßnahmen zu sprechen.

Generell kann es nicht schaden, als Schwangere besondere Vorsicht walten zu lassen. Halte dich an die aktuellen Empfehlungen. Am wichtigsten ist die Handhygiene – auch dann, wenn dein Baby auf der Welt ist. Wasche dir oft und gründlich die Hände und nutze Desinfektionsmittel, wo das nicht möglich ist. Es gibt übrigens tolle Videos im Internet, wie man sich richtig und vollumfänglich die Hände wäscht.

Schwangerschaftsdiabetes

Ein ganz anderes Thema, aber es gehört mit in diese Schwangerschaftswoche: Schwangerschaftsdiabetes, auch Typ-4-Diabetes oder Gestationsdiabetes genannt. Mit geschätzt fünf bis zehn Prozent an schwangeren Frauen, die darunter leiden, gilt er als die häufigste Komplikation in der Schwangerschaft.

Der Schwangerschaftsdiabetes zeichnet sich aus durch einen zu hohen Blutzuckerspiegel. Und der entsteht in der Schwangerschaft meist durch unsere eigentlich doch so wunderbaren Schwangerschaftshormone. Wenn der Körper zu viele von ihnen ausschüttet, was häufig in der zweiten Schwangerschaftshälfte geschieht, wirken sie hemmend auf unsere Zellen, die dann gegen das Insulin eine Art Resistenz ausbilden: Es ist zwar genügend Insulin vorhanden, seine Wirkung ist aber zu gering, um den Zuckerstoffwechsel ausreichend zu bewerkstelligen. Deshalb steigt der Blutzuckerspiegel stark an. Oder

WAS GENAU IST INSULIN?

Insulin ist ein sogenanntes Peptidhormon, gebildet wird es von der Bauchspeicheldrüse. Es regelt unseren ganzen Zuckerstoffwechsel nach Aufnahme von Glukose, welches der chemische Name für Traubenzucker ist. Nach dem Essen ist der Glukosespiegel erst mal erhöht, weil in vielen Nahrungsmitteln Glukose steckt. Normalerweise sinkt er aber innerhalb weniger Stunden wieder, indem die Zellen die Glukose aus dem Blut aufnehmen. Bei der Zuckerkrankheit (Diabetes) können die Körperzellen die Glukose aber nicht mehr richtig verwerten. Das liegt daran, dass das Hormon Insulin fehlt oder nicht richtig wirkt. Die Folge ist eine hohe Glukosekonzentration im Blut: ein erhöhter Blutzuckerspiegel.

aber die Bauchspeicheldrüse schafft es in der Schwangerschaft einfach nicht, ausreichend Insulin für den erhöhten Energiebedarf zur Verfügung zu stellen.

Es kann rein theoretisch jede Frau Schwangerschaftsdiabetes bekommen, dennoch gibt es bestimmte Risikofaktoren und damit Risikogruppen, denen nicht jede von euch angehört:

– Wenn man vor der Schwangerschaft schon übergewichtig war mit einem BMI von über 27.
– Wenn man über 30 Jahre alt ist.
– Wenn es in der Familie einen Typ-2-Diabetiker gibt.
– Wenn man in einer vorherigen Schwangerschaft Schwangerschaftsdiabetes hatte.
– Wenn man schon ein Kind mit über 4500 Gramm geboren hat.
– Wenn man drei Fehlgeburten hatte.

Da die Symptome des Schwangerschaftsdiabetes selten bemerkt werden, wird in Deutschland zur Sicherheit zwischen der 24. und 28. Schwangerschaftswoche der sogenannte Glukosetoleranztest bei der Frauenärztin gemacht, um Schwangerschaftsdiabetes auszuschließen oder eben festzustellen. Bei jeder von euch.

Deutliche Symptome für Schwangerschaftsdiabetes sind ein gesteigertes Durstgefühl, wiederholte Blasenentzündungen (oder andere Harnwegsinfekte) oder auch erhöhter Blutdruck. Ein Anzeichen kann auch sein, dass dein Baby zu schnell wächst und zu dick wird. Denn durch den vielen Zucker im Mutterleib muss die kindliche

Bauchspeicheldrüse schon mehr Insulin bilden, um den hohen Blutzuckerspiegel zu bewältigen. Das stimuliert das Wachstum des Fettgewebes.

Das kann sich dann übrigens sogar nach der Geburt fortsetzen. Babys von zuckerkranken Schwangeren kommen oft mit einem Geburtsgewicht von über 4500 Gramm zur Welt. Und sie haben größeren Hunger. Klar: Sie sind ja den hohen Blutzuckerspiegel aus dem Mutterleib gewohnt und sind, wenn sie dann auf die Welt kommen, sozusagen erst mal auf »Entzug«. Das kann dann gerade in der ersten Zeit nach der Geburt dazu führen, dass das Baby viel schreit, weil es mit einem Problem auf die Welt kommt, das es selbst nicht regulieren kann. Auch für die Mutter kann das eine schwierige Zeit sein, denn da der Milcheinschuss erst in den ersten drei bis fünf Tagen nach der Geburt beginnt, ist nicht so viel Nahrung (und damit Zucker) für das Baby da, wie es das bisher gewohnt war. Es beginnt dann oft ein Kreislauf aus Stillen und Zufüttern, was die Mutter wirklich unter Stress setzen kann und auch für das Baby eigentlich gar nicht notwendig sein sollte.

Müttern, die in der Schwangerschaft unter Diabetes Typ 4 gelitten haben, wird darum empfohlen, vier bis sechs Monate voll zu stillen und auch nicht vor dem sechsten Monat mit Beikost anzufangen. Interessanterweise tun sich diese Kinder anfangs auch eher schwer mit fester Kost. Sie holen sich sozusagen über die gesunde Muttermilch in der richtigen Menge alles, was sie brauchen.

Damit ihr euch jetzt aber keine riesengroßen Sorgen macht: Schwangerschaftsdiabetes lässt sich leicht behandeln. Nach der Geburt verschwindet der Schwangerschaftsdiabetes außerdem meist von selbst wieder.

Und so funktioniert der »Diabetestest«

Es gibt einen kleinen und einen großen Glukosetoleranztest. Beim kleinen Test, der irgendwann im Laufe eines Tages (also nicht unbedingt auf nüchternen Magen) durchgeführt werden kann, nimmt man eine 200-ml-Zuckerlösung zu sich, die 50 Gramm Glukose enthält, bekommt eine Stunde später Blut abgenommen, das im Labor dann auf den Blutzuckerspiegel untersucht wird. Liegt der über 135 mg/dl, besteht der Verdacht auf Schwangerschaftsdiabetes. Das Trinken der Zuckerlösung ist übrigens, gerade wenn man unter starker Übelkeit leidet, kein Vergnügen und hat auf jeden Fall einen Ekelfaktor. Aber sooo schlimm, wie oft beschrieben, ist es dann auch wieder nicht, keine Panik!

Bei Verdacht auf Typ-2-Diabetes wird anschließend der große Diabetestest gemacht. Dafür muss man morgens nüchtern zum Arzt kommen und sollte acht Stunden nichts gegessen haben. Bei diesem Test wird einem innerhalb von zwei Stunden dreimal Blut abgenommen: einmal auf leeren Magen, zweimal nach dem Trinken einer 300-ml-Zuckerlösung mit 75 Gramm Glukose (einmal nach einer Stunde Wartezeit und dann noch mal eine Stunde später). Anhand des Nüchternwerts und der Entwicklung der Werte nach der Zuckeraufnahme kann man in der Regel sehr deutlich erkennen, ob Schwangerschaftsdiabetes vorliegt oder nicht.

Auf die Ernährung achten und bewegen, bewegen, bewegen!

Um sich die Medikamente zu ersparen, muss man, wenn Schwangerschaftsdiabetes festgestellt wurde, seine Ernährung in der Schwangerschaft ab jetzt umstellen. Und zwar: Zucker in all seinen Formen vermeiden, also Süßspeisen, Schokolade, Traubenzucker, zuckerhaltige Getränke.

Das ist aber noch nicht alles, denn auch einfache Kohlenhydrate gehören auf die Rote Liste, wie sie zum Beispiel in Weißmehlprodukten vorkommen, aber auch in weißem Reis und anderen geschälten Körnern, denn die werden viel zu schnell in Glukose umgewandelt.

All das kannst du durch Vollkorn ersetzen, das viel ballaststoffreicher ist und langkettige Kohlenhydrate enthält, die den Blutzucker nur langsam steigen lassen. Ganze Kerne müssen einfach viel länger verdaut werden, so hält auch das Sättigungsgefühl länger an. Die ballaststoffreichen Kohlenhydrate sollten etwa 40 bis 50 Prozent der Ernährung ausmachen.

Obst enthält zwar auch viel Zucker, darf aber weiter gegessen werden, solange du über den Tag mehr Gemüse isst. Allerdings gibt es einige Obstsorten, die du besser vermeiden solltest, wie zum Beispiel Bananen oder Weintrauben, weil sie sehr viel Glukose enthalten. Himbeeren, Heidelbeeren und Co. können hingegen weiter gern gegessen werden, also Beeren in jeglicher Form, weil sie nur wenige Kohlenhydrate haben, sodass der Blutzuckerspiegel nur gering ansteigt. Dasselbe gilt für Wassermelonen, Äpfel und Zitrusfrüchte.

Bei der Ernährungsumstellung berät dich deine Frauenärztin in jedem Fall umfassend.

Ebenso wichtig ist allerdings auch, dass der Blutzuckerspiegel nicht zu schnell *fällt*. Denn das führt zu Stresssymptomen wie Schwitzen, Herzrasen und Zittern und kann auch richtig gefährlich werden. Darum sollte man, wenn bei einem Schwangerschaftsdiabetes diagnostiziert wurde, nicht nur morgens und abends eine Kleinigkeit essen. »Balance« ist das Zauberwort: Nimm sechs kleine, regelmäßig über den Tag verteilte Mahlzeiten zu dir. Es ist nämlich nicht gesagt, dass du immer ein Hungergefühl verspürst, wenn dein Blutzuckerspiegel sinkt und du also eigentlich etwas essen solltest. Das äußert sich manchmal dann auch in richtig schlechter, bis hin zu aggressiver Laune. Also: Achte wirklich darauf, dass du dich über den Tag regelmäßig gesund ernährst.

Und viel bewegen! Du kennst mein Mantra. Spazieren gehen, Dehnübungen, Kräftigungsübungen oder was dir sonst Spaß macht; blättere doch mal zur Schwangerschaftswoche 16 zurück. So bringst du deinen Stoffwechsel nämlich gut in Schwung, was auch dabei hilft, deine Blutzuckerwerte im Normalbereich zu halten.

Dein Baby kann ab jetzt überleben

Nach den ganzen Krankheitsgeschichten habe ich auch noch eine schöne Nachricht für dich: Du hast jetzt einen weiteren Meilenstein geschafft, denn dein Baby kann ab jetzt theoretisch als Frühchen überleben. Es ist natürlich alles andere als wünschenswert, dass dein Baby schon jetzt geboren wird, aber ich finde es dennoch einen beruhigenden Gedanken, dass das Ungeborene ab jetzt Tag für Tag, Woche für Woche lebensfähiger wird.

Von einer Frühgeburt spricht man, wenn das Baby zwischen der 24. und der 37. Schwangerschaftswoche zur Welt kommt; mit einem Gewicht zwischen 500 und 2500 Gramm. Diese Kinder werden »Frühchen« genannt. Etwa sieben Prozent aller Schwangerschaften gehen mit einer Frühgeburt zu Ende, aber nur ein Prozent aller Babys kommt vor der 32. Schwangerschaftswoche zur Welt. Das soll darum auch nur eine Randnotiz für dich sein, und du kannst das alles hier auch gleich wieder aus deinem Kopf rausschmeißen.

Symptome für eine Frühgeburt sind Wehen, die alle fünf bis zehn Minuten auftreten und länger als eine halbe Minute andauern und sich über einen Zeitraum von etwa einer Stunde erstrecken. In extremen Fällen können Blutungen oder das frühzeitige Platzen der Fruchtblase (auch »frühzeitiger Blasensprung« genannt) eine Frühgeburt ankündigen. Natürlich geht's in einem solchen Fall direkt ins Krankenhaus mit dir.

(Frühzeitiger) Blasensprung

Ich selbst bin als Frühgeburt in der 30. Schwangerschaftswoche zur Welt gekommen, der Auslöser war ein frühzeitiger Blasensprung. Das bedeutet, dass die Fruchtblase einen Riss bekommt und Fruchtwasser austritt. Das kann schwallartig sein, aber auch tröpfchenweise. Fruchtwasser lässt sich von Urin unterscheiden: Urin kann man aufhalten, Fruchtwasser läuft einfach raus.

Der häufigste Grund für den vorzeitigen Blasensprung ist eine vaginale Infektion, wie zum Beispiel eine Pilzinfektion. Aber keine Sorge, deine Frauenärztin untersucht bei jedem Vorsorgetermin auch die Scheidenflüssigkeit und würde eine solche Infektion rechtzeitig bemerken und ihr entgegenwirken.

Ungesunde Ernährung und Rauchen sind außerdem Risikofaktoren für einen frühzeitigen Blasensprung. Das habt ihr ja zum Glück selbst in der Hand.

Falls bei dir vor der 37. Schwangerschaftswoche Fruchtwasser ausläuft, solltest du dich auf den Boden legen, die Beine anwinkeln und im Krankenhaus anrufen. Dir wird dann genau gesagt, was weiter zu tun ist.

Bist du bereits in SSW 37 oder weiter und du verlierst nur ein bisschen Fruchtwasser, ist das kein Grund zur Panik, aber ein Grund zum Handeln. Du solltest dann deine Kliniktasche nehmen und dich bald auf den Weg ins Krankenhaus machen. Denn eines ist klar: Ohne oder mit zu wenig Fruchtwasser (und das wird irgendwann in den nächsten Stunden oder Tagen der Fall sein, wenn deine Fruchtblase einen Riss hat) kann das Baby nicht lange im Bauch bleiben. Das heißt also, dass dein Baby bald zur Welt kommen wird.

Position des Babys

Ganz wichtig ist bei einem Blasensprung die Position deines Babys. Wenn du schon weißt, dass der Kopf fest im Becken sitzt, kannst du dich auch bei einem Blasensprung (vorausgesetzt, dir und deinem Baby geht es gut!) ganz in Ruhe fertig machen und dich selbstständig auf den Weg ins Krankenhaus machen. Sollte die Position aber eine andere sein, der Kopf also noch nicht fest im Becken sitzen, lege dich lieber gleich hin und rufe deine Hebamme oder deine Geburtsklinik an. Es kann sonst nämlich passieren, dass die Nabelschnur vor das Baby rutscht, sobald zu wenig Fruchtwasser in der Gebärmutter ist. Durch das Gewicht des Babys kann dann die Nabelschnur abgeklemmt werden und somit seine Sauerstoff-, Nahrungs- und Blutzufuhr. Allerdings ist dieser sogenannte »Nabelschnurvorfall« sehr selten.

Die Position deines Babys bestimmt übrigens deine Frauenärztin während der Vorsorgeuntersuchungen. Dazu erzähle ich noch mehr in dem Kapitel zu SSW 34.

Wenn dein Baby nun ein Frühchen sein sollte, kommt es in den allermeisten Fällen erst einmal in den Brutkasten. Dort ist es gut vor Infektionen geschützt, die Raumtemperatur ist stabil. Wenn es sehr früh geboren worden ist, wird es darin auch er-

nährt, weil es noch nicht selbst schlucken kann, und wenn die Lunge noch nicht reif genug ist, kann es hier auch beatmet werden. Etwas mehr dazu lesen kannst du im Kapitel *Schwanger mit Zwillingen*. Als Mutter steht man natürlich erst mal unter Stress, weil man mit dieser Situation zurechtkommen muss, die man sich sicherlich überhaupt nicht so vorgestellt hat. Aber: Man bleibt *natürlich* auch im Krankenhaus und darf rund um die Uhr beim Baby, also neben dem Brutkasten, sein. Meiner Mutter kommen heute immer noch die Tränen, wenn sie von der Zeit berichtet, als ich im Brutkasten gelegen und sie tage- und nächtelang daneben gewacht hat.

Insgesamt kann ich euch nur Mut machen, sollte euch das Schicksal einer Frühgeburt ereilen: Ihr und euer Baby werdet perfekt umsorgt im Krankenhaus und startet in der Regel nur ein klein wenig später in den normalen Babyalltag.

Was mir noch wichtig ist, zu sagen: Zum Thema »Frühgeburt« wird sehr viel geunkt, zum Beispiel, dass, wenn man selbst eine Frühgeburt war, man sein eigenes Kind auch als Frühgeburt zur Welt bringen wird. Ich kann nur sagen: Alle meine vier Kinder wurden recht nah am Stichtag geboren, zwischen der 39. und 42. Woche. Nichts mit Weitervererbung in meinem Fall, also.

Einige Statistiken besagen, dass Kinder, die ein Geburtsgewicht von unter 1500 Gramm hatten, ein höheres Risiko haben, Asthmatiker oder Allergiker zu werden, unter einem schwachen Immunsystem zu leiden oder einen niedrigeren IQ zu haben. All das trifft in meinen Fall wirklich nicht zu. Ich habe ein starkes Immunsystem, bin darum sehr selten krank und habe auch keine Allergien. Ein paar Gehirnzellen mehr würden mir natürlich nicht schaden, aber man kann eben nicht alles haben!

Und überhaupt: Eine Frühgeburt, die heute zur Welt kommt, hat noch mal viel bessere medizinische Voraussetzungen als ich in den 80er-Jahren. Ich bin also ein super Beispiel dafür, dass es zwar diese Statistiken gibt, aber sie eben auch nicht für jedes Kind zutreffen *müssen*. Klammert euch also als betroffene Mutter und Eltern nicht ängstlich daran, was sein *könnte,* sondern vertraut auf euer Kind und darauf, dass alles gut wird!

MEIN TIPP

Ich empfehle dir, dich bei einem Blasensprung ab der 30. Woche (und früher so-

wieso) mit viel Fruchtwasserabgang immer auf den Boden zu legen und Hilfe kommen zu lassen. Selbst wenn dann festgestellt wird, dass du selbst hättest gehen können, sollte dir das nicht unangenehm sein. Gerade beim ersten Kind ist man oft noch unsicher und ja auch tatsächlich unerfahren. Wenn du also wirklich viel Fruchtwasser verloren hast, *kann* es durchaus um Leben und Tod gehen, um es mal so drastisch zu sagen.

DAS BABY

Das Baby ist jetzt schon 700 Gramm schwer und 30 bis 31 Zentimeter groß, wie dieses klassische Lineal in der Schule. Da hat man doch wirklich das Gefühl, dass ein richtiger kleiner Mensch in unserem Bauch wohnt. Das Baby strampelt und tritt und kann sehr aktiv sein – bei mir war es das vierte Kind, bei dem die Tritte manchmal richtig heftig waren.

ℒIEBLINGSLECKEREI DER WOCHE OHNE ZUCKER

Selbst gemachtes Eis aus gefrorenem Joghurt und pürierten Früchten. Dazu reifes Obst nach Wahl pürieren (es geht auch TK-Obst, das schmeckt püriert dann schon fast wie Sorbet), mit Vollmilchjoghurt vermischen und, falls nötig, mit etwas Süßstoff abschmecken. Das Eis mindestens drei Stunden im Tiefkühlfach gefrieren lassen, alle 30 Minuten umrühren, damit es schön cremig wird. Als Topping sind gehackte Nüsse lecker oder geröstete Haferflocken.

Dein Baby schläft ungefähr 20 Stunden am Tag und ist vier Stunden wach. Wobei ich bei meinem letzten Kind das Gefühl hatte, es sei genau andersherum gewesen. Ich habe zumindest die ganze Zeit Tritte einkassiert.

Die kleine Lunge trainiert die Atmung, indem dein Baby Fruchtwasser einatmet. In der Lunge werden in der 24. Schwangerschaftswoche die Lungenbläschen und Blutgefäße gebildet. Auch die Luftröhre entwickelt sich. Dein Baby hat jetzt außerdem auch den Greifreflex und lutscht sogar gezielt am Daumen.

DIE MUTTER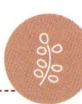

Deine Gebärmutter hat in der 24. Schwangerschaftswoche ungefähr die Größe eines Handballs. Die Haut an deinem Bauch und auch an deinen Brüsten dehnt sich weiter aus. Wenn sie besonders trocken ist und juckt, creme sie mit Feuchtigkeitscreme ein. Mein Bauch ist übrigens regelrecht explodiert in dieser Woche. Darum ist die Gefahr für Schwangerschaftsstreifen zwischen der 24. und 27. Woche besonders groß. Bei den meisten Frauen entstehen die Streifen jetzt! Darum noch mal ein kleiner Ansporn von mir an dich: Bleibe dran an deiner Bauchpflege! Ein paar Übungen zum Dehnen der Haut und die Zupfmassage habe ich dir vorgemacht (siehe das Kapitel zu SSW 10).

TO-DO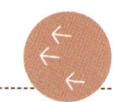

○ Eigentlich musst du dich nicht darum kümmern, weil es bei der Frauenärztin automatisch gemacht wird, aber zur Sicherheit: Zwischen der 24. und der 28. Schwangerschaftswoche sollte der Glukosetoleranztest durchgeführt werden.

Uff und puh – Wassereinlagerungen vorbeugen

SCHWANGERSCHAFTSWOCHE 25

Herzlich willkommen in der 25. Schwangerschaftswoche, unserem siebten Schwangerschaftsmonat! Wow!

Ich möchte dich in diesem Kapitel über das Thema »Wassereinlagerungen« aufklären. Die treten zwar in der Regel erst im letzten Schwangerschaftsdrittel auf, aber ab jetzt kann man so langsam ihre Vorboten spüren. Um ihnen vorzubeugen oder sie zumindest ein wenig abzuschwächen, sprechen wir jetzt schon darüber.

Wassereinlagerungen passieren in der Schwangerschaft von ganz allein, weil der Körper mehr Wasser einlagert, denn es tritt mehr Flüssigkeit aus den Gefäßen ins umliegende Gewebe über. Das passiert, weil der Körper in der Schwangerschaft an Körperwasser zunimmt. Vier bis sechs Kilogramm macht das am Ende der Schwangerschaft immerhin beim Gesamtgewicht aus. Auch die Blutmenge steigt, und da die Blutgefäße elastischer und durchlässiger werden, tritt auch die im Blut enthaltene Flüssigkeit leichter ins Gewebe über. Gleichzeitig arbeitet unsere Wadenmuskelpumpe leider nicht mehr so gut, während wir runder und runder werden, sodass das Blut durch die Venen nicht mehr so kräftig nach oben gepumpt wird. Es fließt dadurch langsamer durch die Blutgefäße, was den Flüssigkeitsaustritt in das umliegende Gewebe begünstigt.

Ach, ihr Lieben: Es ist ein Teufelskreis …

Wassereinlagerungen im Gewebe nennt man übrigens Ödeme, sie bilden sich wegen der Schwerkraft vor allem in Füßen und Händen. Auch Beine oder Arme können anschwellen und sich schwer anfühlen. Aber keine Sorge, Ödeme hat jetzt noch keine von euch! Sie können aber sehr wohl gegen Ende der Schwangerschaft entstehen.

Zum Glück kannst du dem ganz gut vorbeugen, sobald du die Vorboten bemerkst: Fingerringe fühlen sich zum Beispiel immer enger an (ich bekam meine kaum noch von den Fingern), die Haut spannt über den entsprechend geschwollenen Körperstellen, auch Kleidungsstücke und Schuhe können aufgrund von Wassereinlagerungen zu eng werden. Es ist nicht ratsam, sich in diese Sachen noch hineinzuzwängen und dadurch das Gewebe zusätzlich von außen einzuengen und zu drücken. Mein Tipp: Quält euch auf keinen Fall mit zu engen Schuhen! Ich habe damals eine ganze Schuhgröße größer gekauft, denn der Fuß sollte wirklich Platz haben. Weite Kleidung trägt man ohnehin bereits.

Wichtig ist jetzt, viel zu trinken. Nur, weil unser Körper voll mit Wasser ist, heißt das nicht, dass man weniger trinken sollte. Im Gegenteil: Je mehr du trinkst, umso besser hilfst du deinem Körper, das Wasser aus dem Gewebe auszuspülen.

Achte aber wirklich immer darauf, was du trinkst: keine Flüssigkeiten, die entwässern, denn die reduzieren gleichzeitig vor allem das Blutvolumen (ganz besonders ist

das bei Brennnesseltee der Fall). Und das führt dazu, dass das Blut dicker wird und noch langsamer fließt, sodass das Thromboserisiko steigt. Richtig ist: Wasser oder auch stark verdünnte Fruchtschorlen oder unbedenkliche Tees (zum Beispiel Fenchel- oder Kamillentee).

Ganz wichtig: Ernähre dich eiweißhaltig. Das ist der Schlüssel, um Wassereinlagerungen vorzubeugen.

100 Gramm Eiweiß brauchen wir dazu am Tag, das ist eine ganze Menge. Zu dir nimmst du es zum Beispiel über Fisch, Joghurt, Ei, Käse, Fleisch. Wenn du vegetarisch oder vegan lebst, informiere dich am besten noch mal, wie du gut auf deine 100 Gramm Eiweiß pro Tag kommen kannst.

Ein Vorurteil, mit dem ich an dieser Stelle aufräumen will, ist: sich salzarm zu ernähren. Tue das bitte nicht, weil du Wassereinlagerungen hast. Salze dein Essen weiter wie gewohnt und verwende dafür jodiertes Salz. Denn je weniger Salz du zu dir nimmst, umso stärker wird es im Gewebe gebunden. Natürlich sollte man auch im nicht schwangeren Zustand immer nur in Maßen salzen.

Mein Lieblingstipp gegen Wassereinlagerungen: Sport und Bewegung in der Schwangerschaft! Gerade lange Spaziergänge oder moderate Sportarten wie zum Beispiel Schwimmen sind hier wieder ideal. Beim Schwimmen ist der Körper dem Wasserdruck ausgesetzt, der Wassereinlagerungen zusätzlich verhindern hilft. Am besten so regelmäßig wie möglich Sport treiben und sich bewegen – ohne an deine Leistungsgrenze zu gehen!

TOP-EIWEISSQUELLEN

100 g Parmesan = 36 g Eiweiß

100 g Erdnüsse = 26 g Eiweiß

100 g mageres Rindfleisch
 = 26 g Eiweiß

100 g Gouda = 25 g Eiweiß

100 g grüne Bohnen (Hülsenfrüchte)
 = 22 g Eiweiß

100 g Mandeln = 21 g Eiweiß

100 g Hähnchen = 20 g Eiweiß

100 g Lachs = 20 g Eiweiß

100 g Fisch = 21 g Eiweiß

100 g Haferkleie = 19 g Eiweiß

100 g Mozzarella = 19 g Eiweiß

100 g Walnüsse = 15 g Eiweiß

100 g Ei = 13 g Eiweiß

100 g Magerquark = 13 g Eiweiß

100 g Joghurt = 10 g Eiweiß

Langes Sitzen und langes Stehen solltest du vermeiden. Und wenn du sitzt, achte darauf, ab und zu die Füße hochzulegen, und zwar so, dass sie über dem Becken lagern.

Wenn es nun aber so sein sollte und du am Ende der Schwangerschaft Wassereinlagerungen hast, wie ich bei meinem zweiten Kind, habe ich wenigstens noch einen kleinen, aber wertvollen Tipp für dich: Ich habe morgens noch im Bett *liegend* meine Stützstrümpfe bis kurz über die Knie hochgezogen. Das hätte nach dem Aufstehen nämlich nicht mehr geklappt, weil meine Beine dann schon angeschwollen waren. Ich habe mit den Strümpfen kalt geduscht und sie erst als sie getrocknet waren, ganz hochgezogen.

Hoffen wir, dass es dir nicht auch so ergehen wird! Genau darum auch *dieses* Kapitel an dieser frühen Stelle deiner Schwangerschaft, damit du so gut es geht den fiesen Wassereinlagerungen vorbeugen kannst.

Schwanger im Hochsommer

Leider begünstigt Hitze Wassereinlagerungen. Und auch sonst ist sie in der Schwangerschaft eher Fluch als Segen. Hier meine Best-of-Tipps für Hitzewellen in der Schwangerschaft:

– Sobald es draußen warm wird, musst du noch mehr trinken, als du es ohnehin schon tust. Es gibt die Theorie, dass man bei Hitze vor allem warme Getränke statt kalte zu sich nehmen sollte, weil man dann leichter schwitzt und sich der Körper damit automatisch abkühlt. Das stimmt natürlich. Nur ich persönlich mag keine heißen Getränke trinken, wenn es so warm ist draußen. Ich bin dann eher ein großer Fan von Eiswürfeln. Aber das ist natürlich Geschmackssache.

– Bitte nicht an Salz sparen. Dazu habe ich gerade oben schon etwas ausführlicher geschrieben.

– Nimm keine großen Portionen zu dir, sondern lieber mehrere kleine. Dann überlastest du deinen Magen und deinen Körper nicht so sehr mit der Verdauung. Und iss gesund: Obst, Gemüse, Frisches eben. Beachte hier nur, dass du alles selbst zuschneidest und gut abwäschst, wegen der Gefahr durch Keime. Bitte geschnittenes Obst und Gemüse schnell verzehren und nicht lange aufbewahren.

– Auch hier gilt: ca. 100 Gramm Eiweiß, das sorgt nämlich für einen gut regulierten Blutdruck.

– Direkte Sonne und pralle Hitze meiden, ziehe dich am besten zwischen 11 und 14 Uhr zurück. Versorge dich auf jeden Fall immer, wenn du rausgehst, mit einem Sonnenschutz: Mit Sonnencreme eincremen (öfter am Tag), aber auch einen Sonnenhut oder eine andere Kopfbedeckung tragen. Den braunen Teint kannst du dir nach der Schwangerschaft wieder gönnen. Aber jetzt kann zu viel Sonne dazu führen, dass du Pigmentflecken bekommst und auch dem Baby schadest, dem es einfach zu heiß werden kann in deinem Bauch. Dazu habe ich auch ganz am Anfang im Kapitel zu SSW 8 schon genauer berichtet.

- Beine hochlegen, und zwar über das Becken. Am besten immer, wenn du sitzt.
- Handgelenke unter fließendes kaltes Wasser halten und die Füße ein paar Minuten in eine Schüssel mit kaltem Wasser tauchen. Das verengt kurz die Gefäße, was den Kreislauf ankurbelt.
- Sich zwischendurch kalt abduschen, auf jeden Fall morgens und vorm Schlafengehen. Wirkt Wunder, finde ich – auch wenn es dich so viel Überwindung kostet wie mich!
- Leichte, helle, luftige Kleidung tragen, denn die zieht die Sonne nicht so sehr an. Außerdem sollte deine Kleidung deine Haut nirgendwo einschneiden oder dich einengen. Das gilt auch für deine Schuhe: Ruhig eine Nummer größer kaufen. Ich trug zum Beispiel nie Sandalen, weil die Riemchen in meine Haut geschnitten haben. Ich hatte leichte, große Sneakers an, das war super bequem.
- Wenn's hart auf hart kommt und du in der Sommerhitze zum Ende der Schwangerschaft auch noch Wassereinlagerungen hast und deine Beine schmerzen, dann hilft nur noch eines: Stützstrümpfe. Das klingt furchtbar, und sie sind auch alles andere als angenehm zu tragen. Aber immer noch besser als schmerzende Beine, glaub mir!
- Was du für dein Zuhause tun kannst: Lass deine Fenster tagsüber zu, ziehe die Vorhänge vor, damit die Sonne nicht reinscheinen kann, lüfte stattdessen

$\mathcal{L}$IEBLINGSERFRISCHUNG DER WOCHE

Ich habe vor allem im Sommer so gern tiefgefrorene Beeren gegessen, nein, gelutscht! Wie Bonbons. Erdbeeren, Himbeeren, Heidelbeeren, was du magst. Du kannst sie dir vorher in Zucker einlegen, musst du aber nicht. So werden sie zu richtigen kleinen Eisbonbons.

Oder ein schnelles, gesundes Eis für zwischendurch selbst machen: Lass TK-Früchte ein wenig antauen, gib, wenn du magst, etwas Magerquark und einen Schuss Sahne hinzu und püriere alles. Wenn du es etwas süßer magst, kannst du ein wenig Honig oder Agavensirup dazugeben. Wenn es ganz schnell gehen soll, reicht es auch, einfach die gefrorenen Früchte zu pürieren – dann hast du sozusagen ein *easygoing* Sorbet. Fertig!

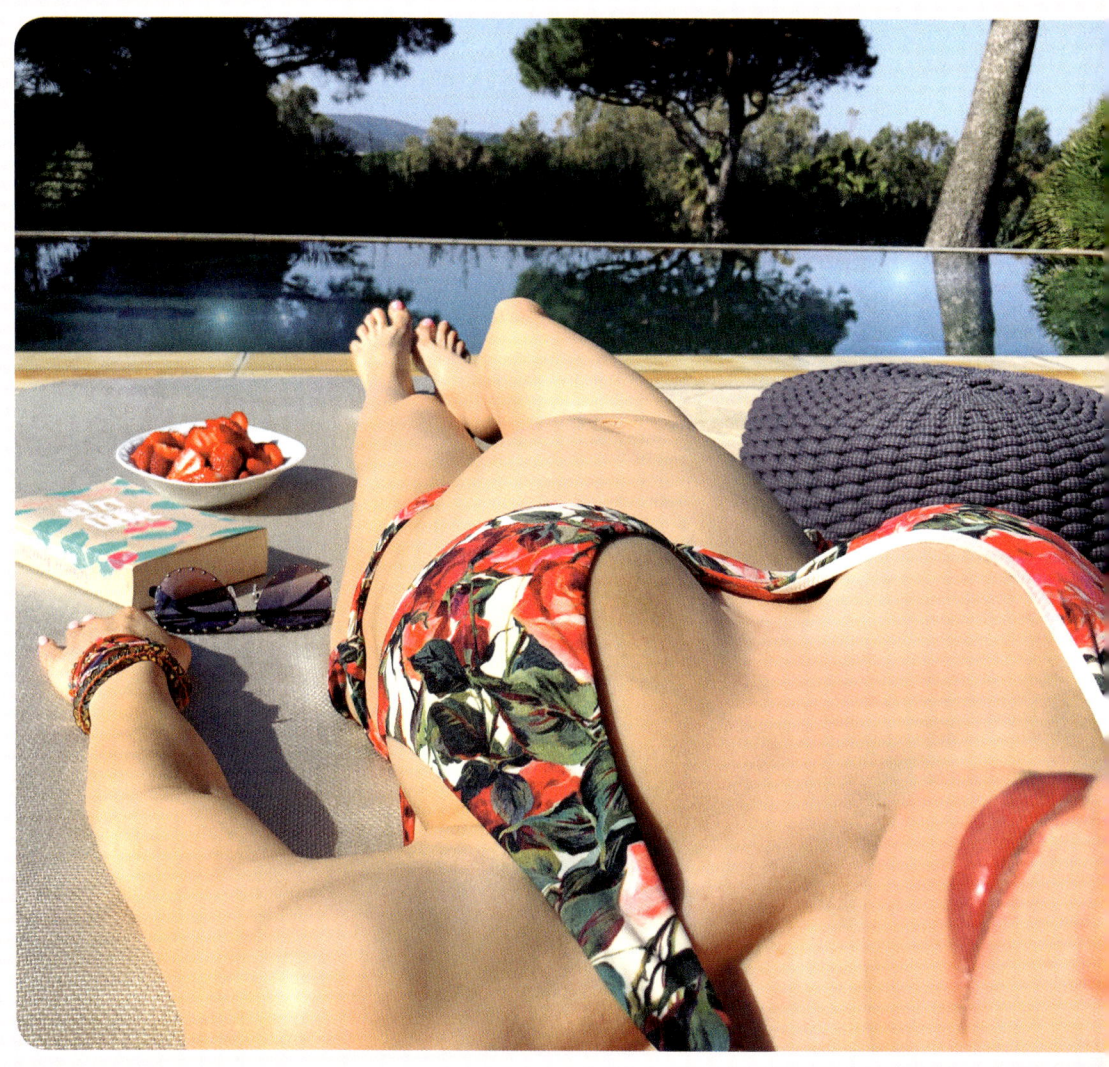

*Du Liebe, als dieses Foto gemacht wurde, war es übrigens frühmorgens,
der Pool eiskalt, und die Luft hatte nur 15 Grad. Aber das Bild hat einfach gut
an diese Stelle gepasst. Bitte nie bei voller Mittagshitze in die Sonne legen!*

frühmorgens und spätabends einmal kräftig durch oder lass die Fenster nachts sogar ganz auf, damit die Luft schön durchziehen kann.

– Mein »heißester« Tipp: ein Ventilator! Der ist einfach Gold wert. T-Shirt hoch und ordentlich auf den nackten Bauch draufpusten lassen.

Und wenn du das Glück haben solltest, im Winter hochschwanger zu sein: Genieße die Kälte, ich beneide dich!

DAS BABY

Es wird langsam eng: Dein Baby wiegt schon etwa 800 Gramm, ist um die 33 Zentimeter groß, und es wächst und wächst, nimmt immer weiter zu. Auch die Fruchtwassermenge vermehrt sich immer noch. Ab jetzt wird das Fruchtwasser sogar alle zwei bis drei Stunden komplett ausgetauscht, indem das Baby das Fruchtwasser trinkt und mit dem Urin das durch die Nieren gefilterte Fruchtwasser von Zeit zu Zeit wieder ausscheidet. Achte jetzt also wieder vermehrt darauf, dass du genügend trinkst, denn du brauchst diese Flüssigkeit jetzt noch dringender als sowieso schon.

In der 25. Schwangerschaftswoche werden die Nerven rund um die Lippen des Babys empfindlicher. Das ist sehr wichtig, weil es gleich nach der Geburt mit seinem Mund die Brustwarzen finden muss.

DIE MUTTER

Deine Gebärmutter ist in etwa so groß wie ein Fußball. Das heißt, dein Bauch ist jetzt wirklich im Weg. Aber keine Sorge: Selbst wenn du mal irgendwo gegenstößt, ist dein Baby gut geschützt.

Und wundere dich nicht: Ab jetzt kann es mit dem Gewicht ganz schön bergauf gehen, denn aber der 25. Schwangerschaftswoche wächst der Bauch deutlich schneller. Es bildet sich nämlich nicht nur mehr Fruchtwasser, sondern dein Körper legt auch Fettreserven an für die Stillzeit. Da brauchst du nämlich sehr viel Energie.

Gehe spätestens ab jetzt sehr vorsichtig mit dem Bauch und dir um; treibe keine zu anstrengenden Sportarten mehr und versuche, immer richtig zu heben (dazu kannst du mehr lesen im Kapitel zu SSW 21). Wenn du ein bisschen im Hohlkreuz gehst, ist das an sich kein Problem, weil alle Bänder und Muskeln durch das Progesteron sehr gedehnt und elastisch sind. Aber ermahne dich ruhig ab und zu dazu, dich aufzurichten und gerade zu gehen.

TO-DO

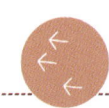

○ Hast du dich heute schon schön bewegt? Stehe doch mal extra früh auf und mache einen langen Morgenspaziergang. Oder, wenn du keine Frühaufsteherin bist, probiere es mit einem romantischen Abendspaziergang – Hauptsache, du vermeidest die Mittagshitze. Oder gehe schwimmen – das tut so gut!

○ Hattest du schon deine gesunde Eiweißration (100 Gramm pro Tag)?

Dinge, die dir vorher keiner sagt
SCHWANGERSCHAFTSWOCHE 26

Hallo, du Liebe, und herzlich willkommen in der 26. Schwangerschaftswoche!

In diesem Kapitel möchte ich mich mit Dingen beschäftigen, die dir kein Mensch sagt, bevor du schwanger bist. Dinge nämlich, die mit deinem Körper in der Schwangerschaft geschehen – und die sind nicht unbedingt alle schön. Aber ich will dich auf keinen Fall abschrecken! Dieses Kapitel soll dir vor allem Spaß machen.

Was hältst du davon, wenn wir uns, bevor wir uns mit den nicht so schönen Begleiterscheinungen der Schwangerschaft beschäftigen, die dich ereilen *können,* erst mal die schönen Seiten vornehmen? Gute Idee, oder? Dann los!

Schöne Nebenwirkungen der Schwangerschaft

– Deine Aura in der Schwangerschaft kann unglaublich positiv sein, alle lieben dich! Du bekommst als Schwangere immer einen Sitzplatz angeboten, wirst in der Toilettenschlange vorgelassen, am Bus darfst du als Erste einsteigen, alle lächeln dich an – die Leute sind einfach nett zu dir, weil du schwanger bist.
– Wenn du Glück hast, glänzen deine Haare, und sie sind voller als normalerweise.

– Vielleicht strahlt deine Haut.
– Du könntest eine bessere Grundlaune spüren, bist womöglich meist ganz positiv gestimmt.
– Durch die bessere Durchblutung des Intimbereichs (dazu gleich mehr) empfinden einige Schwangere den Sex als sehr angenehm, und er bringt ihnen (noch) mehr Spaß. Es kann durchaus sein, dass du in der Schwangerschaft auch leichter zum Orgasmus kommst.

Das, was ich im Folgenden aufzähle, wird dich nicht *auf jeden Fall* in deiner Schwangerschaft ereilen. Aber es gibt all diese Unannehmlichkeiten, und es wird auch welche unter euch geben, die sie leider am eigenen Leib erfahren werden.

– Du könntest zu viel zunehmen, vielleicht sogar sehr, sehr viel. Meine Freundin Manu, die du sicherlich aus meinen Videos kennst, hat in ihrer Schwangerschaft über 40 Kilo zugenommen – sie wog am Ende 103 Kilo! Da fühlt man sich natürlich alles andere als gut aussehend und sexy.
– Du könntest Wassereinlagerungen bekommen, und deine Füße passen plötzlich nur noch in Schuhgröße 44, zumindest gefühlt (siehe dazu das Kapitel zu SSW 25).

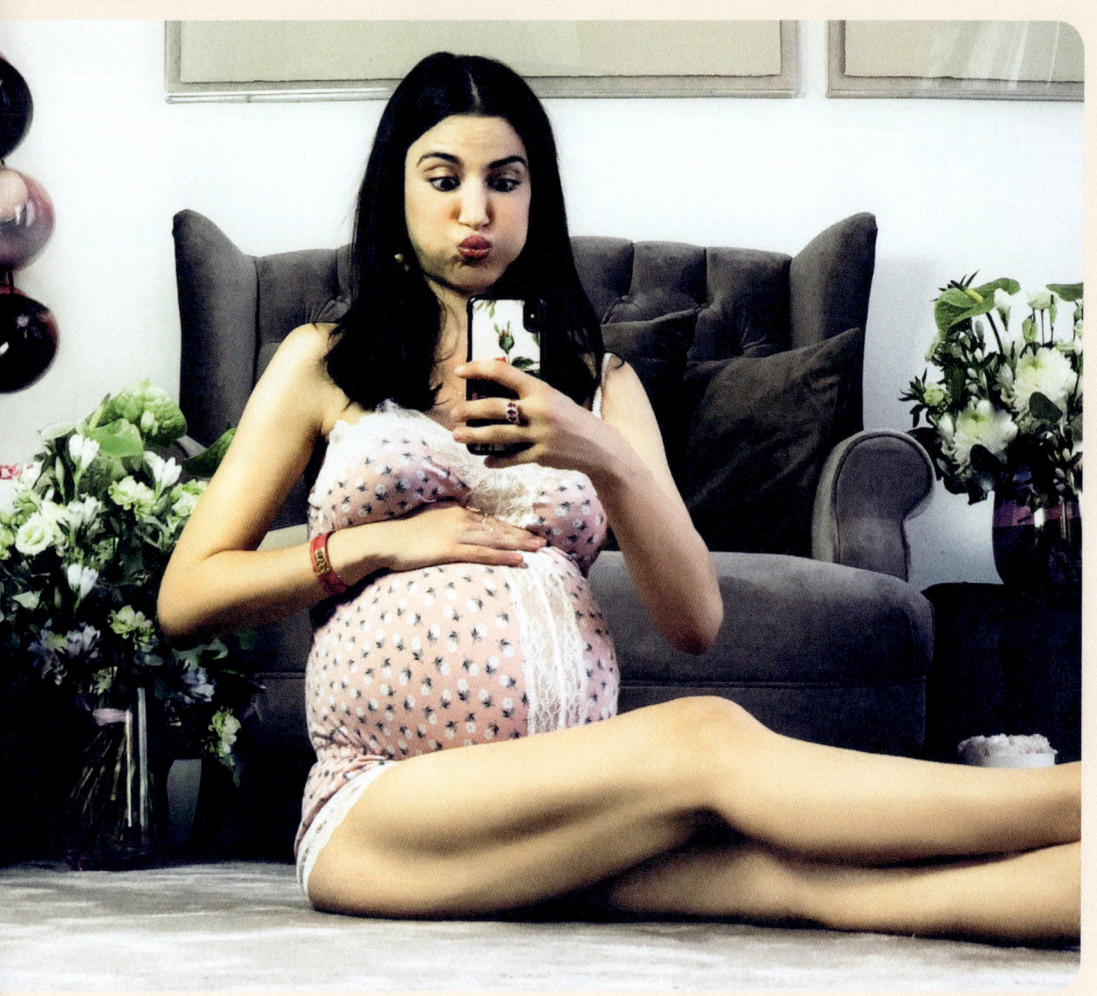

Wenn der Gesichtsausdruck einfach zum Körpergefühl passt. Vorsicht, ich platze!

– Vielleicht musst du, auch wegen der Wassereinlagerungen, Stützstrümpfe tragen, die allein eine halbe Stunde deines Tages in Anspruch nehmen, um sie anzuziehen. Und dann sind sie auch noch so extrem unbequem.

– Du könntest Schwangerschaftsdiabetes bekommen und müsstest auf vieles verzichten, was dir sonst so gut schmeckt (siehe dazu das Kapitel zu SSW 24).

– Du bekommst vielleicht Schwangerschaftsstreifen (Manu hatte übrigens keine, obwohl sie so viel zugenommen hatte). Wie du ihnen vorbeugst, kannst du im Kapitel zu SSW 10 lesen.

– Auch Pigmentstörungen auf der Haut sind leider nicht selten, zum Teil sogar starke.

– Dir fallen eventuell die Haare aus.

– Dafür wachsen sie dir womöglich an

anderen Stellen, an denen man sonst keine Haare hat.

- Entweder, du frierst im Winter, weil du zu dick für deine Winterjacke geworden bist …
- … oder du hältst die Hitze im Sommer kaum aus, weil sie unheimlich anstrengt mit dickem Bauch und angeschwollenen Händen und Füßen.
- Deine Hände könnten öfter taub werden, dann leidest du wahrscheinlich am Karpaltunnel-Syndrom.
- Deine Brüste werden eventuell sehr groß, aber nicht automatisch schön. Sie schwellen nämlich an, und die Adern treten stärker hervor.
- Dein Intimbereich könnte anschwellen und dir auch optisch verändert vorkommen, die Schamlippen werden zum Beispiel dann viel größer. Enge Hosen sind dann manchmal unbequem und scheuern. Aber keine Sorge, auch der Intimbereich schwillt einige Zeit nach der Geburt wieder deutlich ab.
- Krampfadern und Besenreiser können in der Schwangerschaft sowohl an den Beinen auftreten – als auch im Intimbereich! Die ziehen sich manchmal von den äußeren Schamlippen bis zum Hintern. Krampfadern entstehen nämlich da, wo das Blut langsam fließt oder sich staut. Und das ist in der Schwangerschaft nun mal auch in den Schamlippen der Fall, weil das Baby von oben darauf drückt. Aber auch das wird nach der Geburt nach und nach wieder verschwinden.

WAS IST DAS KARPALTUNNEL-SYNDROM?

Ab dem fünften oder sechsten Monat oder auch erst gegen Ende der Schwangerschaft tritt bei einigen Frauen ein taubes Gefühl in den Fingern auf, ein Kribbeln und nadelstichartiges Prickeln in den Handflächen, am Daumen, Zeige- und Mittelfinger. Meist handelt es sich nur um eine Hand, manchmal um beide. In manchen Fällen zieht sich der Schmerz sogar bis in die Unterarme oder bis in die Schulter. Oder der Daumen hat keine Kraft mehr. Typisch für das Karpaltunnel-Syndrom ist, dass der kleine Finger immer verschont bleibt und dass die Beschwerden oft vier bis fünf Stunden nach dem Einschlafen auftreten. Morgens sind die Finger dann steif und werden erst langsam wieder beweglich. Das Karpaltunnel-Syndrom entsteht normalerweise durch Überlastung des Handgelenks. In der Schwangerschaft liegt es aber an den hormonell bedingten Wassereinlagerungen im Gewebe, die einen Tunnel für Sehnen und Nerven am Handgelenk verengen, was zu eingeklemmten Nerven führen kann.
Aber keine Sorge: Nach der Geburt sind die Beschwerden wieder verschwunden!

– Dir könnte von morgens bis abends übel sein, zumindest in den ersten drei Monaten, und dir geht's dann nicht mal besser, wenn du dich übergeben hast.

– Durch das Hormon Progesteron entspannt sich deine Muskulatur: Du musst ständig aufs Klo (später dann, weil das Baby auf deine Blase drückt) und du kannst nicht mehr durchschlafen.

– Wenn es nicht deine erste Schwangerschaft ist, kann es sein, dass du beim Niesen oder Lachen ein paar Tröpfchen

LIEBLINGSGEDANKE DER WOCHE

Was ich gern in meiner Schwangerschaft gemacht habe, vor allem, wenn ich mal einen nicht so guten Tag hatte oder nicht einschlafen oder weiterschlafen konnte: Ich habe mich auf Gedankenreise begeben.

Was waren meine drei schönsten Momente des Tages? Ich habe sie verinnerlicht, sie mir noch mal ganz genau vor Augen geführt (das waren zum Teil ganz alltägliche Dinge, wie ein schöner Spaziergang, das Wiedertreffen mit einer alten Bekannten, ein Erfolgserlebnis beim Aufräumen) und war dankbar dafür.

Dazu habe ich noch einen schönen Tipp für dich: Besorge dir doch ein hübsches Notizbuch, das du als sogenanntes Dankbarkeitstagebuch benutzt. Hier hinein kannst du deine Gedanken und Gefühle während der Schwangerschaft schreiben. Das muss nicht jeden Tag sein, es reicht auch jeden zweiten, dritten Tag, oder einmal pro Woche. Einfach immer, wenn dir danach ist. Und zwar geht es vor allem um solche Momente, die besonders schön und berührend waren, die dich glücklich gemacht haben – und für die du dankbar bist. Nimm dir Zeit dafür, erinnere dich, komme zur Ruhe. Die Besinnung darauf und das Visualisieren dieser oft ganz kleinen Augenblicke stärkt uns bewiesenermaßen von innen heraus und macht uns zufriedener. Wir denken positiv, und schauen optimistischer in die Zukunft, auch wenn mal nicht alles so rosig ist. Und das ist es doch, was wir immer, aber insbesondere in der Schwangerschaft, besonders gut gebrauchen können. Schreib dir doch für jede Schwangerschaftswoche ein paar Zeilen zum Ausfüllen vor, zum Beispiel: Diesen wunderschönen Moment möchte ich niemals vergessen ... / Dafür bin ich besonders dankbar ...

Urin verlierst, also von Schwangerschaftsinkontinenz betroffen bist.
– Dies werden definitiv erst mal die letzten Wochen für euch in trauter Zweisamkeit. Genießt sie also, so oft und so ausgiebig ihr könnt.

Noch mal fürs Protokoll: Trotz all der oben genannten *möglichen* Nebenwirkungen ist Schwangersein unglaublich schön! Warum sonst hätte ich mir das viermal gegeben?

Du läufst den ganzen Tag lang wie mit einer rosaroten Brille auf der Nase durch die Gegend und bist einfach glücklich. So richtig. Und zwar von innen heraus, im wahrsten Sinne des Wortes. Man steht mit sich in Einklang und ist voller Vorfreude.

Der letzte Punkt ist also:
– Schwangersein bedeutet: Wiederholungsgefahr!

DAS BABY

Stelle dir vor: Dein Baby kann jetzt die Augen öffnen! Das ist die wichtigste Neuigkeit in dieser Woche, finde ich. Groß ist es etwa 34 Zentimeter und wiegt rund 900 Gramm. Mein Bauch maß in dieser Woche übrigens ganze 84 Zentimeter. Riesig, oder?

Auch von außen sind jetzt hin und wieder Kindsbewegungen spürbar. Das Baby nimmt Berührungen durch die Bauchdecke stärker auf und reagiert auch mal darauf. Drücke ruhig mal behutsam etwas fester auf eine Stelle deines Bauches, vielleicht »antwortet« dein Baby dir!

DIE MUTTER

Ab dieser Schwangerschaftswoche leiden viele Frauen unter Schlafstörungen. Die Gründe können viele sein. Zum einen sind es die Gedanken an die Geburt, die in unserem Kopf herumwirbeln, wenn wir zur Ruhe kommen (dazu kannst du mehr lesen im nächsten Kapitel), zum anderen macht es uns unser großer Bauch immer schwerer, eine gute Schlafposition zu finden. Da hilft jetzt das Stillkissen: Auf die Seite legen, das untere Bein ausstrecken, das andere angewinkelt auf das Kissen legen. Auch der Kopf lässt sich bequem darauf betten.

Mit schweren und gar sorgenvollen Gedanken zum Thema »Geburt« solltest du nicht allein bleiben. Sprich dich mit deiner Ärztin, deiner Hebamme und natürlich mit deinem Schatz oder anderen Müttern und Schwangeren aus.

TO-DO

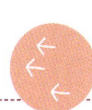

○ Wo wir gerade bei »Nebenwirkungen der Schwangerschaft« sind: Machst du schön deine Zupfmassagen gegen Schwangerschaftsstreifen? Die Übung kannst du noch mal nachlesen im Kapitel für SSW 10.
○ Miss doch auch mal deinen Bauchumfang, das ist als Erinnerung sehr schön (und auch im Vergleich zu vielleicht anderen Kindern, die du hast oder noch bekommst).

Die Sache mit dem Ein- und Durchschlafen

SCHWANGERSCHAFTSWOCHE 27

Herzlich willkommen in der 27. Schwangerschaftswoche! Mannomann, sind wir weit!

In dieser Woche konnte ich ein paar Tage wirklich gar nicht mehr schlafen – also, *gefühlt*. Das gehört in der Schwangerschaft leider dazu: Schlafprobleme. Einschlafen ist schwer, durchschlafen ist schwer, lange schlafen am Morgen geht nicht mehr, das Aufstehen ist mühselig.

Ob ich gut schlafe, hängt bei mir ganz stark von der richtigen Schlafposition ab. Und ich liebe es nun mal, auf dem Rücken einzuschlafen. Das ging bei mir, wie ich schon erzählt habe, in der 27. Schwangerschaftswoche aber schon seit ein paar Wochen nicht mehr, weil das gesamte Gewicht der Gebärmutter auf die untere Hohlvene drückte. Und das führte bei mir zu Kreislaufproblemen, und zwar derart, dass ich regelrecht Atemnot bekam. Ich musste mich dann immer schlagartig aufsetzen, ans Fenster gehen und tief einatmen.

Auf dem Bauch schlafen geht zu dieser Zeit natürlich auch schon nicht mehr. Es bleibt also nur noch die Seitenlage. Es ist übrigens besser, auf der linken Seite zu liegen, weil dann das Blut ungehindert fließen kann. Das machen viele Schwangere übrigens ganz instinktiv. Denn auf der rechten Seite der Wirbelsäule verläuft die *Vena cava,* die große Hohlvene, die dafür sorgt, dass das Blut aus dem Körper zurück zum Herzen fließt. Wenn sie durch Babys Gewicht abgedrückt wird, kann der Blutdruck fallen. Du bemerkst das, wenn dir schwindelig oder schwarz vor Augen wird; im allerschlimmsten Fall kannst du sogar bewusstlos werden. Diese Kreislaufstörung nennt man Vena-cava-Syndrom.

Genau genommen reduzieren sich unsere normalerweise möglichen *vier* Schlafpositionen auf *eine* einzige. Und dass das nicht immer die bequemste ist, vor allem nicht auf die Dauer von 14 Wochen, ist wohl klar.

Auch schwer macht das Einschlafen das ständige Sodbrennen. Darunter habe auch ich gelitten. Was dagegen hilft: abends nicht so spät zu essen. In SSW 17 habe ich einige Tipps und Tricks gegen Sodbrennen und andere Schwangerschaftswehwehchen verraten, schlage sie ruhig noch mal nach. Wenn du doch mal zu einer späteren Uhrzeit Hunger bekommst, iss nur wenig und leichte Sachen, kaue ordentlich und baue dir zum Einschlafen am besten einen »Kissenturm«. Erhöhtes Einschlafen beugt Sodbrennen nämlich (hoffentlich) vor.

Natürlich hindert uns auch der ständige Harndrang daran, ruhig durchzuschlafen. Das lässt sich aber nun wirklich nicht vermeiden, denn viel trinken sollen wir immer in der Schwangerschaft. Nur vielleicht nicht die ganzen zwei bis vier Liter kurz vorm Schlafengehen, sondern schön über den Tag verteilt und vorm Schlafengehen nur noch ein Gläschen Wasser.

Unsere seelische Verfassung kann beim (Wieder-)Einschlafen auch hinderlich sein. Die Gedanken und Sorgen einer Schwangeren kreisen natürlicherweise rund ums Baby, um die Geburt und um die Frage, ob sie als Mutter gut genug sein wird. Nachts ist man erwiesenermaßen negativen Gefühlen und Versagensängsten stärker ausgesetzt als am Tag. Kleine, leise Fragen werden nachts plötzlich ganz groß und machen einem eine Riesenangst. Auch ich war manchmal während der Schwangerschaft in diesem »Angstgedanken-Karussell« gefangen. Ich bin dann aufgestanden und habe mich irgendwie beschäftigt, bin im Haus spazieren gegangen, habe eine warme Milch mit Honig getrunken oder einen Tee oder ich habe etwas gelesen, am liebsten etwas Lustiges, um mich auf andere Gedanken zu bringen. Ich habe auch Listen gemacht und aufgeschrieben, warum das, was ich an negativen Gedanken wälzte, auf keinen Fall stimmen kann.

HONIG IN DER SCHWANGERSCHAFT

Es ist allgemein bekannt, dass Säuglinge unter einem Jahr keinen Honig essen sollen. Er kann nämlich (zwar nur selten) das Bakterium *Clostridium botulinum* enthalten, das zum sogenannten Säuglingsbotulismus führen kann: Bakterien lagern sich im Darm des Säuglings an und produzieren toxische Substanzen, die Lähmungserscheinungen zur Folge haben können.

Auch Listerien können in Honig vorkommen. Allerdings vermehren die sich aufgrund des hohen Zuckergehalts im Honig nicht und sind in der Schwangerschaft also nicht weiter gefährlich. Listeriose in der Schwangerschaft rührt darum in der Regel nicht vom Honigkonsum her, sondern von anderen tierischen Lebensmitteln wie Fleisch, Wurst, Fisch, Milch und Milchprodukten und von keimbelasteten Lebensmitteln wie vorgeschnittenen Salaten.

Also: Honig in der Schwangerschaft, ja oder nein? Trinke getrost deine warme Milch mit Honig, denn Honig in Maßen (wie alles) gilt in der Schwangerschaft als unbedenklich. Durch seinen hohen Zuckergehalt ist Honig außerdem ein gutes Süßungsmittel – und enthält mehr wichtige Inhaltsstoffe als Industriezucker.

Wenn man etwas aufschreibt, kann man sich gedanklich wirklich leichter davon lösen.

MEINE TIPPS

----

zum Ein- und Durchschlafen

- Tagsüber viel bewegen, dann ist man abends schön erschöpft.
- Für eine kühle Raumtemperatur sorgen, 18 Grad sind ideal.

- Kurz vor dem Schlafengehen nichts mehr essen (die letzte Mahlzeit zwei bis drei Stunden vor dem Schlafengehen beendet haben).
- Richtige Liegeposition auf der linken Seite.
- Kurz vor dem Schlafengehen nicht mehr aufs Handy gucken und kein Fernsehen, lieber ein Buch lesen. Die Geräte auch nicht auf Stand-by-Licht, einfach ausschalten und es im Raum ganz dunkel haben.
- Wenn du aufwachst und nicht mehr ein-

WOLFSSTUNDE

Die Zeit zwischen 3 und 5 Uhr nachts wird übrigens ›Stunde des Wolfes‹ genannt. Das ist die Zeit, in der wir besonders negative und depressive Gedanken hegen und uns oft in gedanklichen Kreisläufen verfangen, aus denen wir manchmal nicht wieder herausfinden. Geht es dir auch so? Dann lass mich dir schon mal eines sagen: Du bist damit nicht allein. Die ›Wolfsstunde‹ hat jede und jeder schon einmal erlebt. Man wacht auf, kann nicht mehr einschlafen, und die Sorgen und Ängste, die man empfindet, erscheinen einem dann unlösbar. Das ist übrigens keine Einbildung, sondern hat körperliche Gründe. Die Tendenz, nach vier Stunden Schlaf aufzuwachen, ist groß. Wer also um 23 Uhr einschläft, wacht eher um drei Uhr auf. Um drei Uhr herum ist die Körpertemperatur am niedrigsten. Das Schlafhormon Melatonin und das Stresshormon Cortisol sind zu dieser Zeit besonders aktiv und unterdrücken die Hormone, die fröhlich stimmen. Vielleicht versuchst du mal, etwas früher ins Bett zu kommen, damit du nicht gerade in der Wolfsstunde aufwachst.

In einem kann ich dich beruhigen: Wenn man nachts mal etwas länger wach liegt, heißt das nicht automatisch, dass man am nächsten Morgen total gerädert ist. Problematisch wird es nur, wenn man sich den Druck macht, wieder einschlafen zu *müssen*. Oder wenn es zum Dauerzustand wird. Dann sprich am besten einmal mit deiner Ärztin darüber.

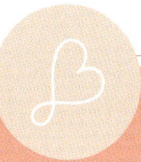

LIEBLINGSEINSCHLAFHILFE DER WOCHE

Wenn ich nachts aufwachte und nicht mehr einschlafen konnte, habe ich mich nach einiger Zeit auf den Weg durchs Haus gemacht. Dazu hatte ich mir immer ein paar gemütliche Sachen griffbereit gelegt: einen flauschigen Bademantel und ein paar Socken. Ich bin dann aus dem Schlafzimmer geschlichen und erst mal ganz langsam durchs ganze Haus gegangen. Habe mir alles ganz in Ruhe angesehen, mal etwas umdekoriert im Vorbeigehen. Übrigens habe ich mir nur wenig indirektes Licht angemacht, denn ich finde diese nächtliche Stimmung eigentlich total schön, wenn alles um einen herum ruht und so still ist. Wenn ich eine Weile gewandert war, bin ich in die Küche gegangen, habe mir eine warme Milch mit Honig gemacht und mich in meinen Lieblingssessel gekuschelt, mit Blick aus dem Fenster. Oft habe ich ein Buch gelesen, wenn die Gedanken zu sorgenvoll waren, bis ich müde wurde. Und bin dann zurück ins Bett gehuscht.

schlafen kannst, ist der erste Schritt, dich der Lage bewusst zu werden; was sind eigentlich die konkreten Probleme, die ich gerade im Bett liegend lösen möchte? Wenn du sie klar visualisiert hast, schreibe jedes Problem gedanklich auf einen Zettel, packe all die Zettel in einen imaginären Umschlag und verbanne diesen Umschlag in eine Schublade. Jetzt, mitten in der Nacht, kannst du die Dinge eh nicht ändern. Mit der Zeit bekommt man Übung mit diesem Prozess, der allein in unserem Kopf stattfindet, und findet auch schneller wieder in den Schlaf.
– Wenn es trotzdem akut nicht hilft: Aufstehen, wie ich es oft getan habe, ein Hörspiel hören oder ein Buch lesen. Am

wichtigsten ist, seine Gedanken zu beruhigen und sich abzulenken.

MEIN TIPP

Wenn du öfter Ein- oder Durchschlafprobleme hast, überlege doch mal, ob du in deinem Bekannten- und Freundeskreis eine Nachteule hast, die du auch zu unpassenden Uhrzeiten stören darfst. Besprich doch mit ihm oder ihr, ob es nicht eine gute Idee wäre, dann miteinander zu telefonieren und über Gott und die Welt zu sprechen. Das kann sehr entlastend sein und auch Spaß machen. Wichtig ist einfach, vorher zu besprechen, dass das Handy ausgeschaltet ist, wenn man doch schläft und nicht gestört werden will.

DAS BABY

Der kleine große Krümel ist jetzt ungefähr 36 Zentimeter groß und wiegt ein Kilogramm – ein weiterer Meilenstein! Er hat noch keine feste Position, bewegt sich fleißig hin und her und auf und nieder. Aber er wird immer rundlicher, denn er baut weiterhin Fett unter seiner Haut auf. Es kann jetzt übrigens gut sein, dass dein Baby mit dir »kommuniziert«: Streichele

doch mal über deinen Bauch und sprich mit ihm, vielleicht boxt oder tritt es dann als Antwort. Mit deinem Baby zu sprechen und ihm etwas vorzusingen hilft jetzt schon dabei, Kontakt zu ihm aufzunehmen und eine frühe Bindung zu schaffen.

Spürst du das auch: ab und zu rhythmische Bewegungen im Bauch? Das passiert, wenn dein Baby Schluckauf hat. Ich habe das immer gemerkt, weil mein Bauch sich dann mitbewegt hat. Wie ich schon vorher mal erwähnt habe: Schluckauf hat das Baby im Bauch, weil es seine Atemmuskulatur trainiert. Gefährlich ist er also für das Baby überhaupt nicht.

PRÄEKLAMPSIE – WAS IST DAS?

Präeklampsie wird auch als »Schwangerschaftsvergiftung« bezeichnet, etwa fünf Prozent aller Erstgebärenden leiden darunter. Man erkennt sie an Bluthochdruck, Eiweiß im Urin und Ödemen, selten treten auch Kopfschmerzen auf, Flimmern in den Augen, Bauchschmerzen oder Übelkeit. Da dir regelmäßig bei deiner Frauenärztin Blut abgenommen wird und du in ein Becherchen pinkeln musst, werden deine Werte aber ohnehin engmaschig überwacht, sodass eine Präeklampsie auch erkannt und behandelt werden würde. Bei Unsicherheiten melde dich aber natürlich auch außerhalb der vorgeschriebenen und terminierten Vorsorgeuntersuchungen bei deiner Frauenärztin oder deiner Hebamme. Ich finde, es gilt immer: Lieber einmal zu viel fragen.

Häufiger tritt Schwangerschaftsvergiftung bei Mehrlingsgeburten auf, bei sehr jungen oder älteren Müttern, bei Bluthochdruck oder nach einer Eizellenspende. Die einzige Form der Heilung ist die Entbindung des Babys durch Geburtseinleitung oder Kaiserschnitt. Wenn es aber noch Reifezeit braucht in der Gebärmutter, werden Mutter und Kind sehr streng und genauestens ärztlich überwacht, um die Schwangerschaft so lange wie möglich fortzuführen. Die Mutter nimmt dann in der Regel blutdrucksenkende Mittel ein und muss viel ruhen.

DIE MUTTER

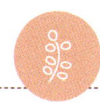

Dein Bauch hat vermutlich in der 27. Schwangerschaftswoche schon deutliche Rundungen angenommen. Natürlich kommt das auch immer auf die körperliche Statur und die Fruchtwassermenge an. Dein Körper leistet jetzt Schwerstarbeit, um dich und dein Baby gut zu versorgen. Und dafür legt er auch Fettdepots an Hüften und Brüsten an.

Wenn dein Blutdruck etwas höher ist als sonst, ist das auch ganz normal. Aber wenn du hohen Blutdruck hast und zusätzlich sehr an Gewicht zunimmst, du außerdem schlechter sehen kannst und deine Hände und Füße schnell anschwellen, sprich bitte einmal mit deiner Frauenärztin oder deiner Hebamme, damit eine Präeklampsie ausgeschlossen werden kann.

TO-DO

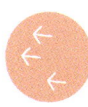

○ Ernährst du dich schön abwechslungsreich und gesund? Denke dran, dass dein Kind seinen Geschmack in deinem Bauch ausbildet – je mehr es kennenlernt, umso weniger wird es wahrscheinlich (und hoffentlich) später beim Essen mäkeln.

○ Falls noch nicht geschehen: Jetzt (spätestens in SSW 28) den Glukosetoleranztest bei deiner Frauenärztin durchführen lassen!

Erstausstattung fürs Baby: Darf's ein bisschen weniger sein?

SCHWANGERSCHAFTSWOCHE 28

Hallo, du Liebe, und herzlich willkommen in der letzten Woche des zweiten Schwangerschaftsdrittels: in der 28. Schwangerschaftswoche!

Ich wog in dieser Schwangerschaftswoche acht Kilo mehr als vor der Schwangerschaft. Hätte ich am Anfang aufgrund meiner fiesen Übelkeit nicht zwei Kilo abgenommen, wäre ich jetzt also bei rund zehn Kilo gewesen. Obwohl mein Bauch kräftig weiterwuchs, habe ich es immer noch vermieden, mir Umstandsmode zu kaufen. Ich trug lieber Sachen, die man auch nach der Schwangerschaft noch tragen kann: Oversize-Pullover, weite Shirts, dehnbare Hosen oder Kleider mit A-Linie. Mir war es einfach zu schade, Geld in Mode zu investieren, die ich ab jetzt sowieso nur noch zwölf bis 13 Wochen hätte tragen können. Mal sehen, wie weit wir damit kommen …

Das brauchst du wirklich für Babys Erstausstattung

Heute möchte ich mich dem Thema »Erstausstattung« widmen, also all dem, was man besorgen sollte, bevor das Baby auf die Welt kommt.

Ich sage es gleich mal vorneweg: Ich bin der Meinung, dass man für sein Baby nicht viel braucht. Aber da gibt es auch ganz andere Meinungen. Du bildest dir am besten deine eigene, ich möchte dich hier nur inspirieren und dir vielleicht und hoffentlich ein wenig Druck nehmen. Gerate bloß nicht schon ab der 10. Schwangerschaftswoche in Panik, weil du meinst, unbedingt die Endloslisten, die zum Teil im Netz kursieren, abarbeiten zu müssen. Das ist nicht nötig, versprochen und garantiert!

Der ideale Zeitpunkt, die notwendigen Dinge anzuschaffen, ist für mich darum auch: je später, desto besser. Wenn man eine Frühgeburt haben sollte, braucht man ohnehin eine so winzige Kleidergröße für das Baby, die man im Normalfall gar nicht einkaufen würde. Und auch sonst geht es dann erst mal um ganz andere Themen als den perfekten Kinderwagen oder den besten Naturkautschuk-Schnuller. Zudem kannst du *alles,* was dir, sobald du dein Baby in den Händen hältst, fehlt, in wenigen Sekunden online bestellen. Da kannst du ganz sicher sein, keinen Fehlkauf zu machen, denn du weißt jetzt: Es passt eins zu eins zu deinem Baby.

MEINE CHECKLISTE

für die Erstausstattung

- Bodys: 6 Stück, ich bevorzuge Langarm-bodys; nur wenn es wirklich sehr warm ist, würde ich dem Baby einen Kurz-armbody anziehen. Bodys lassen sich gut kombinieren mit:
- Hosen: 3 Stück
- Jäckchen: 1 etwas dickeres, 1 etwas leich-teres
- Strampler: 3 Stück; der wird einfach über den Body gezogen, wenn man mal kein Höschen und Jäckchen anziehen möchte. Besonders praktisch sind sie in der kälteren Jahreszeit, denn hier kann nichts verrutschen.
- Söckchen: 3 Paar; man muss sie nicht nach jedem Tragen waschen; oder

- Strumpfhosen (braucht man nicht, wenn man einen Strampler mit Söckchen dran anzieht)
- 1 Paar Wollsöckchen, die über die ein-fachen Söckchen gezogen werden kön-nen, wenn's mal kälter ist
- 3 Mützchen (sehr wichtig, weil das Köpfchen des Neugeborenen immer be-deckt sein muss!)
- Wenn du dein Baby tragen willst, wie ich es gemacht habe, brauchst du, wenn das Baby noch ganz klein ist, keine war-me Winterkleidung für draußen, denn du kannst mit deiner eigenen Jacke das Tragetuch, in dem dein Baby steckt, ku-schelig einhüllen. Natürlich genug Luft und Raum zum Atmen lassen, klar. Ent-weder du kaufst dafür eine Jacke, die eine oder zwei Nummern größer ist, damit du sie auch verschließen kannst,

---

KLEIDERGRÖSSEN FÜR BABYS

Die gängige erste Größe für Neugeborene (keine offizielle »Frühchengröße«, die geht von 38–44) ist oft die 50 oder 56 (manchmal auch 50/56). Es gibt aber auch Babys, die brauchen Größe 62 (manchmal auch 62/68). Darum empfehle ich auch, mit dem Kauf der Erstlingsklamotten so lange wie möglich zu warten, denn dann hast du eine ungefähre Einschätzung der Geburtsgröße deines Babys.

Zur Sicherheit eine Nummer größer zu kaufen ist übrigens keine gute Idee bei einem Neugeborenen, denn das versinkt dann tatsächlich darin – es ist ja noch so zart. Und es braucht auch die passende Kleidung, damit das Baby warm gehalten wird. Ein Neugeborenes kann nämlich die Körpertemperatur noch nicht richtig regulieren und würde in zu großer Kleidung eher auskühlen.

Der Eine-Nummer-größer-Trick funktioniert dann erst bei älteren Kindern.

Meine Kinder wurden übrigens alle mit Kleidergröße 50 geboren.

oder aber du kümmerst dich um einen Einsatz, der mit deinem Reißverschluss verkettet wird und die Jacke sozusagen »verlängert« bzw. »verbreitert«. Das sind nicht viele Klamotten, ich weiß. Aber mehr braucht ihr nicht, wetten? Macht euch lieber darauf gefasst, dass man die Sachen etwas öfter waschen muss. Ich habe zum Teil einmal pro Tag Wäsche gewaschen.

○ Spucktücher bzw. Mullwindeln: 4–6 Stück, weil dem Baby oft die Muttermilch wieder aus dem Mund läuft oder es vielleicht auch mal etwas spucken muss; die kann man sich einfach elegant über die Schulter legen für alle Fälle.
○ Ein leichtes Baumwoll- oder Wolltuch, weil man das Baby immer zudecken sollte, wenn es liegt und nicht durch deinen Körper gewärmt wird.
○ Für alle, die ein Auto haben: Autositz für Neugeborene (erst mal mit Neugeboreneneinsatz, den man, wenn es größer wird, herausnehmen kann)

Jetzt kommt mein Lieblingsthema: Kinderwagen. Den habe ich nämlich bei keinem meiner Kinder gekauft, weil ich sie einfach so lange getragen habe, bis sie laufen konnten. Das ist eine sehr persönliche Entscheidung und die kann auch jede von euch anders fällen. Mir aber schien das Tragen am leichtesten, weil ich so immer meine Hände frei hatte und sehr beweglich war. Was ohne Kinderwagen automatisch auch wegfällt: Regenabdeckung und Sonnenschutz für den Kinderwagen, Mückennetz, Schloss, um ihn zu sichern … Da spart man eine ganze Menge Geld.

Falls du dir das Leben ohne Kinderwagen aber vorab nicht vorstellen kannst – wie findest du die Idee, ihn trotzdem erst nach der Geburt zu kaufen? Das ist bei Bedarf schnell und unkompliziert gemacht. Du wirst im Fachhandel bestens beraten, und übrigens kann man teure Kinderwagen, die noch super in Schuss sind, auch aus zweiter Hand kaufen.

Was ich dir aber wirklich ans Herz legen möchte:

○ Tragetuch (ich habe mittlerweile sogar mehrere), ich empfehle dazu für die ersten Lebensmonate des Babys das schön elastische Manduca Sling.
○ Stillkissen (das habe ich schon im Kapitel zu SSW 15 gelobt); natürlich kann man auch ohne Stillkissen überleben, aber es kann einem das Leben mit Säugling gerade am Anfang sehr erleichtern: beim Stillen (klar!), aber auch beim Schlafen zum Beispiel.
○ Schlafsack, weil Säuglinge und Babys noch nicht mit Decken zugedeckt werden sollen. Der Schlafsack sollte nicht zu groß sein, weil es das Baby sonst nicht schafft, den ganzen Raum zu wärmen, und dann friert. Außerdem ist es immer gut, wenn dein Kleines Begrenzungen spüren kann, dann fühlt es sich automatisch sicherer.

Viele meinen, sie bräuchten Möbel für das Baby. Ich kann total verstehen, dass man Lust hat, das Kinderzimmer, sofern es eines gibt, hübsch einzurichten. Aber: Eigentlich braucht man keine Kindermöbel zu dieser Zeit. Allerdings habe auch ich in meiner ersten Schwangerschaft ein Babybettchen gekauft. Nur: Mein Baby schlief dann anfangs in meinem Arm und später neben mir im Bett. Ich habe das Bettchen also erst viel später gebraucht.

○ Babybeistellbettchen: Das ist so eines, das man direkt ans Elternbett anbringt. Wie gesagt, am Anfang haben meine Babys immer in meinem Arm geschlafen, aber wenn sie etwas älter werden, kann man sie dann dort hineinlegen und schläft trotzdem Nase an Nase mit ihnen.

Ich hätte keine Wickelkommode gebraucht, denn 80 Prozent der Zeit habe ich mein Baby auf dem Bett, dem Boden, dem Tisch gewickelt. Trotzdem hatte auch ich eine Wickelkommode, und praktisch daran ist, ich gebe es zu, dass sie Schubladen hat, in denen man die Klamotten verstauen kann. Und ich weiß von vielen von euch, dass ihr die Wickelkommode auf jeden Fall benutzt, und das auch gern. Als »Klassiker« nehme ich sie also auf jeden Fall mit auf die Liste:

○ Wickelkommode mit Wickelunterlage; auch eine Unterlage brauchst du nicht zwingend, es reicht auch ein großes Baumwollhandtuch. Das kannst du prima waschen, wenn mal etwas danebengeht.
○ Wiege: Auch das ist so ein Möbelstück, das man nicht haben *muss,* aber haben *kann.* Ich hatte meine Babys einfach immer gern bei mir, zum Beispiel, wenn ich in der Küche beschäftigt war. Die

WINDELFREI MIT ABHALTEN

Rein theoretisch brauchst du nicht mal Windeln, denn du kannst auf die Signale deines Babys achten, wenn es Pipi oder ›groß‹ machen muss. Die gibt es wirklich! Und es dann ›abhalten‹, wie es genannt wird. Das machen Mütter in vielen Ländern und Völkern dieser Welt. Du kannst dein Baby also, wenn du willst, ganz ohne Windeln großziehen! Erschrick jetzt bitte nicht, ich weiß, das klingt erst mal unvorstellbar. Und es braucht natürlich etwas Übung und einen anderen Umgang mit dem Thema, als es die meisten Menschen um dich herum pflegen werden, aber ich könnte mir vorstellen, dass es sich lohnt.

Wiege fungierte bei mir also sozusagen als Zweitbett für das Baby, damit es immer bei mir war. Viele Modelle haben übrigens auch Rollen, sodass sich die Wiege ganz leicht von einem Raum in den anderen mitnehmen lässt. Alle meine Babys haben die Wiege geliebt, weil sie sich so schön gleichmäßig hin- und herbewegt.

○ Neugeborenenwindeln und Feuchttücher (wobei man am Anfang den Windelbereich lieber mit einem Tuch mit etwas lauwarmem Wasser säubern sollte); evtl. Wundschutzcreme. Lass dir da am besten von deiner Hebamme eine empfehlen.

Das brauchst du nicht unbedingt

Jetzt folgt die Liste der Dinge, die du meiner Meinung nach mit und für dein Baby *nicht* benötigst. Aber: Solltest du nach der Geburt plötzlich merken, dass du doch ganz dringend etwas brauchst, was du nicht angeschafft hast, hast du immer noch die Möglichkeit, es dann zu besorgen bzw. dir besorgen zu lassen. Allein online kannst du 24/7 bestellen, meist sogar von einem auf den anderen Tag. Ich finde das tausendmal besser, als vorher ins Blaue hinein für Dinge Geld auszugeben, die du dann gar nicht benutzt. Gekauft ist alles nämlich immer sehr schnell, *ver*kauft aber nicht so leicht.

Dinge, die du nicht brauchst (zumindest aus meiner Sicht):

○ Babybadewanne: nimmt viel Platz weg und ist nicht nötig. Ich habe mein Baby immer mit unter die Dusche genommen oder mit ihm zusammen gebadet. Man kann es aber auch einfach im Waschbecken baden, vorausgesetzt, das Becken hat keine gefährlichen Ecken und Kanten. Man hält das Baby dabei in einem Arm, den man ein Stück ins Wasser eintaucht. Mit der freien Hand wäscht man das Baby vorsichtig. Deine Hebamme zeigt dir, wie das geht.
○ Thermometer, um die Wassertemperatur zu messen. Das können Mütter in der Regel nach Gefühl. Ausschlaggebend ist dabei eine als angenehm empfundene Temperatur am Handgelenk. Das Wasser sollte Körpertemperatur haben.
○ Schnuller. Keines meiner Kinder hat je einen Schnuller genommen. Und übrigens auch nicht den Daumen. Ich nehme stark an, dass das daran liegt, dass ich sie alle getragen habe, bis sie laufen konnten, und immer nach Bedarf gestillt habe. Dadurch haben sie kein zusätzliches Saugbedürfnis entwickelt und auch automatisch weniger geweint, weil ihr Nähebedürfnis immer gestillt war.
○ Fläschchen, Milchpulver, Flaschensterilisator, Milchpumpe. Ich habe voll gestillt und in den ersten Monaten nie etwas zugefüttert, was nicht Muttermilch war. Selbst wenn du zu Beginn Stillprobleme haben solltest, bekommst du auf Rezept (vom Krankenhaus) sofort eine Milchpumpe in der Apotheke, die ja meist fußläufig ist. Du bekommst dort dann auch alles, was dazugehört. Diese Anschaffung musst du also nicht vorsorglich machen und dich unnötig stressen.
○ Still-BHs: Habe ich nicht gebraucht in der Stillzeit, ich habe lieber auf Tops zurückgegriffen, Unterhemden oder normale Bügel-BHs, die sich leicht nach unten oder oben schieben lassen. Wenn du aber einen Still-BH tragen möchtest, spricht natürlich nichts dagegen. Dann empfehle ich dir nur, ihn erst anzuschaffen, wenn das Baby bereits ein paar Tage auf der Welt ist. Denn deine Brust wird sich durch den Milcheinschuss noch mal verändern, und der ist erst drei bis fünf

MUTTERMILCH – DAS ZAUBERGETRÄNK FÜR BABYS

Ich möchte euch sehr gern von ganzem Herzen dazu motivieren, euer Baby zu stillen. Ich habe alle meine vier Kinder gestillt und diese Zeit immer sehr genossen, fand sie ganz, ganz besonders und schön. Bei meinem ersten Baby gab es allerdings Anlaufschwierigkeiten, sogar über mehrere Wochen. Ich hatte einfach noch keine Erfahrungswerte, und mein Kleiner war auch sehr schläfrig, sodass wir einen etwas holprigen Stillstart hatten. Aber ich habe nicht aufgegeben, und nach drei Wochen hatten wir den Dreh raus, und es folgte eine wunderschöne Stillzeit. Also, ihr Lieben: Haltet durch, es lohnt sich!

Damit es mit dem Stillen am besten gleich klappt, rate ich dir: Lege dein Baby von Anfang an immer wieder an, denn es kommt mit dem Saugreflex auf die Welt und wird ihn auch früher oder später nutzen. Um die Stilltechnik soll es hier und heute aber nicht gehen, denn das ist ein Thema für ein ganzes weiteres Buch.

Warum es auch so wichtig ist, dein Baby von Anfang an immer wieder anzulegen: Nur in den ersten Tagen (zwei bis fünf) nach der Geburt produzieren deine Brüste Kolostrum. Diese sogenannte Vormilch ist besonders dickflüssig und gelb, reich an Proteinen und Nährstoffen und spielt außerdem eine entscheidende Rolle beim Aufbau vom Immunsystem deines Babys. Minimale Mengen davon reichen dafür schon aus.

Nach zwei bis fünf Tagen verändert sich diese Vormilch dann zur Muttermilch – und die ist einfach das Beste fürs Baby, weil sie immer ausreichend vorhanden ist, sich den Bedürfnissen des Kindes anpasst, alle Nährstoffe enthält, die es braucht, und nach dem Angebot-Nachfrage-Prinzip produziert wird. Wenn dein Baby trinkt, wird mehr Milch produziert. Muttermilch beugt der Entstehung von Allergien, von Asthma und Neurodermitis vor, ebenso kindlichem Übergewicht und Diabetes und reduziert das Langzeitrisiko für Herzkrankheiten. Wow! Ein echtes Wundergetränk, sag ich doch!

Und das Stillen hat auch schöne Vorteile für dich, denn es unterstützt die Rückbildung des Körpers nach Schwangerschaft und Geburt, du wirst schneller wieder schlank, weil die Fettreserven des Körpers aufgebraucht werden. Zudem soll sich das spätere Brustkrebs- und Eierstockkrebsrisiko verringern. Aber warum ›in die Ferne schweifen‹? Besonders wichtig ist für euch hier und jetzt bzw. bald, dass das Stillen natürlich die körperliche und emotionale Bindung und Nähe zwischen Mutter und Kind sehr stark fördert, denn beim Stillen wird Oxytocin ausgeschüttet, und das wird nicht umsonst auch ›Kuschelhormon‹ genannt.

Tage nach der Geburt. Nur so kannst du sicher sein, dass der BH dann auch bequem ist und wirklich passt. Zum Glück kann man online shoppen und sich alles nach Hause kommen lassen. Aber besprich das am besten auch einmal rechtzeitig mit deiner Hebamme.

Es gehört wirklich zu meinen schönsten Erlebnissen, mit meinem Baby zu duschen. Gerade wenn die Babys so klein sind, ist es eine unglaublich sinnliche Erfahrung, die einen wirklich zu Tränen rühren kann, mit dem Neugeborenen zu duschen. Und ihr habt mir das in Hunderten Nachrichten bestätigt – wie schön, dass wir diese wundervolle Erfahrung miteinander teilen können!

Ich habe den Alltag mit Baby übrigens meist als recht unkompliziert und leicht empfunden, allein schon deshalb, weil ich mich nicht mit Materiellem beschwert habe, das ja auch gepflegt und geputzt werden will.

Ich weiß, dass es viele da draußen gibt, die das hier ganz anders sehen, weil meine Meinung schon sehr vom Mainstream abweicht. Und das ist auch nicht schlimm, ich verurteile es gar nicht. Denn jede geht ihren eigenen Weg, und das ist auch gut so. Aber vielleicht inspiriere ich ja auch die ein oder andere von euch dazu, einen etwas anderen Blickwinkel einzunehmen,

was das Leben mit einem Baby betrifft und also auch auf das, was es braucht, um gut klarzukommen.

Die Sache mit der Blutgruppe

Es gibt noch eine etwas formellere Sache, die in die 28. Schwangerschaftswoche gehört – lasst uns über unser Blut sprechen! Und zwar betrifft das die Schwangeren unter euch, die Rhesus negativ sind. Wenn du dich jetzt fragst: »Rhesus was?«, bist du es eher nicht und kannst den nachfolgenden Text gern überblättern, denn er ist ein wenig kompliziert. Ansonsten: Ich versuche mein Bestes, das Phänomen so verständlich wie möglich zu erklären!

Einmal zur Beruhigung gleich voneweg: Seit der Einführung der Anti-D-Prophylaxe (oder Anti-D-Immunglobulin-Spritze) ist die sogenannte »Rhesus-Unverträglichkeit« kein Problem mehr und birgt nur noch extrem selten Komplikationen. Eine Rhesus negative Schwangere braucht sich also nicht *mehr* Sorgen um die Gesundheit ihres Babys zu machen als jede andere Schwangere. Zudem würde sich die Rhesus-Unverträglichkeit in der Regel sowieso erst ab der zweiten Schwangerschaft auswirken – warum das so ist und was man dagegen tun kann, versuche ich euch hier zu erklären.

Fangen wir vorne an: Was genau bedeutet die Diagnose »Rhesus negativ« überhaupt?

Als »Rhesusfaktor« werden Proteine bezeichnet, die auf der Oberfläche der

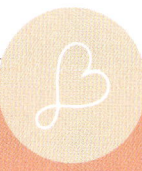

ℒIEBLINGSERSTAUSSTATTUNG

Auf jeden Fall: ein elastisches Tragetuch, passend zu deiner aktuellen Garderobe. Die gibt es nämlich in vielen verschiedenen Farben und Mustern.

roten Blutkörperchen sitzen. Zwei von zehn Menschen fehlen diese speziellen Proteine. Wenn du dazugehörst, gilt dein Blut als Rhesus negativ. Ist dein Partner nun aber Rhesus positiv, besteht die Chance, dass auch dein Baby Rhesus positiv ist.

Auf deinen normalen Alltag hat es übrigens keinerlei Auswirkungen, wenn du Rhesus negativ bist. Auch ein Rhesus positiver Partner hätte nichts zu befürchten. Seid ihr beide Rhesus negativ, wäre natürlich auch euer Baby Rhesus negativ und nichts wäre zu beachten.

Wenn du aber als Rhesus negative Frau mit einem Rhesus positiven Partner ein Baby bekommst, besteht die Möglichkeit, dass dein Baby Rhesus positiv ist. Dann kann es während der Geburt passieren, dass Blut von deinem Baby in deinen Blutkreislauf gelangt. Wenn es zu einer »Blutübertragung« kommt, befindet sich in deinem Blut also sowohl Rhesus negatives als auch Rhesus positives Blut. Dein Immunsystem würde auf diese Fremdkörper reagieren und Antikörper bilden, um die Rhesus positiven Blutkörperchen des Kindes in deinem Blutkreislauf zu zerstören –

ganz einfach, weil dein Körper sie nicht kennt.

Bei der ersten Schwangerschaft entsteht daraus in der Regel aber noch kein Problem fürs Baby, weil der Organismus der Mutter zuerst nur ganz wenige Rhesus-Antikörper bildet, die es nicht schaffen, in die Plazenta zu gelangen, also auch nicht zum Baby kommen.

Bei einer Folgeschwangerschaft mit einem Rhesus positiven Baby aber könnte dein Körper nach dem abgespeicherten »Musterrezept« neue Abwehrstoffe bilden, die nun leider stark genug wären, durch die Plazenta in den Blutkreislauf deines Babys zu gelangen, um dort die Rhesus positiven Blutkörperchen zu zerstören. Daraus kann Blutarmut (also Anämie) folgen, die zu einem zu geringen Sauerstoffgehalt im Blut deines Babys führen kann. Im schlimmsten Fall kann es zu einer Totgeburt kommen.

Puh, verzeiht, das war viel Fachjargon auf einmal!

Aber langer Rede, kurzer, *beruhigender* Sinn: Darum werden heute gleich zu Beginn der Schwangerschaft bei jeder Frau die Blutgruppe und der Rhesusfaktor bestimmt. Ist der bei dir negativ, wird einmal zu Beginn der Schwangerschaft und einmal zwischen der 24. und 28. Schwangerschaftswoche ein Antikörper-Suchtest durchgeführt, der zeigt, ob du bereits Abwehrstoffe gegen das Rhesus positive Blut gebildet hast. Ist dein Blut frei von Antikörpern, bekommst du zwischen der 28. und 30. Schwangerschaftswoche die Anti-D-Prophylaxe gespritzt, also vorbeugend. Diese Spritze würdest du auch nach einer Fruchtwasseruntersuchung oder nach Blutungen in der Schwangerschaft zur Sicherheit gespritzt bekommen. Sie enthält Antikörper gegen Rhesus positives Blut, die die vom Kind stammenden Rhesus positiven Blutkörperchen besetzen, sobald sie ins Blut der Mutter gelangen. Diese werden zerstört, bevor sie das Immunsystem der Mutter sensibilisieren können. Nach der Geburt wird dann sofort der Rhesusfaktor des Kindes bestimmt. Sollte er Rhesus positiv sein, erhält die Mutter noch eine Anti-D-Immunisierung.

Der Teufelskreis ist durchbrochen, und damit ist mit keinen Problemen bei der zweiten Schwangerschaft zu rechnen.

DAS BABY

Dein Baby ist jetzt ungefähr 37 Zentimeter groß, man könnte sagen, so groß wie ein Kopfsalat, und wiegt schon an die 1100 Gramm. In der nächsten Zeit wird es, wie auch dein Bauch, in großen Schritten wachsen. Immerhin wiegen Neugeborene in der Regel um die 3500 Gramm, und es sind nur noch zwölf Wochen bis zur Geburt. Noch kann sich das Baby aber gut bewegen und weiter deutlich spürbar herumtoben.

Babys sind in der 28. Schwangerschaftswoche übrigens vollständig ausgebildet.

Wenn du einen Jungen bekommst, wandern seine Hoden gerade durch den Leistenkanal und kommen in der Regel um den errechneten Geburtstermin im Hodensack an. Die Schamlippen des Mädchens sind zum jetzigen Zeitpunkt noch winzig, bilden sich aber im Laufe der nächsten Wochen weiter aus. Erst zur Geburt werden die kleinen Schamlippen komplett von den großen bedeckt. Bei der Geburt sind die Schamlippen übrigens stark angeschwollen, ziehen sich aber nach und nach zur normalen Größe zurück.

DIE MUTTER

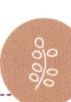

Bestimmt setzt du dich immer mehr mit dem Thema »Geburt« auseinander. Manchmal ist auch jetzt der Moment gekommen, in dem man von der Schwangerschaft und dem schweren Bauch genug hat und endlich sein Baby in den Armen halten möchte. Vergiss nicht: Das sind grundsätzlich schöne Gedanken, auch wenn sie aus einer etwas negativen Grundstimmung geboren werden. Aber mit diesen Gefühlen und Wünschen bist du nicht allein, sei dir sicher. Und: So lange dauert es ja auch nicht mehr.

Versuche doch, die letzten Wochen der Schwangerschaft so gut es geht zu genießen, denn jetzt ist *die* Gelegenheit, noch mal zu entspannen, Kräfte und Energien zu sammeln für die erste Zeit mit dem Neugeborenen, in der es natürlich nicht mehr so sehr um einen selbst geht.

Erhole dich also und lass es dir gut gehen! Keine Sorge: Du wirst bald genug zu tun haben.

TO-DO

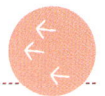

○ Denkst du vielleicht über ein Schwangerschafts-Shooting nach? Ich habe das leider nie gemacht, weil ich keine Lust dazu hatte. Im Nachhinein bereue ich es ein wenig. Die 32. Schwangerschaftswoche ist eine gute Woche dafür, fange doch jetzt mit der Planung und Organisation an.

○ Du bekommst die Anti-D-Prophylaxe (bis zur 30. Schwangerschaftswoche möglich), wenn du Rhesus negativ bist.

○ Mache doch mal wieder ein Date mit dir selbst aus – und unternimm etwas Entspannendes, wobei du so richtig schön Kraft und gute Laune tanken kannst.

Freiheit in Kopf und Bauch, wenn das Baby kommt

SCHWANGERSCHAFTSWOCHE 29

Wir sind in dieser Woche im letzten Schwangerschaftsdrittel angekommen und damit auf der Zielgeraden – herzlich willkommen im achten Monat!

Jetzt ist ein guter Zeitpunkt, festzustellen, ob im Leben alles so verläuft, wie man es sich wünscht, ob alles so aufgeräumt ist, wie es sein soll, wenn das Baby kommt. Unser Thema in dieser Woche ist darum: Prioritäten setzen. Mir ging es in meinen Schwangerschaften so, dass ich immer ungefähr zu dieser Zeit merkte, wo es noch etwas »aufzuräumen« gab – ganz pragmatisch in den eigenen vier Wänden, aber auch emotional und gedanklich. Um dem Baby den Weg zu ebnen für einen guten Start ins Leben.

Ich habe daraus eine persönliche Best-of-Liste an Dingen gemacht, die man noch mal überdenken könnte, bevor das Baby kommt:

Schaffe dir ein Zuhause, in dem du dich wohlfühlst

Ich finde nicht wichtig, dass du genau weißt, wo dein Baby schlafen oder gar später sein Kinderzimmer haben wird, wo du stillen oder dich tagsüber wohl am häufigsten aufhalten wirst. Das findet sich, wenn du mit deinem Baby zusammen bist, sei dir sicher. Viel wichtiger sind meiner Meinung nach Fragen wie: Gefällt dir dein Zuhause, fühlst du dich hier wohl, kannst du dir gut vorstellen, hier viel Zeit mit deinem Baby zu verbringen? Oder hast du vielleicht Lust, noch etwas umzudekorieren oder umzustellen (schwere Sachen natürlich nur mit Hilfe), eine Wand zu streichen? Gibt es bequeme und gemütliche Ecken und Sitzgelegenheiten zum Stillen (denn du wirst viel Zeit im Sitzen beim Stillen verbringen)? Hast du Lieblingsorte? Schaffe dir welche.

Weg mit Chaosecken!

Schaffe Ordnung in deinen vier Wänden, denn Ordnung im »Draußen« bedeutet auch Ordnung im Kopf. Man fühlt sich plötzlich selbst ganz aufgeräumt und damit ruhiger, wenn man sich an die ein oder andere Chaosecke in der Wohnung heranwagt. Das schafft auch Zeit und Freiräume für andere Dinge, weil man nicht mehr so viel suchen muss und eben nicht die

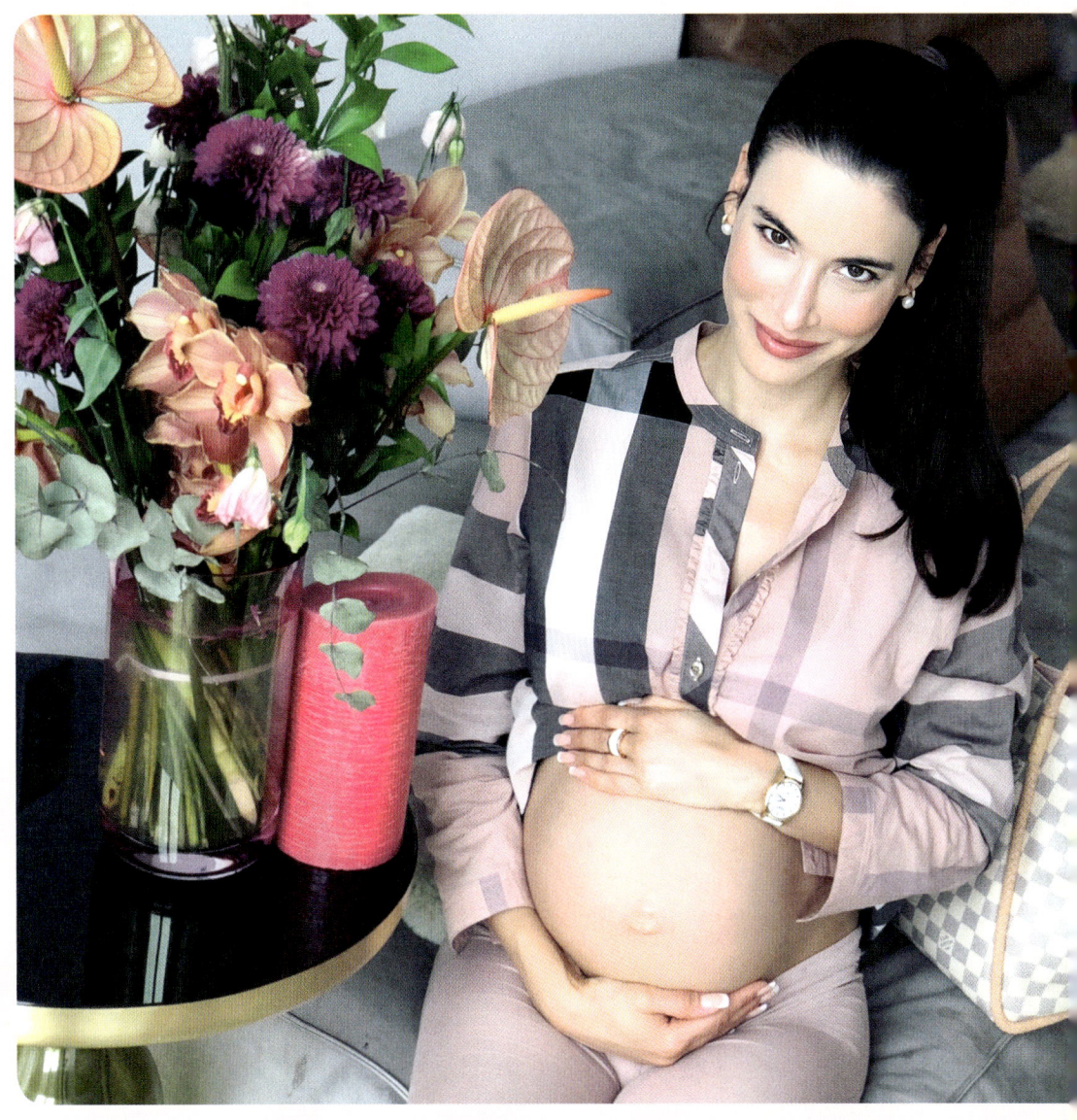

Auch wenn aller Anfang schwer ist: Wenn man aufgeräumt hat,
fühlt es sich wunderbar an, mit sich im Reinen zu sein.

ganze Zeit im Hinterkopf hat: »Da muss ich auch noch ran.« Mache dir eine Liste deiner persönlichen Chaosecken, die in der nächsten Zeit nach und nach aufgeräumt und entrümpelt werden sollten.

Bei mir betraf das zum Beispiel das Make-up. Ich habe alles auf einen Haufen geschmissen und dann rigoros aussortiert: Was brauche ich wirklich, was habe ich doppelt, was ist schon abgelaufen? So habe ich es tatsächlich geschafft, den ganzen Kram auf eine Handvoll zu reduzieren. Damit hatte ich am Morgen mit einem Griff genau das in der Hand, was ich brauchte, um mich gut zu fühlen, ohne lange in verschiedenen Farben, Festigkeiten oder Haltbarkeiten herumzuwühlen.

Ein weiteres gutes Beispiel ist der Vorratsschrank. Den habe ich mir in all meinen Schwangerschaften immer gern vorgenommen, weil das in der Zeit mit Baby wirklich einen großen Nutzwert hat.

Denn dann hat man mit einem Griff das, was man tatsächlich benötigt, und ist gut ausgestattet. Meine Devise ist sowieso: Wenn du nicht nur für dich, sondern für deine Familie sorgen musst und willst, finde ich es hilfreich und auch wichtig, einen kleinen Vorrat zu Hause zu haben. Das hat uns nicht zuletzt die Coronakrise gezeigt. Ich spreche hier nicht von Hamsterkäufen, sondern davon, immer ein paar haltbare Grundnahrungsmittel und solche, die nahrhaft sind und gut schmecken, griffbereit zu haben.

VORRATSSCHRANK AUFRÄUMEN UND SINNVOLL BESTÜCKEN

Erst mal alles raus, auf den Küchentisch! Dann die Regale/Schränke gründlich mit Essigwasser ab- und auswischen. Und dann wird sortiert: Was kommt zurück ins Regal, was kann weg, weil das Haltbarkeitsdatum abgelaufen ist? Bevor die Sachen wieder eingeräumt werden, ist es wichtig, zu überlegen, was logistisch sinnvoll ist: An welche Dinge wirst du mit Baby öfter ranmüssen? Was kann ganz nach oben, weil es nur für den Notfall gedacht ist oder etwas ist, was nur die Erwachsenen essen dürfen?

Am Ende habe ich dann meine Liste gemacht, was nachzukaufen ist, damit der Vorratsschrank auch wirklich sinnvoll gefüllt ist und ich ein gutes, ruhiges Gefühl habe. Im Internet findest du übrigens Einkaufslisten, die dir empfehlen, was du in der Vorratshaltung haben solltest. Das hat erst mal nichts mit einem Baby zu tun, aber es ist grundsätzlich gut, sich einmal gut auszustatten. Auf so einer Liste stehen zum Beispiel Reis, Nudeln, Haferflocken, Mehl, Salz, Zucker, Öl, aber auch Marmelade, Gewürze, Trockenobst, Hülsenfrüchte … Mir war es wichtig, für die Zeit nach der Geburt genügend Dinge im Haus zu haben, die sich gut und gesund mit frischem Obst und Gemüse kombinieren lassen. Auch Sachen, die schwer zu tragen, unhandlich oder nicht ohne Weiteres überall zu bekommen sind, kannst du jetzt noch gut besorgen.

Die Einjahresregel

Egal, ob Kleidung, Deko oder Haushaltsgegenstände – alles, was ihr über ein Jahr nicht angerührt habt, kann in der Regel getrost weg, ohne dass du es je vermissen wirst. Das ist unglaublich befreiend, und vielleicht machst du jemand anderem sogar noch eine große Freude. Vieles kann man im Internet oder in Secondhandläden noch zu Geld machen. Wenn dir das zu mühsam ist, informiere dich, ob es in deiner Stadt ein Sozialkaufhaus gibt, wo du intakte Sachen spenden kannst.

Und wenn du dir bei einigen Dingen (Handtaschen, Klamotten o. Ä.) unsicher bist, leihe sie doch erst mal einer guten Freundin. Wenn du dann ein Teil im Laufe der nächsten zwölf Monate vermisst, wird sie es dir gern zurückgeben.

Positive Energie nutzen

Du hast als Schwangere an manchen Tagen so viel Schwung und gute Laune. Nutze sie, um Dinge, die du schon ewig vor dir herschiebst, anzupacken! Mit dem Baby hast du dazu bestimmt keine Ruhe mehr. Bei mir war das damals der Handyvertrag, der einfach schon viel zu lange viel zu teuer war. Zack, hatte ich die Gebühren auf die Hälfte reduziert, nur weil ich mir die Zeit genommen habe, mal eine halbe Stunde am Telefon in der Kundenberatung zu hängen. In meiner letzten Schwangerschaft habe ich plötzlich gemerkt, dass ich mich nach sieben Jahren bei meinem Friseur gar nicht mehr wohlgefühlt habe. Das war vielleicht schon länger so, aber ernst genommen habe ich es erst dann. Ich habe ihn dann einfach gewechselt – das war eine super Entscheidung. Wichtig auch: Melde dich bei Kursen ab, zu denen du ohnehin nicht mehr gehst.

All diese Dinge verursachen Unruhe in uns, weil sie irgendwo im Hinterkopf abgespeichert sind und immer wieder auf unser Gewissen drücken. Wenn du sie jetzt anpackst, kannst du die erste Zeit mit deinem Baby umso unbeschwerter genießen.

Soziale Altlasten klären

Ich habe in meiner ersten Schwangerschaft festgestellt, dass es viele Leute in meinem Bekanntenkreis gab, die mir nicht gutgetan haben. Zum Beispiel Freundinnen, die weiter mit mir feiern gehen wollten, als hätte sich nichts verändert, und die richtiggehend enttäuscht waren, wenn ich dann keinen Alkohol getrunken habe. Auch Leute, die nur ihren emotionalen Müll bei dir abladen, machen dir das Leben eher schwer. Oder die sich Sachen ausleihen und sie nie zurückgeben. Für solche Menschen hat man als Mama weder die Zeit noch die emotionale Stärke und die Nerven, denn die braucht man wirklich für seine eigene Familie. Ich habe mich damals von einigen Leuten bewusst getrennt. Aber gar nicht im Bösen, ich habe mich einfach im Inneren von ihnen distanziert und nicht von mir aus ihre Nähe gesucht.

Das tat natürlich ein bisschen weh, weil man sein »altes« Leben durchaus schätzt und liebt. Aber es hat mir unglaublich gutgetan. Ich finde es sehr heilsam, sich ab und an zu fragen: Sind die Menschen, mit denen ich mich umgebe, wirklich echte und gute Freunde; Menschen, die mir guttun? Oder woraus besteht diese »Freundschaft«, und ist sie mir wirklich wichtig? Ist es ein Geben und Nehmen, oder gebe ich nur all meine Energie und lasse mich vom Gegenüber eher runterziehen und ausnutzen?

Das funktioniert natürlich auch in die andere Richtung: Vertrage dich mit Menschen, mit denen du zerstritten bist. Man möchte, wenn das eigene Baby kommt, nicht mit Altlasten herumlaufen, die einem schwer auf dem Herzen liegen. Springe also über deinen Schatten, kläre alte Streitigkeiten und Meinungsverschiedenheiten! Manchmal weiß man nicht mal mehr genau, worum es eigentlich ging, es steht nur so ein komisches Gefühl im Raum. Räume es aus dem Weg! Selbst, wenn dein

Gegenüber die Entschuldigung nicht annehmen kann oder das klärende Gespräch nicht möchte – auf dir lastet dann keine Verantwortung mehr, und du bist bestimmt zufriedener, wenn du versuchst, deine Querelen zu klären.

DAS BABY

In der 29. Schwangerschaftswoche ist dein Baby um die 29 Zentimeter groß, man könnte sagen, ungefähr wie ein Butternusskürbis, und wiegt rund 1250 Gramm. Jetzt wächst vor allem das Gehirn, und zwar so stark, dass die weichen Schädelknochen nach außen gedrückt werden. Jetzt findet vor allem die Feinentwicklungen von allem, was im »Groben« angelegt ist, statt: Die Funktionen des Gehirns werden weiter ausgebaut, immer mehr Nervenzellen bilden und vernetzen sich. Die Sinne verfeinern sich. So kann dein Baby jetzt zum Beispiel zwischen künstlichem und Sonnenlicht unterscheiden. Ist das nicht verrückt?

LIEBLINGSCHAOSECKE DER WOCHE

Ich kam am Tag der Entbindung meiner zweiten Tochter auf die Idee, den Keller aufzuräumen. Das hat mir unglaublich viel Freude bereitet. Bei 40 Grad! Tonnen- und tütenweise altes Zeug habe ich hochgeschleppt, alles ausgeräumt, aussortiert und geputzt. Ich habe da an einem Tag so viel geschuftet wie andere beim Marathonlauf. Tja, solche Dinge tut man, wenn die Geburt kurz bevorsteht. Ich sag's euch!

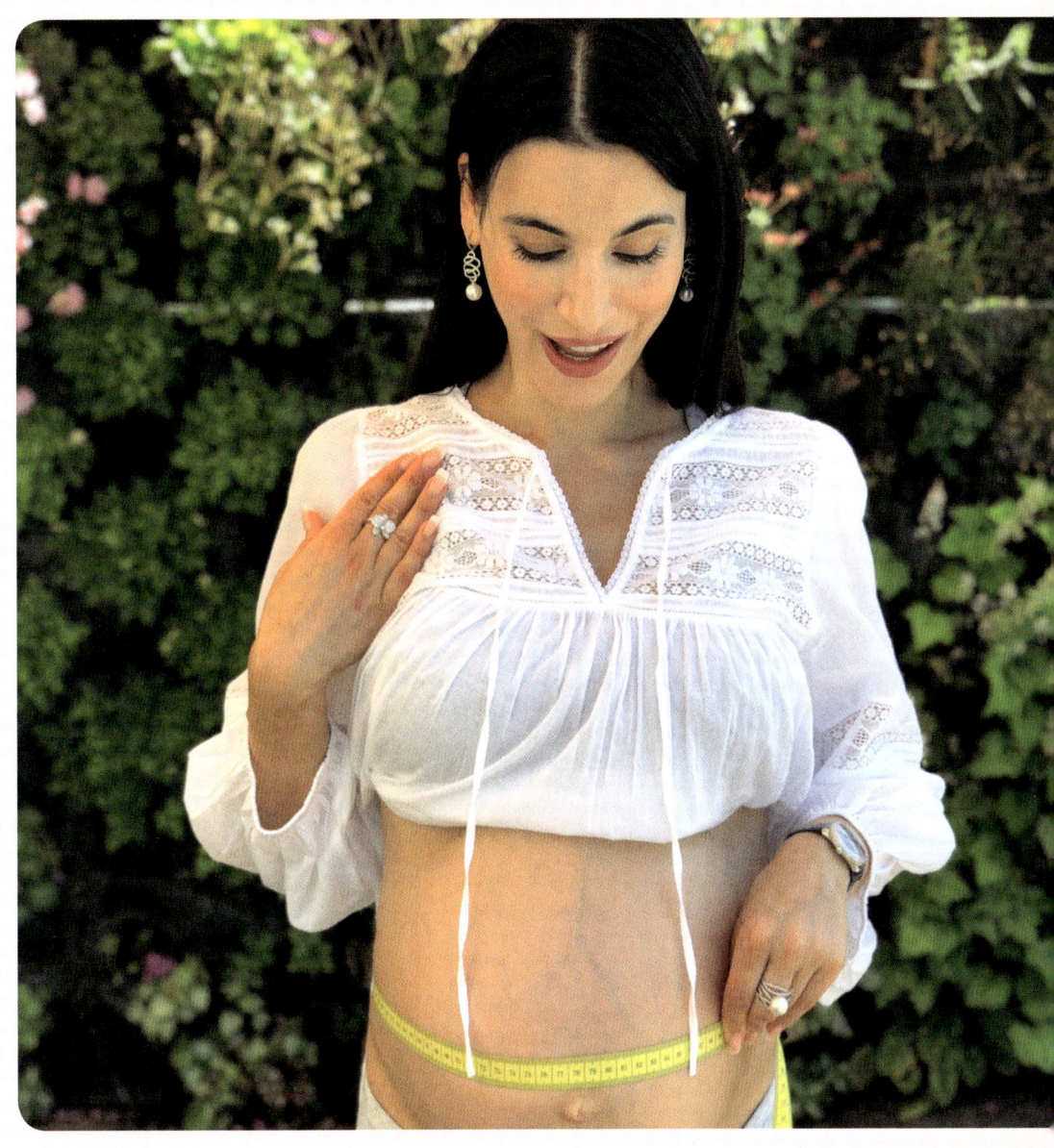

Hier schwarz auf weiß: 90 Zentimeter Bauchumfang!

In den letzten elf Schwangerschaftswochen versorgt die Plazenta das Kleine in deinem Bauch mit besonders vielen Abwehrstoffen, die sein Immunsystem stärken.

Der Platz im Bauch ist jetzt übrigens spürbar kleiner geworden. Darum erkennt man Babys Tritte ab dieser Zeit oft von außen als Ausbeulungen des Bauches.

DIE MUTTER

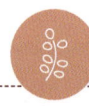

Meine Maße von 90-60-90 hatten sich in dieser Woche verändert auf 90-90-90!

Da dein Körper sich immer weiter auf die Geburt vorbereitet, spürst du bestimmt öfter Übungswehen. Das ist auch genau richtig so. Aber sie sind nur ein Training für die Geburt, der Muttermund bleibt jetzt noch geschlossen.

Du solltest ab sofort darauf achten, dich zurückzunehmen und nicht übermäßig anzustrengen. Aber Bewegung ist natürlich nach wie vor gut und sogar wichtig: spazieren gehen, schwimmen und was dir sonst Freude bereitet und du gewohnt bist.

In dieser Zeit können öfter Pilzinfektionen im Intimbereich auftreten. Die bemerkst du an einem leicht fischigen Geruch, Juckreiz und einem stärkeren Ausfluss als sonst, der auch leicht bröckelig sein kann. Alle Symptome können aber auch einzeln auftreten. Gehe dann zur Sicherheit einmal zu deiner Frauenärztin, denn so eine Infektion kann eine Frühgeburt begünstigen. Aber keine Sorge: In den meisten Fällen lassen sich die Beschwerden mühelos und schnell behandeln. Mehr dazu erfährst du übrigens im nächsten Kapitel.

TO-DO

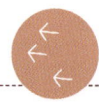

○ Suche dir doch in deinem Zuhause heute deinen Lieblingssitzplatz aus. Setze dich dort einmal in Ruhe hin und stelle dir vor, wie du hier mit deinem Baby sein und euer Zuhause genießen wirst. Vorfreude ist bekanntlich die schönste Freude! Und noch dazu kannst du dich mental ganz positiv und voller liebevoller Gefühle auf dein Kleines vorbereiten.

○ Es steht die dritte große Vorsorgeuntersuchung (und in der Regel die sechste Vorsorgeuntersuchung überhaupt) mit Ultraschall bei deiner Frauenärztin an (zwischen der 29. und 32. Schwangerschaftswoche).

Schwangerschaftswehwehchen 2.0

SCHWANGERSCHAFTSWOCHE 30

Herzlich willkommen, meine Liebe, in der 30. Schwangerschaftswoche!

Ich erinnere mich noch gut an diese Zeit und die folgenden zwei widersprüchlichen Gefühle in mir: »Hoffentlich kommt das Baby bald!« und »O Gott, hoffentlich lässt es sich noch etwas Zeit!«

In meiner 30. Schwangerschaftswoche bemerkte ich übrigens, dass sich mein Baby weniger bewegte. Ab und zu gab's zwar auch richtig dolle Tritte, aber insgesamt wurde es viel ruhiger, turnte nicht mehr den ganzen Tag wild herum. Das liegt vor allem daran, dass es für das Kleine zunehmend enger wird im Bauch. Es kann aber auch damit zusammenhängen, dass sich das Baby vielleicht schon in die richtige Geburtsposition, also in die Kopflage, begeben hat. Dazu kannst du mehr nachlesen im Kapitel zu SSW 34.

Ich möchte in diesem Kapitel über zwei etwas unschöne Themen schreiben, die aber sein *müssen,* wie ich finde: Pilzinfektionen und Inkontinenz. Wie das schon klingt! Schwangerschaftswehwehchen 2.0, sozusagen.

Es juckt wie verrückt! – Pilzinfektionen

Frauen sind generell sehr anfällig für Scheidenpilzinfektionen. Drei von vier Frauen leiden mindestens einmal in ihrem Leben darunter. Ausgelöst werden sie durch Hefepilze, die auf Schleimhäuten und der Haut siedeln. Wenn die Vaginalflora gestört ist, zum Beispiel durch ein schwaches Immunsystem, durch Stress oder auch wegen hormoneller Veränderungen während der Schwangerschaft, kann sich eine Scheidenpilzinfektion durch Hefepilze recht leicht entwickeln. Die ist grundsätzlich nicht weiter schlimm und kann meist sehr schnell und einfach behandelt werden. Im Verlauf der Schwangerschaft aber kann uns diese Infektion wirklich schaden, weil sie eine Frühgeburt auslösen *könnte.*

Symptome für den Pilz sind ein Brennen und Juckreiz im Intimbereich und stärkerer Ausfluss. Auch in der Schwangerschaft kann so eine Infektion leicht mit Antipilzmedikamenten behandelt werden, die dir deine Frauenärztin verschreibt. Das ist in der Regel eine Kombination aus Scheidenzäpfchen und einer Creme. Wenn du die Symptome verspürst, mache also auf jeden Fall zur Sicherheit einen Termin bei deiner Frauenärztin.

Vorbeugen kannst du dem Genitalpilz übrigens, indem du Unterwäsche aus Kunstfasern vermeidest, trage lieber Höschen aus reiner Baumwolle. Auch besonders eng anliegende Wäsche sowie kunststoffbeschichtete Slipeinlagen können Pilze begünstigen. Trockne den Intimbereich nach dem Waschen immer sorgfältig ab, denn Hefepilze lieben ein feuchtes und warmes Milieu. Klar ist die Intimpflege wichtig, aber bitte nicht übertreiben! Lauwarmes Wasser genügt – auch pH-neutrale Seifen oder Duschgels solltest du besser nicht verwenden, sie sind nämlich auf den pH-Wert der »normalen« Haut abgestimmt. Das Scheidenmilieu ist ein ganzes Stück saurer als der Rest der Haut, damit Bakterien dort nicht überleben können. Gels oder Seife zerstören diese natürliche Barriere. Außerdem immer von vorn nach hinten mit Klopapier säubern.

Peinlich? – Inkontinenz in der Schwangerschaft

Erstgebärende haben damit normalerweise noch keine Probleme, weil die Beckenbodenmuskulatur recht stabil ist. Aber bei Zweit-, Dritt- oder gar Viertgebärenden kann es sein, dass sie gegen Ende der Schwangerschaft beim Lachen, Niesen, Husten, Schnäuzen oder auch beim Sport durchaus mal ein, zwei oder auch fünf Tröpfchen Urin verlieren. Vielen ist das peinlich und belastet sie.

Grund dafür sind schlicht die Beckenbodenmuskeln, die während der Schwangerschaft durch die Hormonumstellung weicher werden. Zudem werden sie besonders belastet durch die nach unten drückende, immer schwerer werdende Gebärmutter, in der dein Baby wächst und wächst. Auch die Spannung in der Harnröhre nimmt wegen der Hormonumstellung ab, und es wird mehr Urin produziert. Jede Verstärkung des Drucks auf den Bauch und damit auf die Blase kann daher zum Abgang kleiner Urinmengen führen.

Ich will dir heute Mut machen: Du bist damit nicht allein und mit der Beckenboden- und Rückbildungsgymnastik nach der Geburt geht das auch wieder weg!

Wenn du während der Schwangerschaft darunter leidest, sprich einmal mit deiner Frauenärztin oder Hebamme darüber, das erleichtert schon mal. In der akuten Situation, also wenn du niesen, husten etc. musst, hilft es manchmal, die Beine übereinanderzuschlagen oder den Beckenboden anzuspannen. Beckenbodenübungen helfen vorbeugend, allerdings müssen sie dafür auch schön regelmäßig durchgeführt werden (die Übungen findest du im Kapitel zu SSW 18). Auch Treppensteigen trainiert den Beckenboden automatisch mit. Generell tut Bewegung auch in diesem Fall wieder sehr gut.

Auch wenn es dir vielleicht als sinnvolle Maßnahme erscheint, weniger zu trinken, um deine Blase nicht zu sehr zu füllen: Bitte trinke weiterhin viel Wasser! Denn zu wenig Flüssigkeit kann zu Verstopfung führen, und das starke Pressen beim Stuhlgang würde den Beckenboden zusätzlich belasten. Wichtig ist auch, dass du bei Harndrang immer möglichst sofort deine Blase entleerst, und zwar vollständig.

Leichtes Nach-vorn-Beugen kann dabei übrigens helfen. Und fürs sichere Gefühl empfehle ich dir: Trage Slipeinlagen oder Binden.

Und noch etwas Formales zum Schluss, um das körperlich Unangenehme wieder zu vergessen:

Was bedeutet »Mutterschutz« für mich?

Ein kleiner Anstupser für die Frauen unter euch, die in einem Angestelltenverhältnis und freiwilliges oder pflichtversichertes Mitglied der gesetzlichen Krankenkasse mit Anspruch auf Zahlung von Krankengeld sind. Sechs Wochen vor und bis zu acht Wochen nach der Geburt besteht die »Mutterschutzfrist« (bei Mehrlingsgeburten sind es sogar zwölf Wochen nach der Entbindung). Der Mutterschutz ist staatlich vorgeschrieben und soll euch und euer Kind vor zu großen Belastungen rund um die Geburt schützen und vor Nachteilen wie einer unberechtigten Kündigung. Außerdem sichert der Mutterschutz das Einkommen in dieser Zeit. Die Krankenkasse zahlt das Mutterschaftsgeld und der Arbeitgeber einen Zuschuss.

Das Mutterschaftsgeld sollte man am besten um die 32./33. Woche beantragen, damit man am Ende keine Einkommenslücken hat, und zwar bei der Krankenkasse, bei der man versichert ist. Deine Krankenkasse kann dich auch darüber aufklären, wo du das auszufüllende Formular erhältst, und auch sonstige Fragen beant-

worten. Den Nachweis über den mutmaßlichen Entbindungstermin, der für die Antragstellung benötigt wird, erhältst du frühestens sieben Wochen vor diesem Termin (also um SSW 33 herum). Den brauchst du dann in zweifacher Ausführung: einmal für die Krankenkasse, einmal für den Arbeitgeber.

Formulare, Formulare, Formulare

Neben diesem Formular kommt in dieser Zeit noch einiges an Papierkram auf dich zu: Beantragung von Elternzeit und Elterngeld, Beantragung von Kindergeld, Anfordern der Geburtsurkunde, ggf. der Sorgerechtsbescheinigung und Vaterschaftsanerkennung (wenn du und dein Partner nicht verheiratet seid). Für einige dieser Anträge benötigst du die Geburtsurkunde, die du natürlich erst nach der Geburt erhältst. Trotzdem ist es beruhigend, alle Formulare jetzt schon zusammenzutragen bzw. sich einen Überblick zu verschaffen.

Du findest alle Infos dazu zuverlässig im Netz. Bei Fragen stehen natürlich auch die zuständigen Ämter zur Verfügung. Das ist bei Elternzeit und Elterngeld die Elterngeldstelle, beim Kindergeld die Familienkasse, bei Beantragung von Vaterschaftsanerkennung und Sorgerechtsbescheinigung das Jugendamt. In einigen Städten gibt es auch nicht staatliche Anlaufstellen, die dich beraten und beim Ausfüllen den Elterngeldantrags helfen. Auch die findest du schnell übers Internet.

Kümmere dich um alles, was mit Formularen und Ausfüllen zu tun hat, *vor* der Geburt. Jetzt hast du noch genug Zeit und Ruhe, gerade, wenn du bereits im Mutterschutz bist. Wenn das Baby erst mal da ist, ist man mit seinen Gedanken – und Händen – ganz woanders, das garantiere ich dir! Einige Anträge kann man erst vollständig ausfüllen und abschicken, wenn das Baby geboren ist (weil der Name und der Geburtstag reingehören und du die Geburtsurkunde benötigst). Die Haupt-(ausfüll)arbeit und alle Vorbereitungen für den letzten Schliff lassen sich aber prima schon vorher erledigen.

EIN KURZER AUSFLUG ZUR ELTERNZEIT

Ist es nicht herrlich: Ihr könnt euch eine berufliche Auszeit für euer Baby nehmen und werdet sogar dafür bezahlt!

Elternzeit beantragt man beim Arbeitgeber, und zwar spätestens sieben Wochen vor Beginn der Elternzeit, die im Anschluss an die acht Wochen Mutterschutz nach der Geburt beginnt. Das bedeutet: Spätestens eine Woche nach der Geburt sollte der Antrag auf Elternzeit (und Elterngeld) rausgehen. Auch hier ist also zu empfehlen, alles rechtzeitig und vor der Geburt auszufüllen. Er ist recht umfangreich und du und eventuell auch dein Partner benötigt einige Nachweise dafür. So müsst ihr später nur noch das Geburtsdatum eures Kindes eintragen und den Umschlag in den Briefkasten werfen.

Elterngeld kann für ein Elternteil für zwölf Monate beantragt werden; wenn auch der zweite Elternteil Elternzeit nimmt (wie auch immer verteilt), sind 14 Monate Elterngeld möglich. Bei ›Elterngeld plus‹ kann bis zu 28 Monate Elterngeld beantragt werden, ihr bekommt dann aber in der Regel nur die Hälfte des ›normalen‹ Elterngelds monatlich ausbezahlt. In welcher Höhe das Elterngeld ausfällt, hängt vom Verdienst in der Zeit vor der Geburt ab (bei Selbstständigen sogar vom vorherigen Kalenderjahr, in der Regel). Maximal wird aber ein Betrag von 1800 Euro im Monat bezahlt.

Elterngeld muss übrigens nicht sofort nach der Geburt beantragt werden, aber es ist wichtig zu wissen, dass es rückwirkend nur die letzten drei Monate gezahlt wird, ausgehend von dem Tag, an dem der Antrag bei der Elterngeldstelle eingegangen ist.

DAS BABY

Das Baby wiegt jetzt durchschnittlich 1400 Gramm und ist schon 40 Zentimeter groß, das ist ungefähr von deinem Ellbogen bis zur Fingerspitze des Mittelfingers. Mal ehrlich: Das kann man sich doch schon richtig vorstellen, oder nicht? Es sind ja auch nur noch gut zehn Wochen bis zum errechneten Geburtstermin! Die erste Körperbehaarung deines Babys, die Lanugobehaarung, beginnt nun langsam auszufallen, bis zur Geburt bleibt nur ein kleiner Rest Flaum zurück. Dafür vermehren sich die Haare auf dem Kopf.

Viele Babys drehen sich jetzt langsam in die richtige Geburtsposition: also mit dem Kopf nach unten. Aber mache dir keine Sorgen, wenn das bei dir noch nicht der Fall sein sollte (das stellt deine Frauenärztin fest). Es bleibt noch genug Zeit dafür. Im Kapitel zu SSW 34 schreibe ich dazu noch ausführlicher.

Da der Platz immer weniger wird, wundere dich auch nicht, wenn du dein Baby jetzt seltener spürst als vorher, es kann sich einfach nicht mehr so ausladend bewegen.

DIE MUTTER

Langsam, aber sicher wird es anstrengend mit dem dicken und schweren Bauch – und dem ein oder anderen Schwangerschaftswehwehchen, nehme ich an. Viele habe ich schon angesprochen: Sodbrennen, Inkontinenz, Hämorrhoiden, Rückenschmerzen, Übungswehen, unruhiger Schlaf … Das führt aber auch dazu, dass wir uns immer mehr darauf freuen, dass das Baby endlich da ist. Und auch das Thema »Geburt« nicht mehr ganz so weit von uns wegschieben wollen. Ein natürlicher Loslösungsprozess, sozusagen.

Ab der 30. Schwangerschaftswoche wird nun bei jeder Untersuchung übrigens eine Kardiotokografie (CTG) durchgeführt, um die Herztöne des Babys und deine Wehentätigkeit zu überprüfen. Auch der Muttermund wird regelmäßig ertastet: Wenn er sich öffnet, ist das ein Zeichen, dass es bald losgehen könnte. Zu dieser Zeit sollte er allerdings noch fest geschlossen sein.

TO-DO

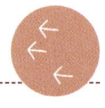

○ Hast du heute schon deinen Beckenboden trainiert? Nichts wie ran! Die Übungen beugen auch Inkontinenz in der Schwangerschaft vor.

○ Beschäftige dich jetzt mit dem Antrag auf Mutterschutz und Mutterschaftsgeld.

○ Schaue dir am besten in dieser Schwangerschaftswoche und in den nächsten Wochen an, welche Anträge du sonst noch stellen willst oder musst, und bereite alles vor (Elternzeit und Elterngeld, Anerkennung Vaterschaft und Sorgerechtsbescheinigung, Kindergeld etc.).

○ Es kann sein, dass ab jetzt bei jeder Untersuchung (ob Frauenärztin oder Hebamme) ein CTG durchgeführt wird.

WARUM EIN CTG?

Das CTG misst die Herztöne des Babys, um seinen Herzschlag während der Schwangerschaft zu überwachen, und es werden deine Wehen aufgezeichnet, die Aufschluss darüber geben, ob es bald losgehen könnte mit der Geburt. Darum wird das CTG auch als »Wehenschreiber« bezeichnet. Es ist eine Standarduntersuchung währen der Schwangerschaft. Im Grunde geht es darum, das Wohlbefinden des Kindes (und der Mutter) zu überwachen.

Ein CTG dauert in der Regel mindestens 30 Minuten bis maximal eine Stunde. Du legst dich dazu auf einer Liege auf die linke Seite (wenn das nicht geht, funktioniert es auch im Sitzen) und bekommst um deinen Bauch einen Gurt mit zwei Messfühlern gelegt.

Ob ein CTG bei dir durchgeführt wird, hängt von verschiedenen Faktoren ab, unter anderem, ob eine Mehrlingsschwangerschaft vorliegt oder du als Risikoschwangere giltst. Zu Beginn der Geburt, wenn regelmäßige, starke und anhaltende Wehen auftreten, wird das CTG routinemäßig gemacht. Aber auch vorher, wie gesagt, ab dieser Schwangerschaftswoche, wird gern öfter während der Vorsorgeuntersuchungen ein CTG durchgeführt, einfach um zu schauen, ob alles so ist, wie es sein soll.

So findest du den Namen für dein Baby

SCHWANGERSCHAFTSWOCHE 31

Hallo, du Liebe, und herzlich willkommen in der 31. Schwangerschaftswoche!

In diesem Kapitel möchte ich über das Thema »Namensfindung« schreiben. Das ist ja ein sehr persönliches Thema, aber ihr fragt mich immer wieder, ob ich Tipps dazu habe, wie man den schönsten Namen für sein Baby findet.

Einige von euch sind bestimmt so geduldig und warten mit der Namensfindung, bis sie das Geschlecht des Babys erfahren. Bei mir war das nicht so, ich konnte es gar nicht abwarten, über Namen nachzudenken. Am liebsten schon mit dem positiven Schwangerschaftstest in der Hand.

Und dann gibt es auch noch die unter euch, die zwar Namen hin und her überlegen, aber sich erst endgültig für einen entscheiden, wenn das Baby in ihren Armen liegt. Weil sie nicht nur fühlen, sondern auch *sehen* wollen, dass genau dieser Name zu ihrem Kind passt.

Wann auch immer ihr euch an die Namensfindung macht, hier ein paar Tipps von mir, auf die ich immer gern geachtet habe:

○ Der Name sollte gut verständlich sein und nicht allzu kompliziert, damit der Namensträger nicht sein Leben lang damit beschäftigt ist, dem Gegenüber den eigenen Namen erklären und ihn korrigieren zu müssen (noch dazu schriftlich und mündlich).

○ Der Name sollte nicht zu Hänseleien führen.

○ Es muss ein existierender Name sein, es darf keine Sachbezeichnung sein.

○ Es sollte nicht der Name einer negativ behafteten historischen Figur oder Person sein.

○ Ich finde es schön, wenn der Vorname auch gut zum Nachnamen passt. Denn bei der inhaltlichen Kombination von Vor- und Nachnamen ist manchmal Vorsicht geboten. Ich denke da an »Axel Schweiß« oder »Rosa Höschen«.

○ Ich finde es auch wichtig, dass der Vorname nicht mit dem Buchstaben endet, mit dem der Nachname beginnt, denn das kann schon allein bei der Aussprache für Schwierigkeiten sorgen, zum Beispiel Kim Meier oder Matt Tröger.

○ Wenn ihr mehrere Kinder habt, würde ich immer darauf achten, dass die Namen auch zusammenpassen: »Tom«

passt meiner Meinung nach zum Beispiel besser zu »Kim« als zu »Eleonore« und Letztere dann eher zu einem »Theodor«.

- Über einen möglichen Spitznamen nachzudenken, der sich aus dem Vornamen ergibt, ist auch wichtig. Bzw. die Fragen: Kann man aus dem Vornamen einen Spitznamen bilden, und ist das einer, den man sich wünscht? Ich habe mir als Kind zum Beispiel immer einen Spitznamen gewünscht, aber das hat der Name »Laila« leider nicht hergegeben. Darum habe ich für meine Kinder Namen ausgesucht, aus denen sich schöne Spitznamen bilden lassen. Vielleicht wollt ihr aber gerade *nicht,* dass aus dem Namen überhaupt ein Spitzname gemacht werden kann. Dann muss auch das wohlüberlegt sein. Es ist einfach wichtig, sich einmal darüber klar zu sein, weil ihr und auch euer Kind im Zweifelsfall die Entwicklung des Namens irgendwann nicht mehr in der Hand habt.

- Die meisten Namen haben eine Bedeutung und eine Herkunft. Ich finde es schön, zu wissen, was der Name bedeutet, den man seinem Kind gibt. Es gibt Namen, die mit etwas Positivem und Schönem verbunden sind, mit dem man auch selbst etwas anfangen kann oder es sich gar für sein Kind wünscht. Aber eben auch solche, deren Bedeutungen man vielleicht gar nicht unterstützt und gutheißt.

- Man kann sich auch noch anschauen, was der Name in anderen Sprachen bedeutet. Das kann sehr spannend sein und durchaus erhellend. Der Name »Lisa« zum Beispiel bedeutet auf Griechisch »Krätze«. Das kann einem in Deutschland egal sein, aber wenn man gern nach Griechenland reist, sollte man es sich vielleicht noch mal überdenken. Oder aber man findet in einer anderen Sprache sogar einen Namen, der einem gut gefällt (und der gut auszusprechen und zu verstehen ist in dem Land, in dem man lebt).

- Schaut auch: Wie beliebt ist der Name, den ihr eurem Kind geben wollt? Wenn es nun ein Top-Ten-Name ist, den ihr auswählen wollt, kann es natürlich sein, dass sich fünf Kinder auf dem Spielplatz umdrehen, wenn ihr euer Kind ruft. Vielleicht stört es euch nicht, aber einen Gedanken daran verschwenden kann man zur Sicherheit trotzdem mal. Andererseits kann es bei sehr seltenen Namen schade sein, wenn das Kind immer allein auf weiter Flur mit seinem sehr besonderen Vornamen ist.

Ihr solltet euch auch überlegen, wie viele Namen euer Kind haben soll. Bis zu fünf Vornamen sind in Deutschland erlaubt. Mehrere Namen zu geben hat den Vorteil, dass man etwas flexibler ist, welches der Lieblingsrufname des Kindes werden kann. Rein theoretisch darf man seinen Rufnamen nämlich später auch selbst gegen einen der anderen Vornamen austauschen. Man kann so auch Namen aus der Familie aufnehmen, zum Beispiel den der Großmutter oder des Großvaters oder auch der Mutter und des Vaters. Der eigene Familienstammbaum ist bei der Namensfindung ohnehin eine schöne Quelle, zu der man auch gleich einen engen Bezug hat.

Wie findet man nun also den perfekten Namen für sein Kind? Ich habe da gern das Internet bemüht: »Schöne deutsche Vornamen« eingeben und einfach inspirieren lassen. Dabei habe ich übrigens nie die Top-Ten-Liste der deutschen Vornamen angeschaut, aber durchaus die der Nachbarländer. Es gibt auch einige schöne Bücher, in denen man stöbern kann wie »Habt ihr schon einen Namen? – Die schönsten Vornamen« von der Insel-Bücherei.

Wenn man schwanger ist, sind die Antennen ohnehin auf alles ausgerichtet, was damit zu tun hat, darum hatte ich immer Zettel und Stift dabei, um mir Namen zu notieren, die mir besonders gut gefielen, die ich auf der Straße gehört habe, in einem Film, irgendwo gelesen habe und so weiter und so fort. Auch der eigene Freundeskreis kann übrigens inspirierend sein,

sowohl die Erwachsenen als auch deren Kinder.

Wenn man also Augen und Ohren offen hält, setzt sich nach und nach ein schönes Gesamtbild zusammen, aus dem heraus man sich den Lieblingsnamen picken kann, unter Berücksichtigung aller Vorlieben und Abneigungen.

Ich wünsche euch für diesen aufregenden, so, so wichtigen und emotionalen Prozess auf jeden Fall viel Freude, Glück und Erfolg!

DAS BABY

Dein Baby ist jetzt etwa 42 Zentimeter groß und wiegt an die 1600 Gramm. In dieser Schwangerschaftswoche nehmen die Augen deines Babys ihre vorläufige Farbe an. Hellhäutige Babys kommen häufig mit dunkelblauen Augen zur Welt, dunkelhäutige mit braunen oder dunkelgrauen Augen. Die Pigmentierung der

ℒIEBLINGSNAMENSINSPIRATIONSQUELLE

Auch eine gute Inspirationsquelle können Celebritys sein, also Namen von berühmten oder in der Öffentlichkeit stehenden Personen und Persönlichkeiten und ihren Kindern. Das muss nicht immer Hollywood sein, es gibt auch in Deutschland genug bekannte Schauspieler/innen und Sänger/innen, bei denen man sich mal umschauen kann. Ich finde auch besonders interessant, welche Namen die Königsfamilien ihren Kindern geben.

Augen wird aber erst nach der Geburt durch den Einfluss von Sonnenlicht abgeschlossen, die endgültige Augenfarbe steht erst zwischen dem sechsten und neunten Lebensmonat fest. Übrigens passen sich die Augen jetzt schon der Außenwelt an: Im Schlaf schließen sie sich nämlich, und wenn Licht durch die Gebärmutter hindurchscheint, weiten sich die Pupillen. Dein Baby wendet sich den helleren Bereichen der Gebärmutter zu und versucht sogar, nach der Helligkeit zu greifen.

DIE MUTTER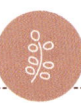

Je dicker dein Bauch wird, umso beschwerlicher wird natürlich dein Alltag. Vielleicht leidest du auch wieder stärker unter Kurzatmigkeit (dazu habe ich ganz am Anfang der Schwangerschaft schon etwas geschrieben, im Kapitel der SSW 8 – fühlt sich das nicht unglaublich lange her an?). Auch geschwollene Hände und Füße treten jetzt häufig auf, vor allem in den warmen Sommermonaten (siehe Kapitel zu SSW 25 zu »Wassereinlagerungen«). *A neverending story …*

TO-DO

- Packe dir Zettel und Stift in die Tasche oder öffne in deinem Handy ein Notizfeld, und wann immer dir ein Name über den Weg läuft, der dir gefällt, schreibe ihn auf. So hast du in wenigen Wochen eine bunte Liste zusammen, die du immer wieder im Kopf hin- und herjonglieren kannst, aus der du mal einen Namen streichen oder einen auf der Liste ein paar Plätze nach oben wandern lassen kannst. Vielleicht will dein Schatz auch so eine Liste führen und es gibt sogar Überschneidungen?
- Rückenschmerzen? Lass öfter mal dein Becken kreisen und mache die Übungen aus dem Kapitel zu SSW 19.

Wir packen deine Kliniktasche

SCHWANGERSCHAFTSWOCHE 32

Hallo, du Liebe, wie schön, dass ich dich in deiner Schwangerschaft schon bis hierhin begleiten durfte – bis zur 32. Schwangerschaftswoche! Gehen wir also auch das letzte Stückchen noch zusammen.

Heute packen wir gemeinsam deine Kliniktasche! Das heißt nicht, dass du sie jetzt sofort fix und fertig packen sollst, schließlich dauert es noch etwa zwei Monate, bis es losgeht mit der Geburt. Bis dahin aber wären die Klamotten in der Tasche zerknittert und müffeln abgestanden, Verpflegung (wenn du denn welche dabeihaben willst) wäre vielleicht verfault, Wasser nicht mehr haltbar, und das ein oder andere braucht man zu Hause durchaus jeden Tag, wie Zahnbürste oder Pflegeprodukte.

Darum mein Tipp: Stelle die Tasche bereit, lege die Sachen, die hineinsollen, daneben (so hast du auch immer einen guten Überblick) und sammle nach und nach über die nächsten Wochen das, was noch alles dazugehört. Erst kurz vor dem errechneten Entbindungstermin packst du sie dann fertig. Was du zu Hause noch brauchst, bis es richtig losgeht, notierst du auf einem kleinen Zettel. So kann dein Partner den Rest verstauen, wenn du bereits mit Wehen beschäftigt bist.

Brauche ich das wirklich?

Du hast bestimmt schon mal so eine Kliniktaschenliste gesehen. Die kann mitunter sehr lang sein. Die Listen, die du im Internet findest, gehen einfach auf Nummer sicher. Meiner Meinung nach sind da aber ein paar Dinge dabei, die du nicht unbedingt brauchst, dagegen fehlt das ein oder andere, was ich wichtig finde.

Eines ist auf jeden Fall beruhigend: Du kannst alles, was du vergessen haben solltest, nachkommen lassen von deinem Partner, deiner Mutter, Schwester, Freundin …

Was ich zu meiner ersten Geburt mitgeschleppt und *nicht* gebraucht habe, ist das Folgende:

– Neugeborenenwindeln und Feuchttücher fürs Baby, Stilleinlagen und Binden für mich. All diese Dinge findet man in der Geburtsklinik vor. Wer sich unsicher ist, ruft einfach mal auf der Wöchnerinnenstation an und fragt nach, was vor Ort ist.
– Verpflegung während der Geburt. Ich habe weder Traubenzucker noch Müsliriegel noch Energiekugeln während meiner Geburten angerührt, allerdings ging es bei mir auch jedes Mal recht schnell, und ich musste keine lange Zeit-

spanne überbrücken. Aber ein Müsliriegel nimmt ja auch nicht viel Platz weg, stecke ihn doch zur Sicherheit ein, auch wenn du ihn am Ende vielleicht gar nicht brauchen wirst. Dass man ausreichend Wasser trinkt während der Geburt, dafür sorgt sowieso die betreuende Hebamme, denn das ist wirklich wichtig.

MEIN TIPP

Aus eigener Erfahrung möchte ich dir noch mit auf den Weg geben: Auch wenn man ein Familienzimmer bekommt, hat man im Krankenhaus kaum Privatsphäre, das heißt auch, dass ständig Krankenschwestern, Ärzte oder Hebammen ins Zimmer kommen und man fremden Blicken ausgeliefert ist. Vielleicht ist es dir auch so wichtig wie mir, dass man in dieser Situation einigermaßen ordentlich und ansehnlich aussieht. Auch wenn es natürlich für das Krankenhauspersonal Alltag ist, euch in intimen Momenten zu sehen.

MEINE CHECKLISTE

für die Kliniktasche

○ 3 Schlafanzüge, die dir auch als Hochschwangere passen. Zwar wird der Bauch direkt nach der Geburt schon um einiges kleiner, aber falls du einen Kaiserschnitt hast, kann es sein, dass die normalen Hosen an der Narbe scheuern oder drücken. Ich habe immer darauf geachtet, dass alle Teile farblich zusammenpassen, um sie ggf. zu kombinieren, falls ein Oberteil oder eine Hose dreckig war; ich hatte lange und kurze Schlafanzughosen dabei, und zwar sehr gemütliche, um damit gut schlafen zu können, aber auch vorzeigbar genug, um darin auch mal durch die Gänge zu gehen oder Besuch zu empfangen, ohne mich schämen zu müssen; alle Oberteile hatten V-Ausschnitte, das ist sehr praktisch beim Stillen.

○ 1 bis 2 Paar warme Socken, falls ihr kalte Füße bekommt.

○ 1 bis 2 Paar dünne Socken.

○ Unterwäsche. Wie schon gesagt: Ich mag keine Still-BHs, weil ich sie so kompliziert finde, darum hatte ich Folgendes dabei: 3 normale BHs, und – das ist wirklich wichtig – ca. 6 normale Baumwollunterhosen, eine Größe größer, als du normalerweise trägst. Die ersten Tage nach der Geburt wirst du ordentlich nachbluten, sodass du richtig dicke Binden tragen musst. Zu kleine Unterhosen können außerdem an Kaiserschnittnarben sehr unangenehm sein.

○ Strickjacke oder Bademantel, wenn man mal durch die Gänge wandert

○ Hausschuhe und/oder Flipflops: Wichtig ist, dass es welche zum Reinschlüpfen sind, sodass du dich möglichst nicht runterbücken und deine Hände zu Hilfe nehmen musst. Flipflops sind dann besonders wichtig und angenehm, wenn du mit einer anderen Mama das Bad teilen musst.

○ 2 kleine, 1 großes Handtuch, 2 Waschlappen zur Sicherheit. In einigen Krankenhäusern gibt's keine Handtücher für die Patientinnen oder nur sehr kleine; außerdem riechen meine eigenen so gut.

○ Hygiene- und Kosmetikprodukte: Zahnbürste, Zahnpasta, Zahnseide, Shampoo, Körpercreme, Deo, Bürste – alles, was du jeden Tag brauchst. Sinnvoll ist, kleine Probiergrößen von den Produkten zu haben. Zur Sicherheit bzw. zum Nach-Hause-Gehen hatte ich auch noch einen zarten Lippenstift (den man auch als Rouge benutzen kann) und einen Concealer dabei, falls ich mich mal ganz farblos fühlte. Ansonsten habe ich mich im Krankenhaus aber nicht geschminkt.

○ Wichtig, wenn du lange Haare hast und sie vielleicht mal waschen willst im Krankenhaus: ein Föhn, denn man kann sich nicht sicher sein, ob es den im Krankenhaus gibt, und wenn ja, ob er nicht vielleicht gerade von jemand anderem benutzt wird und du ewig mit nassen Haaren darauf warten müsstest.

○ Apropos Haare: Stecke dir ein bis zwei Haargummis ein. Dann hast du eines parat, falls dich deine Haare im Gesicht stören und du sie einfach mal weghaben möchtest.

○ 1 »schickes« Oberteil, das man mit einer der hübschen Schlafanzughosen kombinieren kann, denn: In vielen Krankenhäusern kommt in den ersten Tagen nach der Geburt ein Fotografenteam in dein Zimmer und bietet dir an, ein Foto mit dir (und Partner, Geschwisterkinder) und deinem Baby zu machen. Nach meiner ersten Geburt habe ich mich davon überfordert gefühlt und dieses An-

gebot nicht wahrgenommen. Aber nach den anderen drei Geburten habe ich ein Foto machen lassen, weil man mit so einem kleinen Baby eher nicht ins Fotostudio marschiert und auch wirklich erst mal anderes um die Ohren hat, als noch einen Shootingtermin zu organisieren. Du musst es ja nicht machen, aber sorge auf jeden Fall vor, falls du dann doch Lust bekommst.

○ Heimfahroutfit für dich: Das sollte schön bequem sein und ungefähr die Größe haben, die man im sechsten Monat getragen hat. Ich mochte immer gern ein etwas weiteres, hübsches Oberteil zu einer schicken Jogginghose mit dazupassender Sweatjacke tragen und dazu schön bequeme und nicht zu enge Turnschuhe.

○ Praktische Dinge und Formales: Ladekabel, Kopfhörer, kleine Variante vom Portemonnaie mit etwas Geld zur Sicherheit (20 Euro in Fünfeuroscheinen

GANZ WICHTIG!

Hausschuhe bitte, bitte IMMER benutzen, wenn du aus dem Bett steigst, egal, wie kurz die Wege sind, und wieder ausziehen, wenn du ins Bett zurückschlüpfst. Denn im Krankenhaus sind wirklich viele Keime unterwegs, die du nicht mit in dein Bett und zu deinem Säugling tragen solltest.

und Münzen reichen aus), Mutterpass; ich fand es praktisch, wenn man diese Dinge in eine extra (Hand-)Tasche packt, um nicht immer in der doch recht großen Kliniktasche herumwühlen zu müssen.

○ Babysachen: In allen Kliniken, in denen ich entbunden habe, war genug Neugeborenenkleidung da, frage aber, wenn du ganz sicher sein willst, lieber noch einmal auf der Station nach. Und natürlich braucht ihr etwas zum Anziehen für euer Kleines, wenn ihr die Klinik verlasst. Bei meinen Kleinen war das Größe 50, wenn du unsicher bist, ob das passt, kann dein Schatz zum Abholen auch Größe 56 mitbringen. Da reichen 1 Langarmbody, 1 Strampler mit Füßchen, 1 Paar Söckchen, 1 Jäckchen und 1 Mützchen, zur Sicherheit 1 Spuck- bzw. Mulltuch, 1 Deckchen, um das Baby in der Autoschale zuzudecken. Das gilt übrigens unabhängig von der Temperatur draußen, denn der Säugling kann selbst noch keine Wärme halten und muss darum schön warm gehalten werden. Für den möglichen Fototermin empfehle ich übrigens noch, dass du auch für das Baby ein besonderes Outfit einpackst, das vielleicht farblich auf deines abgestimmt ist.

MEIN TIPP

Ich habe mir alle wichtigen Dokumente (Einweisungsschein von der Ärztin, Personalausweis, Krankenkassenkarte, Heiratsurkunde, Vaterschaftsanerkennung, ggf. eigene Geburtsurkunde, Familienstammbuch; was genau du brauchst, erfragst du am besten direkt in eurem Krankenhaus) fürs Krankenhaus kopiert und hatte sie in meiner Handtasche dabei. Es werden zwar meist die Originale benötigt, aber die kann dein Schatz mit ins Krankenhaus bringen und auch gleich wieder mit nach Hause nehmen, damit sie nicht die ganze Zeit dort herumfliegen.

DAS BABY

Dein Baby ist jetzt etwa 1800 Gramm schwer und durchschnittlich schon 43 Zentimeter groß. Mittlerweile kann dein Klei-

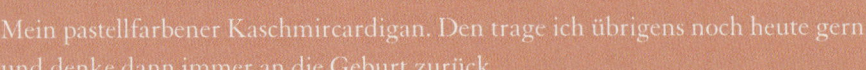

𝓛IEBLINGSKRANKENHAUSKLAMOTTE

Mein pastellfarbener Kaschmircardigan. Den trage ich übrigens noch heute gern und denke dann immer an die Geburt zurück.

nes all seine Sinne voll nutzen, verschläft aber 95 Prozent des Tages. Süß! Das ist so wichtig, weil es in diesen Ruhephasen seine Lunge erprobt: Es bewegt ganz leicht seinen Brustkorb auf und ab und trainiert damit seine Lunge.

DIE MUTTER

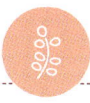

Einmal täglich (mindestens, natürlich) solltest du die Bewegung deines Babys spüren. Aber schon im Bauch unterscheiden sich die Kleinen so sehr voneinander: Während einige sehr temperamentvoll sind, verhalten sich andere eher ruhig. Solltest du dein Baby länger nicht spüren und deswegen beunruhigt sein, vergewissere dich zur Sicherheit einmal bei deiner Hebamme oder Frauenärztin. Es ist sicherlich alles in Ordnung, aber manchmal braucht man einfach die Bestätigung einer Fachkraft.

Sogar ich mit meiner Erfahrung aus drei Schwangerschaften bin kurz vor dem Entbindungstermin meiner vierten Geburt panisch ins Krankenhaus gefahren, weil der Arzt unbedingt einmal kontrollieren sollte, ob alles in Ordnung ist. Ich hatte einfach das Gefühl, mein Baby nicht mehr zu spüren. Es war dann aber alles in Ordnung, zum Glück. Ich habe während aller meiner Schwangerschaften immer an irgendeinem Punkt geglaubt, mein Baby nicht mehr zu spüren. Wenn dir diese Sorge dann von ganz offizieller Seite genommen wird, ist das ein unglaublich erleichterndes Gefühl. Darum möchte ich dich dazu ermutigen, bei Unsicherheiten in deiner Klinik anzurufen und um einen Kontrolltermin zu bitten. Das ist dein gutes Recht, und es muss dir nicht unangenehm sein, selbst wenn du dort belächelt wirst. Das kann natürlich auch deine Frauenärztin oder Hebamme machen.

Deine Gebärmutter ist so richtig schwer geworden, ihr oberes Ende liegt ungefähr zwölf Zentimeter über deinem Bauchnabel. Lege deine Beine jetzt sooft es geht hoch, um Krampfadern zu vermeiden (siehe dazu auch das Kapitel zu SSW 17). Du kannst auch Stützstrümpfe tragen. Auf jeden Fall solltest du es vermeiden, längere Zeit zu stehen, weil das die Beine mittlerweile zu sehr belastet. Trage auch nur noch flache und bequeme Schuhe, klar.

TO-DO

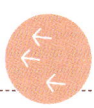

○ Spätestens in dieser Woche steht die letzte große Ultraschalluntersuchung an, bei der überprüft wird, ob dein Baby sich gut entwickelt und normal wächst. Die Menge des Fruchtwassers wird geschätzt und die Funktion der Plazenta untersucht, auch die Kindslage wird festgestellt.
○ Ab der 33. Schwangerschaftswoche finden die Vorsorgeuntersuchungen (inklusive CTG) in der Regel alle zwei Wochen statt, abwechselnd bei deiner Frauenärztin und deiner Hebamme, wenn du magst.
○ Hast du dich schon in einer Klinik oder einem Geburtshaus angemeldet? Jetzt ist ein guter Zeitpunkt dafür.

Der neunte Monat – und was jetzt wichtig ist

SCHWANGERSCHAFTSWOCHE 33

Hallo, du Liebe, und herzlich willkommen in der 33. Schwangerschaftswoche! Unglaublich, wie die Zeit vergangen ist: Wir sind im neunten Monat! Und damit nur noch etwa sieben Wochen von der Geburt entfernt.

In diesen letzten Schwangerschaftswochen habe ich auf einiges besonders geachtet bzw. das ein oder andere in meinem Alltag noch mal verändert, was ich dir verraten und ans Herz legen möchte.

Weniger Sport

So habe ich ab der 33. Schwangerschaftswoche zum Beispiel keinen Sport mehr gemacht. Aber ich habe mich noch ein bisschen gedehnt, nur nicht mehr so stark. Auch kilometerlange Spaziergänge habe ich abgekürzt. Mehr als sechs, sieben Kilometer habe ich am Tag nicht mehr geschafft. Auch Schwimmen tat meinem Körper in dieser Zeit nicht mehr so gut, es ist einfach zu anstrengend geworden. Mein natürliches Gefühl, mich bewegen zu wollen, ist zu dieser Zeit weniger geworden, und ich habe darauf gehört. Alles, was *dir* noch guttut, kannst du aber natürlich weiterhin behutsam machen. Höre auf deinen Körper!

Was ich weiter gemacht habe, waren Beckenbodenübungen, denn die erleichtern einem die Geburt und helfen auch in der Zeit danach enorm. Und die empfehle ich auch dir: Spanne dazu deinen Beckenboden an und ziehe ihn nach oben, halte ihn zehn Sekunden, atme dabei entspannt weiter und lass dann wieder locker. Du findest die Übung auch noch mal im Kapitel zu SSW 18. Diese kleine, feine Übung kann man ohne Vorbereitung und ohne große Anstrengung mehrmals über den Tag verteilt machen.

Ausreichend Magnesium

Normalerweise nehmen wir durch eine bewusste Ernährung genug Magnesium auf, auch in der Schwangerschaft, in der der Bedarf an Magnesium nur geringfügig erhöht ist. Schwangere sollten etwa 310 Milligramm Magnesium pro Tag aufnehmen (Nichtschwangere 300 Milligramm). Magnesium steckt besonders in Obst wie Ba-

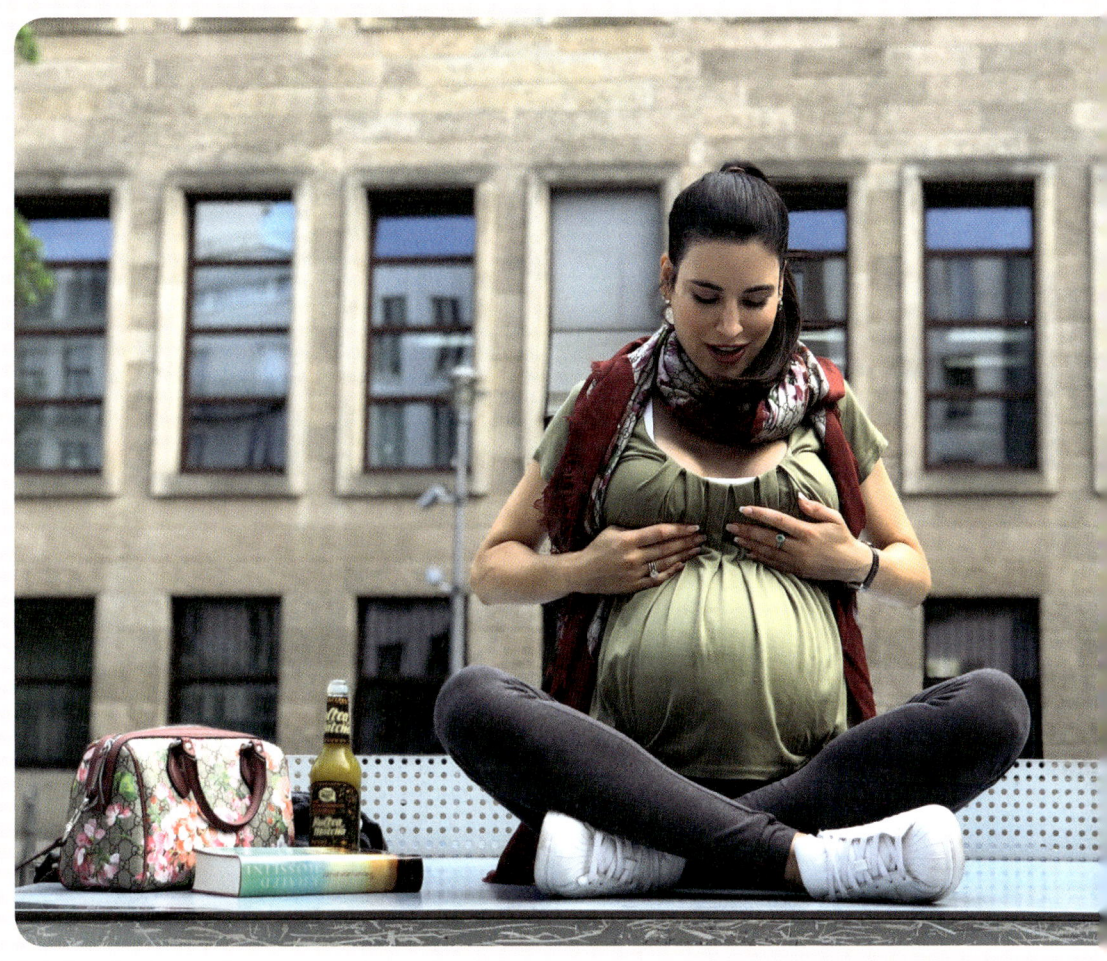

Apropos weniger Sport: So ein Schneidersitz ist im Grunde genommen auch Sport. Machen wir uns nichts vor: Komme im neunten Monat mal in diese Position – und wieder raus. Dann weißt du für den Rest des Tages, was du getan hast.

nanen und Himbeeren, in allen grünen Gemüsesorten sowie Karotten und Kartoffeln, in Vollkornprodukten, in Milch und Milchprodukten, in Hülsenfrüchten, Nüssen und Sonnenblumenkernen, in Sojaprodukten und auch in Fleisch. Ich habe in dieser Zeit aber häufiger unter Wadenkrämpfen und Krämpfen in den Füßen gelitten. Darum habe ich jeden Tag ein kleines Beu-

telchen Magnesium eingenommen. Falls dir das bekannt vorkommt, solltest du dich in der Apotheke beraten lassen, welches Präparat in welcher Dosierung gut für dich ist.

Vorbeugend zusätzlich Magnesium einzunehmen ist aber nicht notwendig. Da Magnesium im Verdacht steht, die Wehentätigkeit zu hemmen, solltest du auch deine Frauenärztin informieren, wenn du es einnimmst.

Mehr Eisen

Bei einem Bluttest zu dieser Zeit wurde bei mir außerdem Eisenmangel festgestellt. Auch das ist vor allem in den letzten Schwangerschaftswochen ganz normal, weil das Wachstum und die Entwicklung deines Babys einfach sehr viel von deinem Körper fordern. Darum habe ich ab diesem Zeitpunkt auch täglich ein flüssiges Eisenpräparat eingenommen (weil ich ungern Tabletten schlucke). Hinweise auf einen Eisenmangel sind übrigens unter anderem starke Müdigkeit und Blässe. Schwangere sollen pro Tag etwa 30 Milligramm Eisen einnehmen (im Gegensatz dazu die normale Tageszufuhr einer Frau: 15 Milligramm), denn Eisen versorgt nicht nur das Baby, sondern auch die Plazenta und die Gebärmutter.

Natürlich kann man Eisen auch über die Nahrung aufnehmen, allerdings ist das bei diesem erhöhten Bedarf nicht so leicht wie bei Magnesium. Eisen steckt vor allem in folgenden Lebensmitteln: in magerem Fleisch, in Obst, Gemüse (wie Brokkoli, Grünkohl, Spinat), Vollkornprodukten, Nüssen und Soja. Zusätzlich kann bei ersten Anzeichen von einem Mangel ein Eisenpräparat eingenommen werden. Da deine Frauenärztin deinen Eisenwert regelmäßig überprüft (durch einen kurzen Pikser in den Finger), würde ihr ein Mangel auffallen und sie dir ein entsprechendes Mittel empfehlen.

Mehr Pausen

Jede von uns hat ihren Alltag, und das schon seit vielen Jahren, Tag für Tag. Darum überhört man in der Schwangerschaft manchmal die Signale des Körpers, die gerade in dieser späten Phase oft heißen: »Ich brauche eine Pause« oder »Ich bin erschöpft«. Das ging mir zumindest so. Aber das sollten wir jetzt ändern. Ab jetzt solltest du wirklich darauf achten, dich hinzulegen, wenn du müde bist. Und auch Verabredungen guten Gewissens abzusagen,

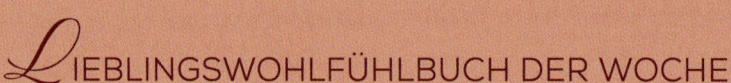

LIEBLINGSWOHLFÜHLBUCH DER WOCHE

Den Roman »Das Herzenhören« von Jan-Philipp Sendker habe ich in dieser Zeit wirklich verschlungen – eine der schönsten Liebesgeschichten der Welt. Eine absolute Empfehlung!

wenn du am Abend zu erschöpft bist. Gönne deinem Körper ganz bewusst und noch mehr als in den letzten Wochen Ruhepausen, sage öfter mal ab und Nein. Die meisten Menschen um dich herum werden das akzeptieren und verstehen.

Mehr Zeit

Plane mehr Zeit für deine alltäglichen Besorgungen ein, zum Beispiel zum Einkaufen. Und nimm dir nicht zu viel auf einmal vor. Du bist langsamer, und das darfst du dir ruhig eingestehen.

Weniger Zupfmassagen

Auch wenn ich ganz dankbar war, dass ich womöglich aufgrund der Zupfmassagen noch keine Schwangerschaftsstreifen hatte, hörte ich ab dieser Schwangerschaftswoche damit auf. Denn es war mir zunehmend unangenehm, an meinem Bauch herumzuzupfen und zu -zerren. Als Schwangere sollten wir genau auf unser Gefühl und unseren Körper hören. Im letzten Schwangerschaftsmonat können Zupfmassagen auch wirklich Wehen auslösen.

Weniger (oder gar kein) Horror und Crime

Gerade im Endstadium der Schwangerschaft sollte man genau filtern, was man sich über die Medien zumutet, egal, ob Fernsehen, Internet, Romane, Zeitungen und Zeitschriften. Ich lag einmal die ganze Nacht wach, weil ich eine Krimiserie geguckt habe, die so aufrüttelnd war, dass ich die Gedanken daran einfach nicht losgeworden bin. Warum? Weil wir gerade in der Schwangerschaft einfach extrem sensibel und dünnhäutig sind. Tue dir das also besser nicht an. Stärke dich lieber mit schönen, lustigen, positiven News oder Filmen und Geschichten.

Natürliche Geburt, PDA, Kaiserschnitt und Co.

Du hast lange gewartet, aber jetzt will ich anfangen, über die Geburt zu sprechen. Für viele Schwangere das wichtigste Thema!

Ich habe alle meine vier Geburten ohne PDA und Kaiserschnitt hinter mich gebracht. Ich habe bewusst auf die PDA (= Periduralanästhesie) verzichtet, weil es erstens bei mir immer sehr schnell ging, bis meine Kinder auf der Welt waren, und ich zweitens ein Angsthase bin. Die Vorstellung, dass ich durch eine PDA im Rückenmark betäubt werde, und die Angst vor den möglichen Nebenwirkungen haben mich davon abgehalten, das wenn auch nur minimale Risiko einzugehen. Aber viele andere Frauen sind froh, dass es so etwas wie die PDA heutzutage gibt und sie nicht die vollen Geburtsschmerzen aushalten müssen.

Hebammen empfehlen eigentlich jeder Frau mit einem normalen Schwangerschaftsverlauf ohne Komplikationen zu versuchen, ihr Baby ohne Schmerzmittel zur Welt zu bringen. Geburtsschmerz ist ja ein Schmerz, der belohnt wird – und zwar mit dem größten vorstellbaren Glück: der Geburt des eigenen Kindes. Darum ist es vielen Frauen auch möglich, diese Schmerzen durchzustehen, ohne sie betäuben zu wollen oder zu müssen. Es kann sogar befriedigend und bewusstseinserweiternd sein, diese Schmerzen zu empfinden und durchzustehen. Klingt paradox, ich weiß. Aber es ist wahr.

Wer aber eine PDA haben möchte, kann sie natürlich auch bekommen. Und sollte dafür auch nicht verurteilt werden. Sie wird dir sogar dringend empfohlen, wenn die Geburt ins Stocken gerät oder du unerträgliche Schmerzen hast und sehr abgekämpft bist.

Wie läuft eine PDA eigentlich ab?

»PDA« bedeutet Periduralanästhesie und meint eine lokale Betäubung bestimmter Nervensegmente im Rückenmark. Es wird dabei eine Nadel vom Rücken aus in den Bereich des Rückenmarks eingeführt, über die man eine Mischung aus lokalem Betäubungsmittel und leichtem Schmerzmittel spritzt. Dies sorgt dafür, dass du dich zum einen etwas entspannst und zum anderen die Wehen nicht mehr so schmerzhaft spürst. Eine komplette Schmerzfreiheit garantiert die PDA aber nicht. Das ist aber auch gar nicht ihr Ziel, um den Geburtsverlauf nicht zu verzögern. Manchmal wirkt eine PDA übrigens auch nur einseitig

(das ist zum Beispiel meiner Freundin Manu passiert).

Gerade zum Ende einer natürlichen Geburt hin sollte die Frau die Presswehen aber spüren, um sie aktiv unterstützen zu können. Und da kann es mit einer PDA eben manchmal ein bisschen Probleme geben: Wenn der Muttermund nämlich endlich zehn Zentimeter geöffnet und das Kind so tief im Becken angekommen ist, dass normalerweise die Presswehen einsetzen, spürt die Frau den Pressdrang oft nicht intensiv genug. Sie drückt dann, weil sie nicht genau weiß, wohin, eher in den (hochroten) Kopf, was dem Geburtsprozess aber nichts bringt. Es können auch Taubheitsgefühle auftreten und die Muskelkraft etwas nachlassen. Wenn das bei dir der Fall sein sollte, müsstest du die ganze Zeit liegen, was viele während der Geburt als unangenehm empfinden.

Schwierig wäre es auch, wenn die Frau wegen der PDA gar nichts mehr von den Wehen spürt und diese sogar nachlassen. Denn dann könnte es passieren, dass sie sich so entspannt, dass sie eher sitzt oder liegt, anstatt eine aufrechte oder nach vorn übergebeugte Position einzunehmen, die für eine Geburt besser ist, und dass die Geburt ins Stocken gerät. Dann kann es sein, dass ein Wehentropf gelegt wird, damit die Wehen für die Geburt wieder ausreichen.

Jede von uns sollte sich, ausreichend informiert, frei entscheiden dürfen, wie sie ihr Kind auf die Welt bringen möchte: mit dem vollen Wehenschmerz oder etwas entspannter mit einer PDA. Einige unter euch sind vielleicht etwas ängstlicher (in welche Richtung auch immer: vor möglichen Nebenwirkungen der PDA, wie ich, oder vor Wehenschmerzen) als andere. Wichtig finde ich, dass man sich ganz im Klaren darüber ist, welcher Weg was genau bedeutet, um auch sicher zu sein, dass es wirklich der beste und richtige für einen persönlich ist. Berate dich dazu am besten mit deiner Frauenärztin, deiner Hebamme, aber auch mit Freundinnen, die vielleicht schon eine Geburt durchgemacht haben, wenn du dir unsicher bist. Das Wichtigste ist nämlich, dass *du* mit dem bestmöglichen Gefühl in die Geburt gehst.

Lachgas statt PDA?

Was ich erst während meiner vierten Geburt kennengelernt habe, ist Lachgas. Das ist aus meiner Sicht ein echter Traum: Es hat keine Nebenwirkungen und wirkt nur in dem Moment, in dem es eingeatmet wird. Jede Frau, die es will, kann während der Geburt Lachgas bekommen, und zwar so oft, wie sie möchte. Du kannst dich so Atemzug für Atemzug entscheiden, ob du eine kleine Schmerzbremse haben möchtest oder nicht. Ich habe mich damals jeden zweiten Atemzug dazu entschlossen, wenn ich mich richtig erinnere.

Lachgas wird schon seit Mitte des 19. Jahrhunderts als kurzzeitiges Narkosemittel in der Medizin verwendet. In der Fachsprache wird es »Distickstoffmonoxid« genannt. Nur weil es »Lachgas« heißt, bedeutet das übrigens nicht, dass du kichernd die Geburt erlebst. Du nimmst alles nur etwas gedämpfter wahr. Seine Wirkung ist entspannend, angstlösend, nicht giftig, nahezu nebenwirkungsfrei (sehr selten kann es wohl zu leichten Euphoriezuständen oder dem Gefühl von Benommenheit, zu leichter Übelkeit oder Schwindel kommen), und es verlässt den Körper nach der Behandlung schnell wieder.

Wichtig zu wissen ist, dass das Gas deinen Schmerz nicht komplett ausschaltet. Aber es nimmt den Wehen zuverlässig die Spitzen. Und durch das Ein- und Ausatmen in eine Maske bist du automatisch konzentrierter bei dir und deiner Atmung. Auch von großem Vorteil während der Geburt!

Das leicht süßlich riechende Gas inhalierst du während der Geburt als ein Gemisch aus 50 Prozent Lachgas und 50 Prozent Sauerstoff. Dazu bekommst du eine Maske über Mund und Nase gelegt und kannst das Lachgas sofort einatmen. Und das ist auch zu jedem Zeitpunkt der Geburt möglich. Die Wirkung setzt nach ca. 30 Sekunden ein, also nach etwa fünf Atemzügen, darum ist es sinnvoll, es gleich zu Beginn der Wehe einzuatmen. Bei der Anwendung bleibst du übrigens mobil, anders als bei einer PDA. Das heißt: Du kannst dich im Kreißsaal bewegen, wie du möchtest und es dir guttut.

Die Anwendung von Lachgas lässt innerhalb von zwei bis drei Atemzügen sofort wieder nach, sodass du unter keinen Nachwirkungen zu leiden hast oder noch benommen bist. Du kannst also jederzeit selbst steuern, wie viel Schmerzmittel du zu welcher Zeit brauchst bzw. wie viel Empfinden der Wehen du haben möchtest. Du kannst dann auch gucken, ob du es wieder ohne Lachgas schaffst, ob wieder genug Kraft da ist, um die Wehen ohne Mittel durchzustehen.

Wenn man also sein Kind ohne Betäubung durch PDA und auch ohne Kaiserschnitt zur Welt bringen kann, ist man sowohl während der Geburt als auch direkt danach normalerweise absolut und voll Herrin seiner Sinne und seines Körpers. Was natürlich toll ist.

Nach einer PDA muss man für acht bis zwölf Stunden etwas Vorsicht walten lassen, man sollte und kann oft erst mal nicht allein laufen und also auch nicht allein zur Toilette gehen.

Bei einem Kaiserschnitt dauert das Ganze noch ein bisschen länger, weil es sich ja um eine OP handelt. Man ist also noch recht eingeschränkt in der Bewegung, weil man nicht an der Narbe »reißen« darf, darum sollte man, wenn überhaupt, gebückt laufen.

Unabhängig davon, wie schmerzhaft oder schmerzfrei die Geburt vonstattengeht, empfehle ich dir als frischgebackene Mama, mindestens die ersten drei Tagen (lieber länger) so gut wie gar nicht das Bett zu verlassen, um dich von den Strapazen der Geburt zu erholen. Diese Zeit nennt sich übrigens »Wochenbett«, aber dazu später mehr (im Kapitel zu SSW 35).

Kaiserschnitt – Not oder Wunsch?

Wenn von »Spontangeburt« die Rede ist, ist die natürliche Geburt über den Geburtskanal gemeint, die in der Regel sowohl von der Schwangeren als auch aus medizinischer Sicht angestrebt wird. Manchmal kann eine Geburt leider nicht auf natürlichem Weg stattfinden. In solchen Fällen ist es großartig, dass es einen medizinischen Eingriff wie den Kaiserschnitt gibt. Und dass er noch dazu recht komplikationslos und routiniert durchgeführt werden kann.

Medizinische Gründe für einen Kaiserschnitt, auch »Sectio« genannt, können sein: Wenn das Baby sich in der Nabelschnur verwickelt hat; bei einem Plazentavorfall, der den Ausgang für das Baby regelrecht versperrt; bei Präeklampsie (also Schwangerschaftsvergiftung); wenn das Kind verkehrt herum oder quer liegt und den Weg nicht findet usw. Übrigens ist es auch eine medizinische Notwendigkeit, wenn in dir über Wochen eine immer und immer größer werdende Angst vor der Geburt heranwächst. Ich finde, dass man diese Urangst einer Frau vor der Geburt, wenn sie denn so groß ist und deinen Alltag bestimmt, ganz ernst nehmen muss. Denn sie kann darauf hindeuten, dass bei der Geburt vielleicht auch nicht alles glattlaufen würde und es beim Gebären Komplikationen geben *könnte*. Wenn du so eine Angst in dir trägst, nimm sie ernst und spiele sie nicht herunter. Wir haben da ja so unsere Antennen …

In all diesen oben genannten Fällen wird also zu einem Kaiserschnitt geraten und dieser von vornherein geplant.

Dann gibt es noch den »Notkaiserschnitt«, der bedeutet, dass zwar eine natürliche Geburt geplant war, diese aber aufgrund von Komplikationen abgebrochen und mit einem Kaiserschnitt zu Ende geführt werden muss, um weder Kind noch Mutter zu gefährden.

Ein »Wunschkaiserschnitt« wird von der Schwangeren vor Geburtsbeginn bewusst gewählt und mit der Klinik besprochen. Waren es in den 80er-Jahren noch an die zehn bis 15 Prozent, ist die Zahl für Schwangerschaften, die mit einem Kaiserschnitt beendet werden, heute auf über 30 Prozent gestiegen. Das liegt vor allem daran, dass die OP heute mit viel weniger Risiken verbunden ist als damals noch. Es entscheiden sich heute darum auch Schwangere für den Eingriff, bei denen vielleicht keine körperliche medizinische Notwendigkeit vorliegt, aber eben eine psychische, wie oben beschrieben: eine so große Angst vor den Geburtsschmerzen, die nicht in den Griff zu bekommen ist; oder auch die Angst, zu »versagen« und während der Geburt nicht ausreichend unterstützt zu werden. Einige Frauen haben auch den Wunsch, mögliche Auswirkungen einer natürlichen Geburt auf den Beckenboden und die Sexualität zu vermeiden, und schätzen die Vorteile der Planbarkeit des Eingriffs.

Man darf aber dabei nie vergessen: Ein Kaiserschnitt bedeutet immer, eine Bauchoperation in Kauf zu nehmen, die mit Risiken einhergeht wie jede Operation und die den ungestörten Start ins Leben mit dem Kind erschweren und auch Folgen für weitere Schwangerschaften haben kann. Man verzichtet außerdem auf das Geburtserlebnis mit seinem körpereigenen hormonellen Ablauf und den damit verbundenen Rückbildungsmechanismen.

Bei Ängsten vor der Geburt lege ich dir darum ganz fest ans Herz, dir erst mal professionelle psychologische Unterstützung zu holen. Sprich deine Frauenärztin oder Hebamme ganz offen darauf an, sie können dir weiterhelfen oder dich weiterleiten. Vielleicht bekommst du deine Angst dann in den Griff und kannst mit einem guten Gefühl auf die Geburt schauen. Sei dir auf jeden Fall sicher: Du bist mit diesen Ängsten und Befürchtungen nicht allein. Jede Schwangere denkt, je näher die Geburt rückt, darüber nach. Die einen fürchten sich mehr davor, die anderen weniger, einige auch gar nicht. Das hat auch viel mit dem eigenen Selbstwertgefühl und dem Selbst- oder auch Gottvertrauen zu tun. Einige Frauen sind sich ganz sicher, dass sie alles in sich tragen, um ein Kind zu gebären, und blicken recht entspannt auf die Geburt. Andere aber eben nicht. Und auch das sollte man ganz ernst nehmen und offen darüber sprechen. Wenn sich deine Ängste nicht einfangen lassen, dann gibt es eben immer auch die Möglichkeit, einen Wunschkaiserschnitt durchführen zu lassen.

Meine persönliche Meinung zum Thema »Wunschkaiserschnitt« ist: Eine natürliche Geburt mag zwar vielleicht schmerzhaft sein, aber in der Regel ist sie etwas ganz Normales. Unser Körper weiß, was er zu tun hat! Außerdem sind nach der Geburt die Wehenschmerzen schlagartig vorbei, während man nach einem Kaiserschnitt zum Teil erhebliche Schmerzen hat, extrem in der Bewegung eingeschränkt ist und – es bleibt eine Narbe zurück. Eine OP ist meiner Meinung nach eben für einen Notfall gedacht und nicht, weil man die Geburt zum Beispiel zeitlich besser planen will.

Egal, ob ihr einen Wunschkaiserschnitt oder eine Spontangeburt plant: Informiert euch ausreichend über den Eingriff und die möglichen Folgen der Operation, damit ihr euch darauf einstellen und im Fall des Falles besser damit umgehen könnt. Es lohnt sich, sich mit dem Gedanken vertraut zu machen, dass der Ablauf einer Geburt nie vorhersehbar ist.

Als Abschluss dieses, zugegeben, etwas schwierigen Themas soll aber gesagt sein: Wir können unglaublich dankbar sein, dass es so einen medizinischen Eingriff wie den Kaiserschnitt heutzutage gibt. Eigentlich ein Wunder!

Was genau passiert beim Kaiserschnitt?

Bei einem geplanten Kaiserschnitt wird eine sogenannte Spinalanästhesie durchgeführt, und zwar mit einer etwas kleineren Nadel als bei der PDA, die aber direkt zum Rückenmark führt. Darüber wird einem ein Betäubungs- und Schmerzmittel zugeführt, sodass der Bereich von den Brustwarzen bis in die Füße komplett betäubt wird. So wird gewährleistet, dass man den Eingriff nicht spürt, aber trotzdem bei vollem Bewusstsein ist. Eine Vollnarkose ist nur dann notwendig, wenn es bei einem Notkaiserschnitt um Sekunden geht und man keine Zeit hat, zu warten, bis die Lokalanästhesie wirken würde.

Sobald die Spinalanästhesie wirkt, wird der Operationsbereich, also der Unterbauch, steril abgewaschen und abgedeckt. Beim Kaiserschnitt wird man so abgedeckt, dass weder man selbst noch der Partner, der direkt neben einem sitzen und Händchen halten darf, etwas von dem Eingriff mitbekommt, denn es handelt sich ja um eine »echte« OP.

Dann wird ein waagerechter Schnitt sehr tief im Schambereich gemacht. Der Schnitt ist etwa zehn bis 15 Zentimeter lang. Darunter befindet sich der gerade Bauchmuskel, bei dem die Muskelfasern längs gespalten und mit der Hand aufgerissen werden, damit die Muskeln anschließend besser heilen. Es folgt das Peritoneum, das unsere inneren Organe vom äußeren Bauch trennt, eine Bindegewebsschicht, die auch durchtrennt wird. Dann ist man auch schon bei der Gebärmutter angekommen. Auch dieser feste Muskel muss durchtrennt werden – und dann wird das Baby auf die Welt geholt.

Auch die Plazenta, also die Nachgeburt, wird dann noch operativ entfernt, da man die muskulären Funktionen nicht kontrollieren kann, um sie selbst zu gebären. Für den Partner ist der ganze Prozess vielleicht etwas unangenehm, weil an der Frau etwas geruckelt werden muss, weil das Durchtrennen der Muskeln einfach mit einiger Kraft verbunden ist. Anschließend wird dann alles sorgsam wieder zugenäht, also jede Schicht, die vorher durchtrennt worden ist. Das Baby ist während des Nähens meist auf dem Arm des Partners.

Nach dem Kaiserschnitt bleibt man länger im Krankenhaus als nach einer Spontangeburt, nämlich vier bis sieben Tage, je nachdem, wie es einem geht. Man ist natürlich nicht so belastbar, kann sein Baby zum Beispiel nicht so gut tragen und ist nicht besonders mobil. Wenn bei dir ein Kaiserschnitt geplant ist, organisiere die Zeit nach der Geburt gut, um so viel wie möglich abzugeben.

Die beste Narbenpflege

Die Haut wird beim Kaiserschnitt linear mit einer Intrakutannaht verschlossen, das heißt »in der Haut«, sodass man auf der Haut keine Ein- und Ausstichstellen sieht, sondern nur der gerade Schnitt übrig bleibt. Man kann dabei unterstützen, dass der so schmal und fein wie möglich heilt: Zum einen mit Steri-Strips, das sind Klammerpflaster, die Spannung von der Narbe nehmen, die entsteht, sobald man sich bewegt. Normalerweise werden diese Strips direkt nach der OP auf die Narbe geklebt. Zudem ist ein gleichmäßiger Druck auf dem Bauch wichtig, damit die Narbe so gleichmäßig wie möglich verwächst. Dabei hilft Shapewear, also ein Kompressionsmieder, das möglichst bis kurz unter die Brust reicht. Das trägt man im Bestfall durchgängig sechs Wochen lang. Frage im Krankenhaus nach, wenn du mehr darüber wissen willst.

Ganz wichtig außerdem: Wegen der Bauchwandschwäche nach einem Kaiserschnitt nichts heben und keinen Sport treiben während der nächsten sechs bis acht Wochen! Allerdings ist das auch nach einer Spontangeburt nicht möglich.

Wenigstens einen Vorteil gibt es aber: Man hat natürlich nicht so starke Beckenbodenbeschwerden nach einem Kaiserschnitt wie nach einer Spontangeburt, bei der die Beckenbodenmuskeln extrem gedehnt und belastet werden.

Stillen nach einem Kaiserschnitt

Die meisten Frauen können nicht stillen direkt nach einem Kaiserschnitt. Erstens kommt die Milchbildung häufig etwas schwieriger in Gang, sodass der Milcheinschuss verspätet einsetzt, zweitens hat das Baby manchmal Saugprobleme und dann ist da natürlich noch die Unbeweglichkeit durch die Schmerzen der OP. Aber, du Liebe: einfach dranbleiben, immer wieder und wieder anlegen und probieren! Du bist damit nicht allein und wirst in der Regel gut von deiner Hebamme betreut.

Einmal Kaiserschnitt, immer Kaiserschnitt?

Zum Glück ist unser Körper sehr belastbar, sodass man auch mit Kaiserschnitt mehrere Kinder zur Welt bringen kann. Zwar ist das Risiko nach einem ersten Kaiserschnitt stark erhöht, dass auch die nächste Schwangerschaft mit einem Kaiserschnitt endet, aber es ist auch eine natürliche Geburt möglich. Einige wählen von vornherein dann den Kaiserschnitt, andere möchten es aber auf jeden Fall auf natürliche Art und Weise probieren. Lass dich hier bitte nicht von den Ärzten verunsichern und beharre auf deinem Wunsch – solltest du ihn haben –, eine Spontangeburt zu erleben!

DAS BABY

Etwa 44 Zentimeter ist dein Baby jetzt groß, und es wiegt um die 2000 Gramm. Die Haut deines Babys ist in der 33. Schwangerschaftswoche weniger rötlich und glatter, weil schon mehr Fett eingelagert ist.

Dein Baby produziert jetzt außerdem den sogenannten Surfactant-Faktor, eine Art »Spüli«, das die Lungenbläschen auskleidet und schön groß werden lässt, sodass später die Atmung außerhalb des Mutterleibs möglich ist. Würde dein Baby jetzt geboren werden, hätte es unter anderem darum eine fast hundertprozentige Überlebenschance.

DIE MUTTER

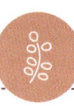

Um diese Zeit erreicht das Fruchtwasser in deinem Körper seinen höchsten Stand. Um die zwei Liter tragen einige Schwangere jetzt mit sich herum. Uff! Bis zur Geburt wird sich die Menge nun aber wieder leicht reduzieren. Achte drauf, weiterhin viel Wasser zu trinken, und bewege dich auch weiter regelmäßig, nur eben nicht mehr so viel und bloß nicht so, dass es dir übermäßige Anstrengung bereitet.

Dein Baby ist immer gerade dann wach, wenn du schlafen willst? Typisch! Ärgere dich nicht darüber. Nimm es lieber als Training für dein baldiges Mutter-Dasein.

Es kann übrigens sein, dass du ab jetzt wieder besser atmen kannst. Das liegt daran, dass dein Baby langsam nach unten ins Becken rutscht und im oberen Bauchraum so wieder mehr Platz geschaffen wird.

TO-DO

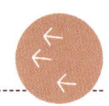

- Ab jetzt finden die Vorsorgeuntersuchungen (inklusive CTG) alle zwei Wochen statt, im Wechsel bei deiner Frauenärztin und deiner Hebamme, wenn du magst.
- Ab jetzt, also (ungefähr) sieben Wochen vor der Geburt, kannst du von deiner Frauenärztin den Nachweis für den Geburtstermin (auch »ET« für »Entbindungstermin«) bekommen, den du zum Beispiel bei der Klinik vorzeigen musst, bei der du dich anmeldest; du brauchst ihn auch, um Mutterschaftsgeld zu beantragen.
- Wenn dein Baby noch in Beckenendlage, also mit dem Kopf nach oben, liegt: Das ist noch kein Grund zur Sorge, aber mache ruhig hin und wieder eine Beckenkreisübung und die »Indische Brücke« aus dem Kapitel zu SSW 34.
- Ernähre dich ganz besonders vollwertig, ausgewogen und gesund, um Magnesium- und Eisenmangel vorzubeugen.

Keine Angst vor der Geburt!

SCHWANGERSCHAFTSWOCHE 34

Hallo, du Liebe, und herzlich willkommen in der 34. Schwangerschaftswoche!

Mein Baby lag in dieser SSW bereits mit dem Kopf nach unten.

Wahrscheinlich weißt du das schon: Die meisten Babys werden mit dem Kopf zuerst geboren. Die Kopflage (auch »Schädellage« genannt) ist tatsächlich die häufigste Position des Babys zur Geburt, das heißt, dass der Kopf zuerst geboren wird. In der Regel begeben sich die Babys bis zur 34. Schwangerschaftswoche in diese Position, bis zur 36. Schwangerschaftswoche haben sich 90 Prozent aller Babys mit dem Kopf nach unten gedreht. Einige wenige aber liegen in der sogenannten Steißlage (auch »Beckenendlage« genannt), also genau andersherum: Der Po oder die Füße sind unten, der Kopf oben.

Etwa zwei bis vier Wochen vor dem Geburtstermin werden die Gelenke und Bänder im weiblichen Becken noch weicher, sodass sich das Baby mit dem Kopf (oder seinem Po) tiefer in das Becken der Mutter schieben kann.

Deine Frauenärztin oder deine Hebamme kann die Position deines Babys übrigens mit den sogenannten Leopold-Handgriffen ertasten.

Neun von zehn Frauen mit Baby in Beckenendlage bringen es dann mit einem Kaiserschnitt zur Welt. Das ist nicht zwangsläufig nötig, aber eine Geburt in Beckenendlage ist schon eine große Herausforderung für einen selbst und das medizinische Personal. Darum sprechen wir heute darüber, wie wir die »richtige« Geburtsposition vielleicht etwas beeinflussen können.

Nachhelfen für die Kopflage

Wenn dein Baby sich also partout nicht von allein mit dem Kopf nach unten drehen will, gibt es von der 36. Schwangerschaftswoche bis zur Geburt die Möglichkeit, dass vom Fachpersonal in der Klinik die sogenannte äußere Wendung durchgeführt wird. Das ist alles andere als ein Spaziergang und kann schmerzhaft und unangenehm sein und sogar die Geburt auslösen. Außerdem kommt es nicht selten vor, dass das Kind sich nach der Wendung trotzdem wieder in die Steißlage zurückdreht.

Auch durch Akupunktur kann das Baby dazu bewegt werden, sich zu drehen. Informiere dich am besten bei deiner Hebamme.

Einige sagen aber auch, dass es einen guten Grund geben kann, warum das Baby unbedingt in dieser Position, also mit dem Po nach unten, liegen will. Das kann

DIE LEOPOLD-HANDGRIFFE

Es gibt vier Leopold-Handgriffe, benannt nach dem deutschen Gynäkologen Christian Leopold, der sie erfunden hat. Sie können ab der 28. Schwangerschaftswoche angewendet werden. Für das Ertasten liegst du auf dem Rücken. Begonnen wird bei deinem Rippenbogen, hier wird der Höhenstand der Gebärmutter, der sogenannte Fundusstand, ermittelt. Der gibt zum Beispiel darüber Auskunft, um welchen Schwangerschaftsmonat es sich handelt. Der zweite Leopoldhandgriff tastet die Gebärmutter seitlich vom Fundusstand aus ab. Dabei wandert die eine Hand der Hebamme die eine Seite des Bauches von oben nach unten ab, die andere Hand übt leichten Druck auf der anderen Seite des Bauches aus. So wird dein Baby in die tastende Hand geschoben, und es kann bestimmt werden, wo der Rücken des Babys liegt. Auch das Gewicht, die Fruchtwassermenge und der Sitz der Plazenta können so recht genau bestimmt werden. Mit dem dritten Handgriff wird der untere Teil des Babys ertastet und so die Kindslage festgestellt. Dazu wird die Hand oberhalb des Schambeins aufgelegt und versucht, mit Daumen und Zeigefinger den Kopf des Babys zu ertasten. Es kann so auch festgestellt werden, wie weit der bereits ins Becken vorgedrungen ist, vorausgesetzt, der Kopf liegt unten, natürlich. Der letzte Leopold-Handgriff wird dann gemacht, wenn das Baby schon ins Becken eingetreten ist; damit wird überprüft, wie weit das Baby noch vom Beckeneingang entfernt ist. Dazu liegst du mit aufgestellten Beinen auf dem Rücken, und die Hebamme oder Frauenärztin tastet mit den Fingerspitzen parallel zur Leiste über die Bauchdecke zum Becken.

zum Beispiel eine Fehlform des Beckens bei der Mutter sein, ein tiefer Sitz oder sogar das Vorliegen der Plazenta, eine Mehrlingsschwangerschaft, zu viel oder zu wenig Fruchtwasser, die Kopfform des Babys, eine Nabelschnurproblematik, fehlende Körperspannung etc.

Nur etwa vier Prozent der Babys liegen zum Geburtstermin übrigens noch in Beckenendlage. Also: Habe etwas Geduld und Vertrauen. Und selbst aus der Steißlage heraus ist eine spontane (also über den natürlichen Weg) Geburt möglich. Bei bestimmten ungünstigen Bedingungen wird aber ein Kaiserschnitt erwogen. Die Entscheidung wird von dir und deinem Partner zusammen mit der Hebamme und den Ärzten im Krankenhaus getroffen.

Aber es gibt natürlich auch ein paar sanfte Tricks und Übungen, die du im Lauf der letzten Schwangerschaftswochen immer mal zwischendurch machen kannst, um dein Baby dazu zu bewegen, sich zu drehen, und die verrate ich dir hier:

Sitzen auf einem Gymnastikball

Setze dich aufrecht hin, leicht im Hohlkreuz, Knie tiefer als das Becken, und schaukele in dieser Position ein bisschen hin und her und vor und zurück. Diese Übung macht etwas Platz in der Gebärmutter, sodass das Baby dazu animiert werden kann, sich zu drehen.

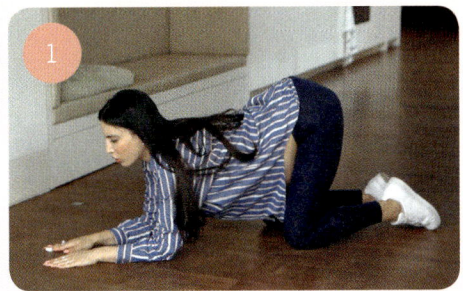

Vierfüßlerstand und »Katze – Kuh«

Diese Übung kennst du ganz ähnlich bereits aus dem Kapitel zu SSW 19, um (hoffentlich) deine Rückenschmerzen zu lindern. Diesmal kannst du allerdings den Vierfüßlerstand etwas abwandeln und deine Unterarme auf dem Boden ablegen.

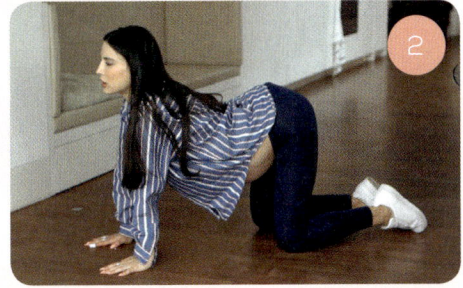

In dieser Position lässt du zuerst deinen Bauch einfach locker hängen. *(Bild 1)*

Dann drückst du deine Arme nach oben, lässt dabei deinen Bauch immer noch hängen (das soll die Kuh sein). *(Bild 2)*

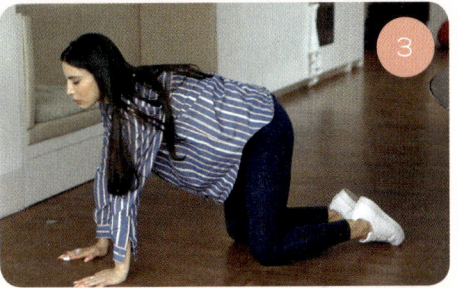

Dann gehst du ein paarmal mit dem Rücken in den Katzenbuckel und lässt ihn anschließend wieder etwas ins Hohlkreuz sinken. *(Bild 3)*

Den Vierfüßlerstand und die »Katze – Kuh« kann man ganz gut auch beim Fernsehen oder Lesen machen, denn die Position ist eigentlich ganz gemütlich.

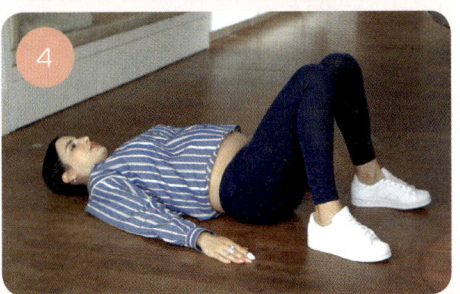

Indische Brücke

Leider ist nicht jede Übung so bequem, und dazu gehört auch die Indische Brücke. Es wird empfohlen, sie zweimal am Tag jeweils 15 Minuten zu machen, wenn das Baby sich noch nicht in die Kopflage gedreht hat. Wenn dir die Übung ein unangenehmes Gefühl bereitet, hältst du sie eben nur ein paar Minuten lang. Denn: An

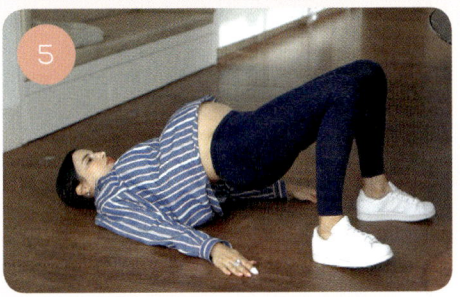

erster Stelle steht immer, dass es dir und deinem Körper guttut. Gehe nicht über deine Grenzen.

Lege dich auf den Rücken, die Beine angewinkelt, die Arme liegen neben deinem Körper, Handflächen nach unten. Lang und tief atmen. *(Bild 4)*

Jetzt drückst du deinen Po und dein Becken hoch. So bleibst du, solange es eben geht (maximal eine Viertelstunde). *(Bild 5)*

Wenn dir das zu anstrengend ist, lege dir ein dickes Kissen unter den Po. Das Becken sollte in jedem Fall etwas höher liegen als dein Brustkorb. So bleibst du eine Weile liegen, aber auch nicht länger als 15 Minuten. Aber so lange hält es eh keine Schwangere in dieser Woche mehr aus. Dann stehst du mit etwas Schwung über eine Seite auf. Der Sinn hinter dieser Übung: Dadurch, dass du deinen Hintern hoch lagerst, soll der Po deines Babys aus deinem Becken herausrutschen. Durch das schwungvolle Aufstehen wird es dann vielleicht zu einem Purzelbaum angeregt.

Nur Vorsicht, wenn dir bei der Übung schwindelig wird: Dann brich sie bitte sofort ab!

GANZ WICHTIG: AUFSTEHEN ÜBER DIE SEITE

Das Aufstehen über die Seite ist in der Schwangerschaft von immenser Wichtigkeit. Durch das Wachstum und die Dehnung der Gebärmutter kommt es nämlich zu einer verstärkten Belastung der geraden Bauchmuskeln. Dadurch driften sie mit der Zeit auseinander, es kann eine sogenannte Rektusdiastase entstehen: Die inneren Organe sind weniger gut geschützt durch diese Lücke in der Muskeldecke. Durch das Aufstehen über die Seite, und abgestützt mit deiner Hand oder deinem Arm, beanspruchst du deine schrägen Bauchmuskeln und kannst die geraden schonen. So können diese ihre Schutz- und Haltefunktion besser ausführen.

Becken kreisen

Eine schöne, entspannende und bewusste Übung, ob mit anschließender Drehung des Babys oder nicht:

Du stellst deine Beine etwas weiter auseinander, hältst deine Knie dabei leicht gebeugt, legst die Hände in die Hüften und beginnst mit deinem Becken zu kreisen. Erst in die eine Richtung, nach einer Weile in die andere Richtung. Dabei schön tief und langsam ein- und ausatmen. Wenn du magst, mache dir dazu ein melodisches, ruhiges Lied an.

Schneidersitz

Einige Hebammen sagen, dass auch der Schneidersitz förderlich ist, damit sich das Baby dreht. Dabei ist wichtig, dass der Rücken schön gerade ist.

Taschenlampe oder Spieluhr

Mit dem Strahl der Taschenlampe leuchtest du deinem Baby den Weg. Das hört sich verrückt an, aber es gibt Frauen, die erzählen, dass es bei ihnen funktioniert hat.

Du kannst dir auch eine Spieluhr auf den unteren Bauch legen und das Baby damit dazu animieren, sein Köpfchen in die Richtung zu drehen.

Habe keine Angst!

Mir ist ganz wichtig, dir an dieser Stelle schon mit auf den Weg zu geben: Habe keine Angst vor der Geburt! Vorneweg: Angst vor der Geburt zu haben ist etwas ganz Normales. Auf jeden Fall macht sich jede Erstgebärende ein paar Wochen vor der Geburt große Gedanken darüber, wie alles ablaufen und ob alles gut klappen wird.

Ich finde dabei wichtig, herauszufinden, woher diese Angst kommt und wovor genau man Angst hat.

Da ist bestimmt zum einen die Angst vor den Geburtsschmerzen. Wir sind es heutzutage kaum noch gewohnt, mit Schmerzen umzugehen: Beim Zahnarzt gibt's eine Betäubung, bei Kopfschmerzen nehmen wir eine Tablette … Darum ist es, wie ich finde, ganz natürlich, dass wir Angst vor der Geburt und den damit verbundenen Schmerzen haben, weil wir gar nicht wissen, wie wir mit solchen Schmerzen umgehen sollen, also keine Bewältigungsstrategie dafür haben.

Der andere Ursprung der Angst ist meiner Meinung nach die über Generationen weitergegebene Befürchtung, dass bei einer Geburt immer etwas passieren kann.

Und tatsächlich: Früher sind viele Frauen im Kindsbett gestorben, Neugeborene sind an einfachen Infekten direkt nach der Geburt zugrunde gegangen, es gab keine gute medizinische Versorgung, geschweige denn einen Kaiserschnitt. Man wusste vor der Geburt auch nicht, wie es dem Kind geht und wie es sich entwickelt hatte. Diese natürliche Urangst vor der Geburt schlummert also wohl noch in uns, obwohl wir heute so gut versorgt werden.

Wenn sich die Angst vor den Schmerzen nun aber bei dir nicht eindämmen lassen sollte, besteht immer die Möglichkeit, die Geburt mit Schmerzmitteln zu überstehen. Über die PDA habe ich im vorangegangenen Kapitel bereits ausführlich geschrieben. Du bist gerade im Krankenhaus immer umgeben von geschultem Personal, das dir weiterhilft, falls du die Schmerzen nicht mehr aushältst. Und dein Schatz ist auch die ganze Zeit nah bei dir und an deiner Seite. Das heißt, du bist nie allein mit deinem Schmerz.

Gegen die Urangst kann ich euch nur sagen: Heute ist die Medizin so weit, dass sie immer eingreifen kann und ihr Bestes gibt, um Mutter und Kind bestmöglich zu versorgen, falls es zu Komplikationen kommen sollte.

Eine Wehe ist etwas Gutes

Die schlimmste, weil unentrinnbarste und damit irgendwie so unangenehm reelle Angst ist wahrscheinlich die vor den Wehen. Wir haben einfach Angst davor, dass riesengroße Schmerzen auf uns zukommen, denen wir nicht entkommen können. Und diese Schmerzen kommen auch, das will ich gar nicht leugnen.

Aber: Durch meine vier Schwangerschaften und Geburten habe ich mir angewöhnt, die Wehen nicht als etwas Negatives, sondern, im Gegenteil, als etwas ganz Positives zusehen. Denn jede Wehe bringt dich deinem Kind ein Stück näher. Klar, die Eröffnungswehen sind extrem anstrengend und unangenehm und schmerzhaft, aber sie öffnen den Muttermund. Und nur dann kann dein Baby rauskommen. Und auch die Presswehen sind natürlich krass und tun so richtig weh, aber sie helfen dir, dein Baby herauszupressen. Und das in der Regel sogar recht schnell.

Vielleicht hast du auch Angst, während der Geburt etwas falsch zu machen. Dazu kann ich dir sagen: Auch hier brauchst du keine Angst zu haben. Du hast eine Hebamme an deiner Seite, die dir hilft, dich anleitet, die dir genau sagt, was du wann zu tun hast, vor allem, wenn sie merkt, dass du selbst unsicher bist oder Sorgen hast. Die Hebamme hat übrigens auch genauestens im Blick, falls irgendetwas nicht so läuft, wie es sollte, und weiß dann genau, was zu tun ist.

Außerdem weiß das medizinische Personal (ob Hebamme oder Ärztin) durch all die in deinem Mutterpass vermerkten Vorsorgeuntersuchungen schon ziemlich genau, wie das Kind liegt, wie es ihm und dir als Schwangeren geht und ob es Besonderheiten gibt. Auf dieser Basis wird dann ggf. auch entschieden, ob du dein Kind vielleicht lieber mit einem Kaiserschnitt zur Welt bringen solltest. Du bist also in den besten Händen und während deiner Schwangerschaft und der Geburt niemals allein.

Und am Schluss wirst du sowieso das Gefühl haben: *Alles hat sich gelohnt.* Da hast du ganz schnell alle Schmerzen und Ängste vergessen, weil du dein kleines Baby in deinen Armen halten darfst.

Ich hoffe von Herzen, dass das, was ich dir an Wissen und Mut in diesem Kapitel mitgeben will, bei dir dazu beiträgt, weniger Angst und Sorgen vor der Geburt zu haben!

Babybauch-Gipsabdruck

Und noch was Schönes zum Schluss: Die 34. Schwangerschaftswoche eignet sich am besten für einen Gipsabdruck. Jetzt ist der Bauch schön kugelig rund, und ihr habt noch Power, um einige Zeit in einer Position auszuharren. Für den perfekten Gipsabdruck sollte man auf keinen Fall hungrig oder durstig sein und nicht auf die Toilette müssen, denn man darf sich mindestens eine halbe Stunde lang nicht bewegen, das kommt sehr darauf an, wie viele Helferlein ihr habt. Bei mir haben es meine drei Mädels gemacht, dann musste der Abdruck noch 20 Minuten trocknen. Wenn es aber vielleicht nur eine Person macht, kann es durchaus länger dauern.

Obenrum seid ihr natürlich unbekleidet, untenrum zieht euch eine Hose an, an der ihr nicht hängt, denn der Gipsabdruck ist ganz schöner Schweinkram, und der Gips geht nicht mehr raus aus den Klamotten. Und übrigens auch aus allem anderen nur sehr schwer, darum legt euch eine Unterlage drunter.

Ihr braucht für den Gipsabdruck:

– Schüssel mit Wasser
– 4 bis 6 schmale Gipsbinden, 8 oder 10 Zentimeter breit
– 2 bis 3 breite Gipsbinden, 16 Zentimeter breit
– Schere
– Einmalhandschuhe für die Helfer/innen
– und, das Allerwichtigste: Vaseline oder Körperöl

Bevor es losgehen kann, creme den Bauch und die Brüste rundum dick ein. Nur so bekommt ihr den Gips später wieder von der Haut ab.

Die beste Position ist übrigens, sich auf einen Stuhl mit leichter Rückenlage zu setzen, vielleicht stützt du den Rücken mit einem Kissen. Das beste Ergebnis bekommt man allerdings im Stehen. Als Schwangere so lange still zu stehen kann aber zu Kreislaufproblemen führen, denn so ein Gipsabdruck ist ungewohnt eng, sodass man nicht so richtig tief einatmen kann.

Als Erstes werden dann die breiten Gipsbinden zugeschnitten, kurz ins Wasser getaucht und auf den Körperbereich gelegt, der eingegipst werden soll. Zwei Schichten werden mit den breiten Binden gemacht. Die Feinheiten und die restlichen dünnen Gipsstellen werden danach mit den schmalen Binden belegt.

Am besten arbeitet ihr euch von oben nach unten vor. Der erste breite Gipsstreifen wird quer über die Brust gelegt. Die Gipsstreifen sollten an den Rändern immer überlappen und keine Falten werfen. Am Rand des Abdrucks schlagt ihr die Ränder der Gipsstreifen um, damit der Abdruck später nicht ausfranst und stabiler wird; hübscher aussehen tut es außerdem.

ℒIEBLINGSAKTION DER WOCHE

Ganz klar: der Gipsabdruck mit meinen Freundinnen! Es ist immer so schön, den Gipsbauch zu bestaunen, wenn man nicht mehr schwanger ist. Und vor allem: sich zu wundern, dass man da mal reingepasst hat.

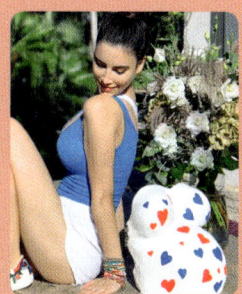

Am Ende muss der Gips gut festgehalten werden, damit er nicht runterfällt und am Boden zerbricht. Denn an der Haut trocknet er oft recht schnell, außen ist er aber noch feucht. Das ist praktisch, weil man jetzt mit nassen Händen noch Feinheiten nacharbeiten und Unebenheiten ausgleichen kann, zum Beispiel kleine Löcher im Gips.

Dann wird der Abdruck vorsichtig vom Körper entfernt und 24 Stunden zum Trocknen aufgestellt. Am Ende kannst du den ganz individuellen Gipsabdruck von deinem Babybauch gestalten und anmalen, wie du Lust hast.

Es gibt bei vielen Anbietern von Babyartikeln übrigens fertige Gipssets zu kaufen, aber zur Not tun es auch Gipsbinden aus der Apotheke.

Vielleicht lässt du dir den Gipsabdruck von deinen besten Freundinnen schenken. Dann hast du gleich genug Hilfe, und es ist eine schöne gemeinsame Aktion, so kurz vor der Geburt.

DAS BABY

Dein Baby wiegt jetzt etwa 2250 Gramm bei einer ungefähren Größe von 45 Zentimetern. Ab dieser Woche nimmt das Baby übrigens jede Woche noch mal um die 200 Gramm zu. Und es beginnt jetzt langsam damit, seinen natürlichen Selbstschutz aufzubauen: Es stärkt sein Immunsystem gegen einfache Infektionen, um Krankheiten direkt nach der Geburt abzuwehren. Außerdem bilden sich in der 34. Schwangerschaftswoche im Gehirn deines Babys viele, viele Nervenbahnen.

DIE MUTTER

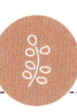

Dein Bauch wird runder und runder. Und schwerer und schwerer. Wahrscheinlich kannst du gar nicht mehr so leicht normal große Portionen essen, weil alles in deinem Bauch enger geworden ist, der Platz wird langsam wirklich knapp. Iss darum lieber mehrere kleine Mahlzeiten über den Tag verteilt, statt wenige große. Aber achte darauf, dass du weiterhin ausgewogen, gesund und ausreichend isst, um genug Nährstoffe für dich und dein Baby zu dir zu nehmen. Außerdem ist eine ausreichende Versorgung mit Kalzium wichtig, das braucht dein Baby, um seine Knochen vor der Geburt zu festigen. Kalzium ist vor allem enthalten in Milch und Milchprodukten; pflanzliche Kalziumlieferanten sind Trockenfrüchte, Hülsenfrüchte, Nüsse und Tofu.

Spätestens jetzt wird bestimmt auch bei dir die Linea nigra sichtbar, diese dunkle Mittellinie, die senkrecht über deinen Bauch verläuft. Dazu habe ich schon etwas im Kapitel zu SSW 23 geschrieben.

Wenn du in dieser Zeit Herzklopfen spürst oder ein Engegefühl in der Brust, kommt das daher, dass dein Herz gerade Höchstleistungen vollbringen muss, um dein Baby und dich ausreichend mit Sauerstoff zu versorgen: Es pumpt anderthalb Liter mehr Blut durch deinen Kreislauf. Wenn du dir darum Sorgen machst oder tatsächlich ein Herzstolpern bemerkst, das von Brustschmerzen und starker Atemnot begleitet wird, melde dich zur Sicherheit einmal bei deiner Frauenärztin oder Hebamme.

TO-DO

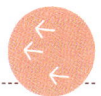

○ In der 34. Schwangerschaftswoche beginnt der Mutterschutz. Gönne dir diese Auszeit und mehr Ruhe und Entspannung, denn das ist wichtig, um Kräfte und Energien für die Geburt und die Zeit danach zu sammeln.

○ Ab jetzt kannst du drei- bis viermal die Woche die Dammmassage durchführen, ausführlich kannst du dazu im Kapitel zu SSW 36 weiterlesen.

○ Hast du heute schon mal die Beine hochgelegt und dich entspannt? Dann mache das doch mal – und anschließend ein paar leichte Dehnübungen.

HIMBEERBLÄTTERTEE

Himbeerblättertee soll den Beckenboden und den Muttermund weicher machen und auf sehr sanfte Weise die Wehentätigkeit stimulieren und die Geburt etwas erleichtern. Darum trinken viele Frauen ihn nach der 34. Schwangerschaftswoche täglich. Himbeerblättertee hat eine durchblutungsfördernde und gewebeauflockernde Wirkung. Am besten sprichst du einmal mit deiner Hebamme, wenn auch du das ausprobieren möchtest. Die kann dir dann auch genau sagen, wie du ihn dosieren sollst. Himbeerblättertee bekommst du in der Apotheke, im Reformhaus oder im Bioladen.

So bereitest du dich auf das Wochenbett vor

SCHWANGERSCHAFTSWOCHE 35

Hallo, du Liebe! Heute, in der 35. Schwangerschaftswoche, möchte ich etwas zum Thema »Wochenbett« erzählen. Eigentlich ist das ein Thema, das in die Zeit nach der Geburt gehört. Aber mir ist ganz wichtig, dich schon jetzt auf die Zeit direkt nach der Geburt vorzubereiten, in der man meist nicht so viel Zeit und Energie hat, sich gründlich zu informieren.

»Wochenbett« ist eine Bezeichnung für die ersten Wochen nach der Geburt. Das Wochenbett startet direkt nach der Geburt des Kindes. Als »frühes Wochenbett« werden die ersten zehn Tage nach der Geburt bezeichnet, in dieser Zeit heilen die Geburtswunden, man beginnt mit dem Stillen, die Gebärmutter bildet sich zurück. Das »späte Wochenbett« geht bis sechs oder acht Wochen nach der Geburt. Da pegeln sich die Hormone wieder auf einen Normalzustand ein, man gewöhnt sich langsam an das Leben mit dem Baby und wächst als Familie zusammen.

Das Wochenbett ist eine ganz besondere Zeit, in der es hormonell viel auf und ab geht, von Tränen vor Rührung und Glück bis zu solchen aufgrund von Schmerz und Verunsicherung.

Es ist aber vor allem eine ganz verzauberte Zeit, die hochemotional ist. Darum solltest du sie auf jeden Fall in vollen Zügen genießen und dich auf sie einlassen. Und dazu ist es wichtig, dass du dein Wochenbett gut vorbereitest, sowohl emotional als auch organisatorisch. Das habe ich aus meinen ersten beiden Schwangerschaften gelernt, in denen ich das nämlich leider versäumt hatte. Ich bin dann so richtig ins kalte Wasser geworfen worden. Bei meiner dritten und vierten Schwangerschaft aber habe ich mein Wochenbett toll organisiert und möchte dich hier daran teilhaben lassen, wie mir das gelungen ist.

Das Wichtigste fürs Wochenbett

○ Du solltest im Wochenbett nicht allein sein, organisiere es so, dass immer jemand bei dir ist, dein Schatz, deine Mutter, eine gute Freundin … Und zwar am besten sowohl im frühen als auch im späten Wochenbett, denn du wirst Gefühlen und Hormonen ausgesetzt sein, die du so nicht kennst, und mit Situationen konfrontiert, die vollkommen neu sind und einen leicht überfordern können; außerdem heilt dein Körper noch von der Geburt, du blutest, bist noch gar nicht fit. Insbesondere gilt das, wenn du bereits ein oder mehrere Kinder hast, um die du dich außerdem kümmern musst.

○ Lass dich versorgen mit gutem, gesundem Essen und gib dein Baby ab und zu in die Arme einer engen Vertrauensperson, damit du auch mal schlafen kannst.
○ Melde dich rechtzeitig und immer wieder regelmäßig vor der Geburt bei dei-

MEINE CHECKLISTE FÜR DEN WOCHENBETTEINKAUF

– Haferflocken, Cornflakes
– H-Milch (am besten bio)
– Zwieback, Knäckebrot
– Aufbackbrötchen und -brot, -brezeln
– Pflanzenmargarine (weil sie länger hält als Butter)
– Honig, Marmelade
– Schmelzkäse (weil er so lange haltbar ist)
– Tiefkühlsachen: Fisch, Gemüse, Obst (wenn du eine Tiefkühltruhe oder ein Tiefkühlfach hast: Randvoll machen!)
– Pasta, Reis (es gibt diese Reisbeutel, in denen der Reis in wenigen Minuten fertig ist; Zeitsparen ist in der ersten Zeit einfach alles)
– Tomatensoße
– Nüsse, Trockenfrüchte
– Frucht- und Honigriegel (am besten bio; weil sie schnell viel Energie bringen, die man gerade beim Stillen einfach manchmal dringend braucht – und zwar SOFORT)
– Maxibinden (und zwar die für die stärkste Blutung, weil du die erste Zeit im Wochenbett zum Teil noch recht stark bluten wirst)
– eine kleine Packung unparfümierter Feuchttücher für dich, weil der Intimbereich noch sehr wund ist nach der Geburt (die sind einfach so schön weich)
– Stilleinlagen; mein Tipp sind die Stilleinlagen von Lansinoh, denn die sind super saugstark und halten wirklich gut, verrutschen also nicht im BH (bekommst du in der Drogerie und in der Apotheke)
– Neugeborenenwindeln (die stehen auch schon auf der Erstausstattungsliste, ebenso wie der letzte Punkt)
– Feuchttücher fürs Baby (am besten ohne alle Zusatzstoffe, ohne Parfüm)

ner Hebamme, damit sie für dein Wochenbett bereitsteht, denn sie wird in der ersten Zeit des Wochenbetts jeden Tag vorbeikommen und dein Baby und dich untersuchen und nachsehen, ob alles so läuft (Entwicklung und Rückbildung), wie es soll. Wichtig ist, dass du dich mit deiner Nachsorgehebamme wohlfühlst, denn bei ihr kannst du auch mal eine Träne verdrücken.

○ Plane nicht zu viel Besuch ein in der ersten Zeit nach der Geburt und vor allem nicht zu viele Menschen auf einmal. Selbst wenn du ein geselliger Mensch bist, unterschätze nicht, wie anders alles sein kann, wenn dein Baby da ist. In den ersten Tagen hat man übrigens am liebsten nur seinen allerengsten Familien- und Freundeskreis um sich herum.

○ Du kannst sicher sein: Besuch will immer etwas mitbringen. Damit du am Ende nicht mit zwanzig Blumensträußen oder weißen Stramplern in Größe 56 dasitzt, wünsche dir von den Menschen, die dich besuchen, etwas zu essen (einen deftigen Eintopf oder einen leckeren Kuchen). Denn was du nicht schaffen wirst: deine Gäste zu bewirten. Kommuniziere das auch ganz klar, damit es keine enttäuschten Erwartungen gibt. Die meisten Freunde sind übrigens stolz und glücklich darüber, wenn sie dir eine Freude machen und dir helfen können.

○ Lege dir einen kleinen Vorrat an, der die ersten zehn bis zwölf Tage anhält (also Lebensmittel, die nicht leicht verderblich sind), damit du in der ersten Zeit nicht einkaufen gehen musst. Das ist vor allem wichtig, wenn du keinen Partner hast, der sowieso jeden Tag für dich einkaufen geht und dir und den größeren Kindern das Essen kochen kann.

○ Wenn du schon Kinder hast, organisiere gut, wer sie betreut, wenn ihr im Krankenhaus seid, und auch für die erste Zeit zu Hause: Wer bringt die Kinder in die Schule oder in den Kindergarten, wer bringt sie ins Bett, wer macht ihnen Essen etc.? Es geht darum, die Kinder zu versorgen und dich zu entlasten.

○ Hausputz: Frage die ein oder andere Freundin, ob sie mal durchsaugt und -wischt, eine Waschmaschine anschmeißt und die Wäsche aufhängt. Du wirst im Wochenbett dankbar sein, dir diese Hilfe organisiert zu haben.

Wie du dich emotional auf das Wochenbett vorbereitest

Wenn das Baby da ist, beginnt für dich als Frau und für euch als Familie ein ganz neuer Lebensabschnitt. Gerade noch hat man die Geburt erlebt, schwupps, ist man Eltern. Dass man die Verantwortung für einen neuen Menschen trägt, realisiert man meist erst jetzt so richtig. Und das kann einen emotional ganz schön hart treffen. So ein Neugeborenes ist noch dazu unglaublich klein und wirkt ungeheuer zerbrechlich. Unsicherheiten im Umgang mit dem Baby kommen also häufig hinzu und die Angst, dem nicht gewachsen zu sein oder etwas falsch zu machen. Und zu guter Letzt leiden wir im Wochenbett unter starken Hormonschwankungen und Schlafmangel.

Darum haben direkt nach der Geburt acht von zehn Frauen, also fast alle, auch den sogenannten Babyblues: Sie erleben eine unberechenbare, hohe Welle der Emotionalität. Der Babyblues beruht übrigens auf einem ganz natürlichen Vorgang in unserem Körper. Und zwar steigt unser Hormonspiegel in der Schwangerschaft bekanntermaßen arg an. Etwa ab Tag drei bis sieben nach der Geburt aber, stürzen unsere Schwangerschaftshormone in den Keller, die Konzentration von zum Beispiel Östrogenen, Endorphinen und Progesteron sinkt zum Teil um das 50- bis 100-Fache! Das kann schon mal zum Heulen sein. Das Gute daran ist: Durch das Weinen entspannt sich dein Körper und kann die angestaute Anspannung abbauen. Viele schlafen nach so einem richtigen Heultag dann auch zum ersten Mal nach der Geburt wieder tief und erholsam.

Ich hatte den Babyblues übrigens auch viermal, also nach allen meinen Schwangerschaften. Und ich kann euch sagen: Das sind ganz furchtbare Tage. Aber sie gehen auch wieder vorüber und sind total normal. In diesen Phasen hilft es, sich nicht zu viel vorzunehmen, aber auch nicht zu viel allein zu sein. Lass dir unter die Arme greifen und schaue nicht zu oft in den Spiegel. Ich erinnere mich noch gut daran, dass ich mir in diesen Tagen ganz fremd vorkam, dass ich mich selbst kaum erkannt habe. Das hat mir ein komisches Gefühl in der Brust gemacht.

Und du musst auch wissen: Der Babyblues verschwindet nach einiger Zeit, weil die Hormone sich dann wieder einigermaßen eingependelt haben auf ein Level wie vor der Schwangerschaft.

Jetzt weißt du also, dass der Babyblues kommen kann. Das macht ihn natürlich nicht besser, aber du kannst dir auch sicher sein: Es geht vorüber.

Wenn der Babyblues bleibt

Wenn sich dieser »Babyblues«-Zustand allerdings nach ein paar Tagen nicht bessert, du total erschöpft und müde bist, dich überlastet fühlst, appetitlos bist, nicht schlafen kannst, eine innere Leere spürst und Schuldgefühle hast, solltest du auf jeden Fall mit deiner Hebamme sprechen. Kommen dann noch endlose negative Gedanken dazu, eine tiefe Traurigkeit und das Gefühl, dass du keinen richtigen Kontakt zu deinem Baby aufbauen kannst, solltest du professionellen Rat und Hilfe suchen. Klar, fast alle frischgebackenen Mamas kennen solche Phasen. Wenn sie aber wochen- oder monatelang andauern, dann leidest du vielleicht unter einer Postnatalen Depression. Eine von zehn Frauen trifft das im Durschnitt in Deutschland.

Ich bekomme auch regelmäßig Nachrichten von Frauen, denen es so geht, aber die meisten von ihnen wissen nicht, dass sie an einer Krankheit leiden, sondern denken, sie wären schlechte Mütter oder würden etwas falsch machen, weil sie so unglücklich sind und ihr Baby anscheinend nicht genügend lieben, obwohl sie sich doch so darauf gefreut haben.

Zuerst sollst du wissen: Du bist damit nicht allein! Du kannst nichts dafür! Und vor allem: Es gibt einen Weg da raus! Wenn du Arme dazugehören solltest, versuche bloß nicht, diesen Zustand einfach auszuhalten und auszusitzen und die Schuld bei dir zu suchen. Hole dir Hilfe!

Die Ursachen für eine Postnatale Depression können ganz unterschiedlicher Art sein: seelischer und körperlicher, eine schwere Geburt, eine traumatische Schwangerschaft, das soziale Umfeld. Weil das Thema so komplex ist, ist es eben kaum möglich, aus dieser Negativspirale allein wieder herauszukommen. Darum muss man sich professionelle Hilfe holen, um die Ursachen gemeinsam zu erforschen und einen Weg da herauszufinden.

Die erste Adresse ist dann deine Frauenärztin, die dich schon während der Schwangerschaft betreut hat. Wichtig ist: Schildere ihr deinen Zustand ganz ehrlich, spiele ihn nicht herunter. Deine Ärztin leitet dich, wenn du an einer Postnatalen Depression leiden solltest, an Experten weiter.

Was du selbst tun kannst, damit es dir etwas besser geht und du einer Depression vorbeugst:

– Stille dein Baby und habe es eng bei dir. Dazu muss man wissen: Die Natur hat es sehr geschickt eingefädelt: Sobald ein Baby geboren ist, bleibt es ganz nah bei der Mutter, diese fängt sofort an, es zu stillen, und zwar 24/7, nach Bedarf. Darum wird das Baby der Mutter auch heute nach einer Geburt normalerweise direkt auf den Bauch gelegt. Wenn das nicht der Fall ist oder das Baby zum Beispiel zu früh im eigenen Zimmer schläft oder nicht gestillt wird, fängt die Mutter automatisch an zu trauern, weil sie aus evolutionsbiologischer Sicht um den Tod des Babys trauert. Denn sonst wäre es ja bei ihr. Nun stimmt das heute nicht mehr, es liegt vielleicht nur im Nebenzimmer in seinem Bettchen, aber unser Körper und unsere Hormone sind einfach noch instinktiv darauf gestimmt. Auch wenn ihr nicht stillen könnt oder wollt und euer Baby nicht bei euch im Bett schlafen lassen wollt, will ich euch trotzdem sagen: Um der Postnatalen Depression vorzubeugen und auch den Babyblues abzumildern, hilft auf jeden Fall: Habt euer Baby ganz viel und sooft es geht bei euch, legt es nicht weg, das Beste ist, ihr könnt es immer anschauen.

– Achte gut auf deine gesunde Ernährung! Iss regelmäßig über den Tag verteilt viel Obst und Gemüse, mache keine zu langen Pausen zwischen den Mahlzeiten, damit dein Blutzuckerspiegel nicht hin- und herspringen muss. Auch das kann für ein inneres Ungleichgewicht und Stimmungsschwankungen sorgen. Es gibt Nahrungsmittel, die bewiesenermaßen glücklich machen: Cashewkerne, Bananen, dunkle Schokolade … Greif zu!

– Bewege dich viel, ab an die frische Luft: schnelles Marschieren, am besten mit deinem Baby in der Trage vorm Bauch. Denn je mehr und je häufiger du dein

Baby an dir trägst, desto enger wird eure Bindung, weil dein Körper Oxytocin ausschüttet, das sogenannte Kuschelhormon. Gerade, wenn du dich schwertust mit dem Körperkontakt zu deinem Kind.

- Versuche, viel zu schlafen, ruhe dich oft aus. Nutze die Zeiten, wenn dein Baby gerade schläft, auch wenn du es nicht gewohnt bist, am Tag zu schlafen.
- Hole dir so viel Hilfe wie möglich von außen. Bestehe darauf, dass dein Partner, dein Freundeskreis und deine Familie dir helfen, weil du krank bist und nicht selbst stark sein musst. Bezahlt werden von der Krankenkasse übrigens sogenannten »Mütterpflegerinnen«, die zu dir nach Hause kommen, um *dich* zu pflegen, und »Familienpflegerinnen«, die deine größeren Kinder versorgen.
- Triff dich mit anderen Müttern, versuche, nicht zu viel allein zu sein, damit du dein Gedankenkarussell unterbrichst. Gute Treffpunkte sind Familienzentren und Babykurse. Und wenn dir eine Mutter auf der Straße sympathisch erscheint, die ihr Baby allein vorm Bauch trägt oder es im Kinderwagen schiebt, sprich sie einfach an. Ich habe das auch schon ein paarmal gemacht, und es hat mir noch nie jemand übel genommen. Im Gegenteil: Daraus sind zum Teil ganz schöne Freundschaften entstanden.
- Das, was du tun *musst:* den ersten Schritt zu deiner Frauenärztin gehen, damit sie dich weiterüberweisen kann. Denn: Die Angebote sind da, und du kannst sie alle in Anspruch nehmen.

Halte durch, du Liebe, und vergiss nie, trotz allem: Du bist die beste Mama für dein Baby!

DAS BABY

Dein Baby ist jetzt bereits ganze 46 Zentimeter groß, im Durchschnitt, und wiegt an die 2550 Gramm. Ab jetzt kann dein Baby außerdem Geräusche in seinem Gedächtnis abspeichern.

Und es ist zu 100 Prozent überlebensfähig, denn sein zentrales Nervensystem und auch das Verdauungssystem sind fast vollständig ausgebildet, ebenso seine Lunge. Da fällt einem doch ein Riesenstein vom Herzen, oder nicht?

DIE MUTTER

Die Gelenke deines Beckens weiten sich und bereiten sich so immer weiter auf die bevorstehende Geburt vor. Wenn du also ein leichtes Ziehen im Beckenbereich merkst, ist das der Grund. Immer wieder wichtig also: Beckenbodentraining!

Die letzten Wochen der Schwangerschaft können ganz schön belastend sein, denn die bereits bekannten Beschwerden nehmen in der Regel noch mal zu. Lange stehen geht gar nicht mehr, man watschelt oft nur noch so vor sich hin. Aber gemütlich liegen geht auch nicht mehr, und auch beim Sitzen drückt der Bauch. Das Baby könnte jetzt deinetwegen gern bald kommen, ich weiß! Auch, wenn es deine Beschwerden nicht besser macht, sage ich dir: Mit diesen Dingen bist du immerhin nicht allein in der Schwangerschaft.

Es gibt aber auch Frauen, die sich rundum gut fühlen und das Baby lieber noch eine Weile im Bauch behalten wollen. Wenn du dazugehörst: Schalte trotzdem einen Gang runter und mache nur noch das, was dir guttut.

In dieser Phase können jetzt übrigens schon Senkwehen auftreten, um dein Baby in die perfekte Startposition für die anstehende Geburt zu bringen. Wenn du dir nicht sicher bist, ob es sich um Senkwehen oder gar Eröffnungswehen handelt, nimm ein warmes Bad oder eine Dusche. Eröffnungswehen werden in der Badewanne und generell bei Wärme stärker. Wenn die Wehen aber verschwinden, handelt es sich höchstwahrscheinlich nur um Senkwehen. Wenn du immer noch unsicher bist, melde dich einmal bei deiner Frauenärztin oder deiner Hebamme, die wissen meist recht gut Bescheid, um welche Art von Wehen es sich handelt.

TO-DO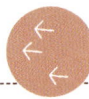

○ Du kannst dich schon mal nach einem guten Kinderarzt umschauen, denn die sind nicht selten ausgebucht und nehmen keine neuen Patienten an. Frage doch mal in deinem Bekanntenkreis, was andere Mütter für Erfahrungen gesammelt haben, oft ist Mundpropaganda die beste Empfehlung, und man landet zumindest auf der Warteliste. Denke dran: Der Kinderarzt wird dein Kind bis ins Jugendalter begleiten, da ist es gut, wenn man Vertrauen hat und nicht ständig wechseln muss.

𝓛IEBLINGSWOCHENBETTVORRAT

Ravioli aus der Dose. Ich weiß, sie sind geschmacklich nicht der Hit, aber ich habe sie mir fürs Wochenbett für den Notfall gekauft. Es gibt so Tage, an denen man froh ist über eine warme Mahlzeit, die in fünf Minuten fertig ist. Und: Es kamen so schöne Jugenderinnerungen hoch!

Au! Dammriss! – So beugst du (hoffentlich) vor

SCHWANGERSCHAFTSWOCHE 36

Herzlich willkommen in der 36. Schwangerschaftswoche! O Mann, wir sind schon so kurz vor der Geburt: nur noch vier Wochen bis zum errechneten Geburtstermin!

Und da möchte, nein: *muss* ich mit euch über ein Thema reden, das so gar nicht angenehm ist. Aber es gehört eben auch dazu: der Damm und mit ihm der Dammriss oder -schnitt – autsch! –, aber auch, wie ihr dem vorbeugen könnt. Vorneweg: Bevor ich das erste Kind bekommen habe, hatte ich keinen blassen Schimmer, wo der Damm liegt, geschweige denn, dass ich überhaupt einen habe.

Der Damm ist der Bereich zwischen Scheide und After, er gehört zu unserer Beckenbodenmuskulatur und dichtet unseren Körper sozusagen nach unten hin ab. Der Damm ist an sich sehr flexibel und dehnbar und ermöglicht uns, dass wir unser Kind gebären können. Aber manchmal kommt das Gewebe mit der rechtzeitigen Dehnung einfach nicht hinterher, weil die elastischen und kollagenen Fasern nicht flexibel genug sind. Oder aber das Köpfchen des Babys ist zu groß, sodass der Damm eben einreißt. Früher haben die Ärzte darum vorsorglich während der

Presswehen den Damm aufgeschnitten, das nennt man »Dammschnitt«. Heute weiß man aber, dass so ein Schnitt sehr schwer verheilt, darum sollte der Dammschnitt wirklich nur im Notfall gemacht werden. Das passiert zum Beispiel dann, wenn das Baby einfach schon zu lange im Geburtskanal festsitzt und die Sauerstoffversorgung nicht mehr ausreicht. Manchmal kann der Dammschnitt auch einem Frühchen helfen, das noch nicht so viel Kraft hat, sein Köpfchen hindurchzupressen, sowie bei einer Steißgeburt.

Wenn der Damm aber von allein reißt, verheilt diese natürliche Wunde viel schneller wieder. Das nennt man dann »Dammriss«.

Ich will hier aber niemandem Angst machen: Die Wahrscheinlichkeit, dass du keinen Dammriss erleidest, ist auch relativ hoch. Aber wenn er passiert, handelt es sich meist um den Dammriss ersten Grades, das heißt, er muss nicht mal genäht werden und heilt im Wochenbett auch ganz schnell wieder. Ab einem Dammriss zweiten Grades muss genäht werden, mit einer kleinen Betäubungsspritze. Das merkst du aber kaum, weil du von der Geburt noch voller Adrenalin steckst und darum auch weniger schmerzempfindlich bist. Auch die Wunde verheilt beim Dammriss zweiten Grades recht gut mit der entsprechenden Nachsorge, über die dich deine Hebamme aufklärt.

Eigentlich sind das schon viel zu viele Infos für Erstgebärende. Ich wusste, wie gesagt, damals nicht einmal, dass ich überhaupt einen Damm habe. Aber ich finde es gut und wichtig, darüber aufgeklärt zu sein, vor allem, damit man dem Dammriss so gut es geht vorbeugen kann. Dazu gibt es die Dammmassage, und sie bringt recht gute Resultate.

Dammmassage, Sitzbad und Co.

Ab der 34. Schwangerschaftswoche kannst du mit der Dammmassage beginnen, um deinen Damm auf die Geburt vorzubereiten, damit er nicht so leicht einreißen wird. Natürlich wird auch die Hebamme während der Geburt darauf achten, dass dein Damm unversehrt bleibt. Sie wird das Gewebe immer wieder dehnen und dich beim Pressen entsprechend anleiten.

Die Dammmassage ist ein etwas unangenehmes Thema, aber es gibt Frauen, die schwören darauf, weil bei ihnen der Damm während der Geburt nicht gerissen ist. Das ist natürlich ein großer Vorteil. Ob du nun eine Dammmassage machen willst oder nicht, musst ganz allein du entscheiden. Aber hier stelle ich dir in Kurzform einmal vor, wie sie geht:

Dammmassage

Eine ab der 34., 35. oder auch 36. Schwangerschaftswoche regelmäßig durchgeführte, etwa zehnminütige Dammmassage kann dem Dammriss (und auch durchaus dem Dammschnitt) vorbeugen, weil sie das Gewebe zwischen Scheide und After weicher macht; dadurch wird es deutlich besser durchblutet und dehnbarer. Eine Garantie ist sie aber nicht.

Für die Massage sind saubere (am besten sogar desinfizierte) Hände und kurze Fingernägel ganz wichtig. Oder du ziehst dir einen Einmalhandschuh an. Vielleicht duschst du vor der Massage warm und machst es dir an dem Ort, an dem du sie durchführen willst, warm und gemütlich. Du solltest dich auf jeden Fall wohlfühlen. Suche dir ein schönes, natürliches Öl aus (es muss kein explizites »Dammmassage-Öl« sein, aber die gibt es). Gut eignet sich zum Beispiel Mandelöl, Weizenkeimöl oder Jojobaöl.

Mache es dir bequem in einer halb sitzenden Position mit einem Kissen im Rücken. Oder du gehst in die Hocke, wenn es dir nicht zu anstrengend ist. Manche erreichen ihren Damm auch im Stehen besser, vielleicht mit einem Bein auf dem Badewannenrand oder auf dem Toilettendeckel.

Nimm nun etwas Öl und verreibe es zwischen den Fingerspitzen, bis es warm ist. Dann führst du den Daumen in die Scheide ein, um genug Halt zu haben, und massierst mit dem Zeigefinger von außen den Damm mit ganz leichtem Druck. Wenn du dir eine Uhr vorstellst, befindet sich die Stelle, die besonders gelockert werden soll, zwischen drei und neun Uhr. Gehe dabei nicht zu nah an den After heran, damit keine Bakterien von dort an deine Finger gelangen. Und übe nicht zu großen Druck aus oder zerre gar am Gewebe, sei ganz behutsam und lass dir Zeit.

Als Nächstes versuchst du, deine Scheide auch dammwärts, also Richtung sechs Uhr, zu dehnen. Dazu nimmst du erst einen, dann zwei Finger und versuchst, diese zusätzlich zum Daumen zu spreizen. Gehe ein bisschen in den Dehnungsschmerz hinein. Aber quäle dich bitte nicht! »Sanft, aber bestimmt« ist das Motto. Diese Dehnung kannst du ein paarmal wiederholen. Du wirst merken, dass sich das Gewebe immer weiter lockert und du die Dehnungen immer besser aushalten kannst.

Solltest du zu vorzeitigen Wehen neigen, ist die Dammmassage nicht angebracht, und auch bei einer Pilzinfektion ist Vorsicht geboten, um sie nicht zu verbreiten. Die Infektion muss erst ausgeheilt sein, bevor du mit der Dammmassage starten solltest.

Lindenblüten-Sitzbad

Sitzbäder helfen auch vorbeugend gegen Dammverletzungen. Dazu brauchst du eine Handvoll Lindenblüten (aus der Apotheke oder dem Reformhaus), die du in einem Topf mit einem Liter kochendem Wasser übergießt. Der Aufguss muss zehn Minuten ziehen, dann werden die Lindenblüten abgesiebt. Den Sud dann in eine ausreichend große Schüssel (oder wenn du eines hast: Bidet) mit ca. 37 bis 38 Grad warmem Wasser gießen. Du kannst das

zehnminütige Sitzbad zweimal wöchentlich machen. Ab dem errechneten Geburtstermin gern auch einmal täglich übrigens. Dank dieser Sitzbäder wird das Gewebe um den Damm durchwärmt und dadurch dehnbarer gemacht. Ich bin für Sitzbäder leider viel zu ungeduldig, muss ich zugeben. Aber wenn es dir gefällt, ist das eine gute Sache!

Wie immer gilt: Vorsorge ist besser als Nachsorge. Es lohnt sich also, hier etwas Zeit zu investieren, den inneren Schweinehund zu überwinden, um diese Schmerzen während und auch nach der Geburt vielleicht zu vermeiden.

DAS BABY

Dein Baby wiegt jetzt ungefähr 2750 Gramm und ist durchschnittlich 47 Zentimeter groß. Es ist mittlerweile bestens für das Leben außerhalb des Bauches gerüstet. Wie schon berichtet, haben viele Kinder bis zur 36. Schwangerschaftswoche die Kopflage eingenommen, liegen also mit dem Köpfchen nach unten und vielleicht sogar schon im Becken der Mutter (mehr dazu im Kapitel zu SSW 34). Bei Frauen, die schon ein oder mehrere Kinder zur Welt gebracht haben, begibt sich das Baby übrigens oft erst kurz vor der Geburt in die endgültige Geburtsposition.

Weil kaum noch Platz in der Gebärmutter zur Verfügung steht und das Fruchtwasser weniger wird, fühlen sich die Bewegungen des Babys jetzt vielleicht anders an, von außen lassen sich vielleicht schon einzelne Körperteile ertasten, wie zum Beispiel die Fersen oder Ellbogen. Es ist schön und sehr emotional, diese Berührungen und das Ertasten unter der Bauchhaut gemeinsam mit deinem Schatz zu erleben.

DIE MUTTER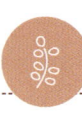

Wenn dein Baby mit dem Kopf nach unten liegt, spürst du vielleicht schon, dass es seinen Kopf tiefer in dein Becken schiebt, dann bekommst du nämlich immer häufiger Senkwehen. In der Regel kannst du dann auch wieder besser atmen und essen, weil wieder mehr Platz für Magen und Lunge ist. Aber wahrscheinlich musst du dafür jetzt noch häufiger zur Toilette, weil der Druck auf die Blase zunimmt.

Auch die Übungswehen treten in dieser Woche bereits häufig auf. Einige Kinder sind nämlich so vorwitzig, dass sie einfach schon früher als geplant das Licht der Welt erblicken wollen. Darum eignet sich diese Woche auch gut, um letzte Vorbereitungen zu treffen: Wie sieht es in deinem Vorratsschrank aus; liegt alles für die Kliniktasche bereit; ist alles eingekauft und organisiert, was es im Wochenbett braucht? Zur Sicherheit, sozusagen. Alles, was du an Zeit nach hinten hin noch übrig hast, ist wunderbar, um zu entspannen und nur noch das machen zu müssen, worauf du wirklich Lust hast.

TO-DO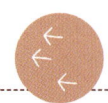

○ Die Vorsorgeuntersuchungen finden ab jetzt wöchentlich statt (im Wechsel bei deiner Frauenärztin und deiner Hebamme, wenn du willst).

○ Ab der 36. Schwangerschaftswoche gibt es die Möglichkeit der »äußeren Wendung«, sollte dein Baby noch nicht mit dem Kopf nach unten liegen (siehe auch das Kapitel zu SSW 34).

○ Es gibt auch Akupunkturbehandlungen, die die Geburt leichter und schneller machen sollen. Sie werden in vielen Hebammenpraxen angeboten, allerdings werden die Kosten nicht von der Krankenkasse übernommen.

𝓛IEBLINGSÖL DER WOCHE

Ich habe, nicht nur zur Dammmassage, am liebsten Weizenkeimöl genommen in der Schwangerschaft, weil es nachweislich die Elastizität der Haut verbessert und damit auch Schwangerschaftsstreifen und Hauttrockenheit vorbeugt.

Dein Beauty-Plan vor der Geburt

SCHWANGERSCHAFTSWOCHE 37

Hallo, du Liebe, und herzlich will-kommen in der 37. Schwanger-schaftswoche – und damit in unserem letz-ten Schwangerschaftsmonat (dem zehnten nämlich)!

Es ist kein Spaß mehr, sondern wirklich Anstrengung pur, diesen großen, dicken Bauch mit sich herumzutragen, oder was sagst du? Der Bauch ist überall im Weg, wir sind kurzatmig und unbeweglich ge-worden, sind viel zu Hause und wissen leider nicht mehr, wie wir uns hinsetzen sollen, auf dass es noch einigermaßen be-quem ist. Das Baby ist eingequetscht, hat auch nicht mehr genug Platz. Weniger oder veränderte Kindsbewegungen sind in dieser Phase darum auch kein Grund zur Sorge. Dein Baby tritt und boxt zwar noch, aber große Bewegungen sind gar nicht mehr möglich. Wie ich schon gesagt habe: Wenn du plötzlich gar nichts mehr spüren solltest, melde dich zur Sicherheit einmal bei deiner Frauenärztin oder Hebamme.

Ich habe mir gegen Ende der Schwan-gerschaft immer gern meine Haare schnei-den lassen, auch ruhig etwas kürzer, ein-fach deshalb, weil ich mit meinen langen Haaren nicht gut zurechtkomme, wenn ich einen Säugling zu versorgen habe. Die Haare brauchen so viel Pflege, es dauert ewig, bis sie trocken geföhnt sind, und sie sind ständig im Weg. Natürlich war der Abschied von meiner Mähne auch immer mit dem ein oder anderen Tränchen ver-bunden. Aber Haare wachsen ja wieder.

Dann habe ich mir vor der Geburt die Fingernägel gekürzt und Abschied ge-nommen von meinen Gelnägeln. Die sind zwar schön, aber man ist schon etwas ein-geschränkt mit ihnen. Unter langen Nä-geln sammeln sich außerdem viele Bakte-rien, und das kann man mit einem Säug-ling wirklich nicht gebrauchen. Außerdem können lange Fingernägel die zarte Baby-haut schnell verletzen, und das ist ja nun das Letzte, was man will.

Es sind jetzt die letzten Wochen ohne Baby, in denen du also noch mal Zeit nur für dich hast. Darum ist es ein passender Mo-ment, um zum Beispiel noch mal zur Pedi-küre zu gehen. Ich bin in der 37. Schwan-gerschaftswoche auch gar nicht mehr an meine Fußnägel herangekommen! Auch für Waxing und anderes ist jetzt eine gute Zeit (und vielleicht sogar für etwas länger erst mal die letzte Gelegenheit).

Einen letzten Termin zur Zahnreini-gung habe ich mir auch geben lassen, be-vor das Baby kam. In der Schwangerschaft sind Mund- und Zahnhygiene besonders wichtig, wie ich im Kapitel zu SSW 17 schon geschrieben habe.

Was ich dir mit auf den Weg geben kann: Man unterschätzt, wie wenig eitel man ist, wenn das Baby erst mal da ist. Vieles, was einem vorher sehr wichtig war, ist einem auf einmal egal. Aber ich kann dir auch sagen: Wir sind jetzt schon richtig gut vorbereitet auf die Geburt und auch auf die Zeit direkt danach. Sorge dich also nicht und genieße die letzte Zeit, bevor dein Baby endlich da ist, und widme dich noch mal ganz dir selbst!

MEIN BEAUTY-PLAN

vor der Geburt

- noch mal Spitzen schneiden lassen oder mehr, wenn man möchte
- Fingernägel kürzen
- zur Pediküre (Waxing etc.) gehen
- letzten Zahnarzt- und Prophylaxetermin machen

DAS BABY

Dein Baby ist in der 37. Schwangerschaftswoche wahrscheinlich an die 2950 Gramm

schwer, geht also in großen Schritten auf sein Geburtsgewicht zu, und etwa 48 Zentimeter groß. Es verliert nach der Lanugobehaarung (zumindest größtenteils) auch nach und nach bis zur Geburt die Käseschmiere. Allerdings bleibt von der zum Schutz auch noch etwas auf dem Baby haften, wenn es geboren wird.

Der wichtigste Meilenstein in dieser Schwangerschaftswoche ist: Dein Baby ist ganz ausgereift.

DIE MUTTER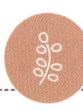

Neben den Übungswehen können jetzt auch langsam die »echten« Wehen auftreten. Immerhin bist du im zehnten Monat! Und es wäre überhaupt kein Problem, wenn dein Baby jetzt schon auf die Welt käme. Zur Erinnerung an dich: Wenn du unsicher bist, um welche Wehen es sich handelt: Ab in die warme Badewanne, unter die Dusche oder Wärmflasche auf den Bauch und abwarten – hören die Wehen wieder auf, waren es nur Übungswehen. Bleiben sie oder werden sie gar

ℒIEBLINGSBEAUTYPRODUKT DER WOCHE

Ich habe sehr oft Nagelöl auf meine Fingernägel aufgetragen, nachdem meine Gelnägel runter waren, weil die Naturnägel danach einfach sehr bedürftig waren und viel Pflege brauchten. Das bekommst du in jeder Drogerie.

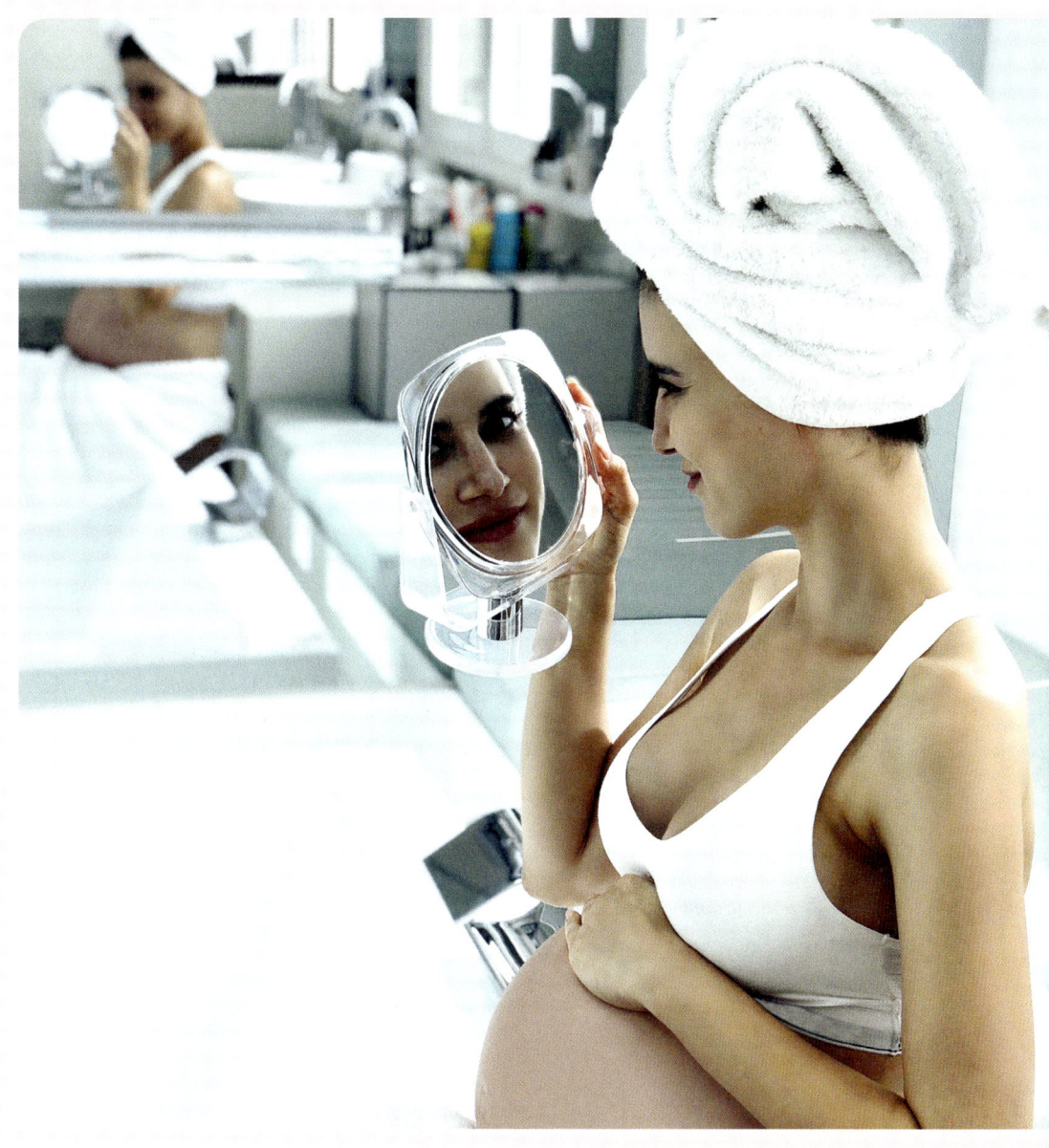

Jetzt wäre höchste Eisenbahn für das Schwangerschafts-Shooting.
Ich habe es ja leider nicht gemacht, aber freue mich immer wieder über die paar
Bilder, die ich von mir und meinem Bauch aus der Schwangerschaft habe.

stärker, wird es sich wahrscheinlich um die Geburtswehen handeln. Dann rufst du am besten deine Hebamme an oder aber direkt in deiner Geburtsklinik und fragst dort nach, wie du weiter vorgehen sollst.

WOZU DIENT DIE »KÄSESCHMIERE«?

In der Gebärmutter verhindert die Käseschmiere das Verschrumpeln und Aufquellen der Haut des Babys im Fruchtwasser. Auf dem Weg nach draußen, also während der Geburt, hilft sie dem Baby, besser zu gleiten. Und nach der Geburt verhindert sie einen zu großen Wärmeverlust des Neugeborenen. Die Käseschmiere ist sozusagen die natürliche Schutzschicht des Kindes. Sie wird auch »Feuchtschmiere« genannt und besteht aus Talgdrüsensekret, Epithelzellen, flaumartigem Haar und Cholesterol. Sie entwickelt sich langsam ab der 18. Schwangerschaftswoche und bildet sich zurück, je näher der Geburtstermin rückt. Je früher ein Kind geboren wird, umso mehr Käseschmiere hat es darum: Es braucht einfach noch mehr Wärmeschutz nach außen. Die Käseschmiere zieht innerhalb weniger Tage nach der Geburt in die Haut des Säuglings ein, sie muss nicht abgewaschen werden.

TO-DO

○ Ab der 37. Schwangerschaftswoche solltest du keine Zupfmassagen mehr machen, denn die können Wehen auslösen.

○ Hast du so weit alles vorbereitet, was dir wichtig ist für die Geburt und die Zeit danach? Hast du deine Familie und Freundinnen fürs Wochenbett eingeplant?

○ Genieße noch mal die Zeit allein: Gönne dir eine Verabredung nur mit dir oder deiner besten Freundin, ganz in Ruhe und entspannt.

Vorbereitung auf eine leichte Geburt und Nestbautrieb

SCHWANGERSCHAFTSWOCHE 38

Hallo, du Liebe, ich freue mich, dass du noch da bist! Herzlich willkommen in der 38. Schwangerschaftswoche!

In diesem Kapitel will ich dir erzählen, wie du in diesen letzten Wochen deinen Körper auf eine sanfte Geburt vorbereiten kannst. Und zwar sind das alles Dinge, die du gut und einfach in deinen Alltag integrieren kannst. Zum Teil helfen sie auch dabei, die Wehen auf natürliche Art und Weise auszulösen, also die Geburt einzuleiten. Das ist jetzt zwar noch ein wenig früh, aber losgehen könnte es ja durchaus schon.

Auf Platz eins der besten Methoden, um sich auf eine Geburt vorzubereiten, steht für mich: in Bewegung sein. Wenn du dich die letzten Wochen etwas mehr geschont und dich eher weniger bewegt hast, versuche doch ab dieser Woche, wieder ein bisschen mehr in Bewegung zu kommen, unternimm zum Beispiel längere Spaziergänge, soweit möglich. Am besten nicht allein und immer mit Pausen. Du weißt ja: Eine Geburt ist ein kleiner Marathon, für den wir Kondition gebrauchen können, um ihn gut durchzustehen.

Neben dem Vorteil, fit zu sein, rutscht das Baby durch die Bewegung tiefer ins Becken, und durch das Drücken des Kopfes auf den Gebärmutterhals schüttet der Körper Oxytocin aus, und das wiederum sorgt für eine leichtere Geburt.

Ich habe ab der 38. Schwangerschaftswoche jeden Tag eine Tasse Himbeerblättertee getrunken (siehe dazu auch das Kapitel zu SSW 34). Der sorgt dafür, dass sich der Muttermund und die Beckenbodenmuskulatur schön lockern, sodass sich bei der Geburt alles etwas leichter öffnet.

Außerdem habe ich ab jetzt geschrotete Leinsamen (ca. 1 EL) und eine Prise Zimt täglich in meinen Speiseplan aufgenommen. Denn Leinsamen sorgen angeblich dafür, dass die Schleimproduktion in der Scheide angeregt wird, was hilfreich während der Geburt ist, damit das Baby besser »flutscht«. Und Zimt regt die Durchblutung in den Beckenorganen an. Dabei ist wichtig, dass es sich um hochwertigen und biologisch angebauten Zimt handelt, zum Beispiel Ceylonzimt, weil der keine Schadstoffe enthält. Die können nämlich schlecht fürs Baby sein.

Eine gute Nachricht für dich, eine unbequeme für deinen Partner: Fußmassagen kannst du jetzt in vollem Umfang genießen! Denn durch die Stimulation bestimmter Druckpunkte entspannen sich

WAS SIND PROSTAGLANDINE?

Prostaglandine sind hormonähnliche Substanzen, die sich überall im Gewebe befinden. Sie spielen vor allem bei der Geburt eine Rolle, da sie eine wichtige Signalwirkung für das Einsetzen der Wehen haben. Darum werden sie zur Geburtseinleitung oft medikamentös verabreicht, um die Wehen auszulösen. Prostaglandin ist auch in Sperma enthalten, weswegen Sex am Ende der Schwangerschaft auch wehenauslösend sein kann.

VORSICHT: FRISCHE FARBE!

Streiche vor der Geburt kein Zimmer mehr, in dem du dich mit dem Baby oft aufhalten wirst, weil es noch eine ganze Zeit dauern wird, bis die schädlichen Dämpfe und Stoffe aus der Farbe ausgedünstet sind. Dasselbe gilt übrigens auch für Bodenlacke und Teppiche. Informiere dich am besten vorab, wenn du kurz vor der Geburt diese Renovierungs- und Verschönerungsarbeiten vorhaben solltest.

dann passieren, wenn das Baby schon so weit ist.

Mein letzter, ganz besonders schöner Tipp: Ganz viel Liebe machen! Denn im Spermium des Mannes sind hormonähnliche Substanzen enthalten, die Prostaglandine, die dafür sorgen, dass der Muttermund schön weich ist. Dadurch erleichtern sie seine Öffnung. Und: Je weicher der Muttermund, umso leichter die Geburt. Außerdem können die Prostaglandine auch Wehen auslösen.

Nestbautrieb

Weil wir immer und immer näher an die Geburt heranrücken und wir es auch körperlich spüren, setzt bei vielen Schwangeren zu dieser Zeit der »Nestbautrieb« ein. Man hat das Gefühl, noch tausend Dinge erledigen und Pläne in die Tat umsetzen zu müssen. Und alles kreist ums Baby, na klar. Die eigenen vier Wände sollen besonders schön fürs Kleine hergerichtet sein, es geht um Babyausstattung, Kinderzimmermöbel, Saubermachen und Sortieren. Dieser Instinkt ist mal stärker, mal weniger stark ausgeprägt. Aber wichtig ist jetzt vor allem: Überanstrenge dich nicht, überschreite keinesfalls deine körperlichen Grenzen, gib Aufgaben, die wirklich noch anstehen, lieber an Familie und Freunde ab. Das heißt: Nestbautrieb ja, aber in Maßen! Auf keinen Fall darfst du noch schwere Sachen tragen. Auch Bück- und Streckbewegungen solltest du besser vermeiden.

Und Vorsicht bei Putzmitteln! Denn viele setzen gefährliche Dämpfe frei. Nicht

die Beckenbodenmuskeln, und es können ganz langsam auch die Wehen ausgelöst werden. Aber keine Sorge, das wird nur

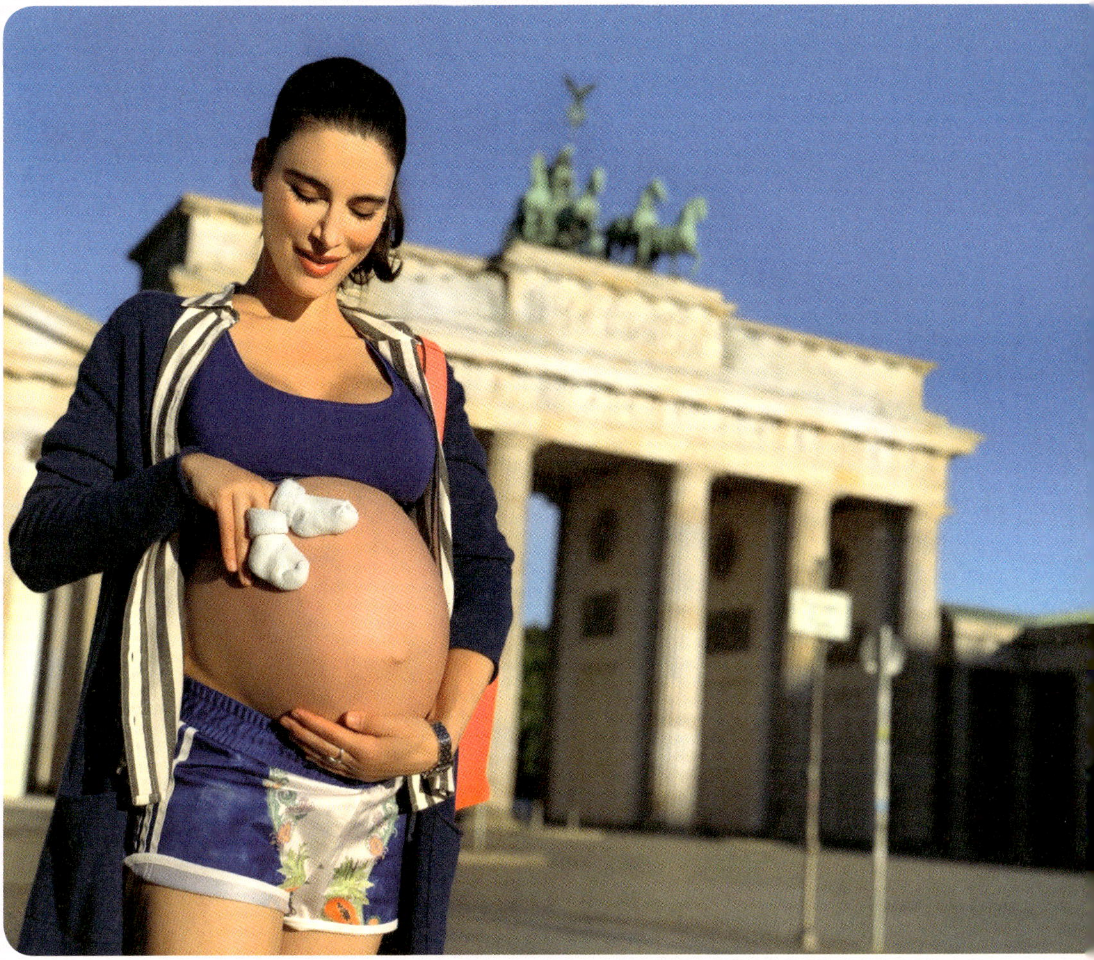

Wenn ich mal nicht mehr einschlafen konnte, bin ich gern ganz früh spazieren gegangen.
Hier: 5 Uhr morgens. Ich bin der erste Mensch am Brandenburger Tor.

mehr streichen, denn auch Farben dünsten so einiges aus, was nicht ganz ungefährlich für die Gesundheit ist.

Was du ohne Bedenken tun kannst, sind kleine »Dekoarbeiten«. Ansonsten genieße lieber die letzte freie, ruhige Zeit zum Entspannen und Erholen. Die Energie brauchst du mit Sicherheit für die Geburt.

DAS BABY

Dein Baby hat eventuell schon jetzt ganze 50 Zentimeter erreicht und wiegt um die 3100 Gramm. Ab jetzt wird es nicht mehr viel größer. Nur noch schwerer. Uff! Ungefähr 20 bis 30 Gramm pro Tag. Einige Kinder haben schon Haare auf dem Kopf, andere sind noch ganz kahl. Die Plazenta beginnt ab jetzt zu altern, weil sie das Baby bald nicht mehr mit Sauerstoff und Nährstoffen versorgen muss, die Nährstoffzufuhr wird auch weniger. Im Darm deines Babys hat sich erster Stuhl gesammelt, der kurz vor oder nach der Geburt ausgeschieden wird und als Mekonium bezeichnet wird. Es wird auch »Kindspech« genannt, weil es zähflüssig und grünlich schwarz ist.

DIE MUTTER

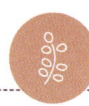

The same procedure as in SSW 37: Senk- und Übungswehen. Manchmal kommen leichter Durchfall und eine innere Unruhe hinzu, die sich dann häufig im Nestbautrieb entlädt.

TO-DO

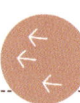

○ Bist du heute schon spazieren gegangen? Dann los! Fitness ist alles für die Geburt!

○ Hast du an alle Formalitäten nach der Geburt gedacht, und ist alles vorbereitet (Elternzeit und Elterngeld, ggf. Vaterschaftsanerkennung und Sorgerechtsklärung …)? Dann hast du nach der Geburt mehr Zeit nur für dein Baby und musst dich nicht mit lästigem Papierkram herumschlagen.

○ Falls du schon Kinder hast, solltest du spätestens jetzt klären, wer sie während eurer Abwesenheit bei der Geburt betreut. Sprecht mit der Oma, Tante, Freundin, Nachbarin oder wer immer sich bereit erklärt, genau ab, wie es laufen soll. Du weißt ja: Es kann jetzt jederzeit, auch nachts, losgehen, und es wäre ärgerlich, wenn du unter Wehen herumtelefonieren musst, um jemanden für die Kinderbetreuung zu finden.

○ Verabrede dich doch mit deinem Schatz für einen Abend (oder einen Mittag oder einen ganzen Tag) zu zweit, um noch ein paar innige Momente als Paar zu genießen.

ℒIEBLINGSVORBEREITUNG DER WOCHE

Kurz vor der Geburt habe ich auch immer gern Geschirr, Besteck, Gläser, Tassen sortiert. Über die Zeit ist es bei mir immer wieder vorgekommen, dass ich etliche Messer, Gabeln, Löffel hatte, Gläser und Tassen, die nicht zueinanderpassten, zu wenige tiefe Teller beieinander hatte etc. Ich habe dann alles aus den Schubladen und Schränken geräumt und zusammensortiert, was zusammengehört, nachgekauft, was nicht vollständig war, und aussortiert, was zu viel (oder zu »bunt«) war.

Und plötzlich geht es los

SCHWANGERSCHAFTSWOCHE 39

Hallo, du Liebe, und herzlich willkommen in der 39. Schwangerschaftswoche! Wahnsinn!

Wir sind jetzt nur noch eine Woche vom »ET« (das heißt »Entbindungstermin«) entfernt, aber die Geburt kann eigentlich jederzeit losgehen, denn es kommen nur etwa zehn Prozent der Babys am errechneten Termin auf die Welt. Allerdings einige auch danach, nicht alle davor. Darum ist es gut, wenn du weißt, auf welche Anzeichen du achten solltest, um den Startschuss der Geburt zu bemerken und deinen Körper richtig einzuschätzen.

Anzeichen für den baldigen Geburtsstart

Die meisten Frauen haben in dieser Zeit vermehrt Senkwehen: Dein Bauch wird hart, es kann leicht ziehen, sogar bis in die Oberschenkel oder in den Rücken. Das heißt: Das Baby senkt sich in Richtung Geburtskanal. Auf der einen Seite kann man meist schlechter schlafen; oder man muss nachts nun häufiger auf die Toilette, weil das Baby auf die Blase drückt. Andererseits kann man wieder mehr essen und besser atmen, weil oben einfach wieder mehr Platz ist. Bei Dritt- oder Viertgebärenden senkt sich der Bauch übrigens meist erst während der Geburt.

Der Schleimpfropf löst sich. Das ist bei mir übrigens immer erst während der Geburt passiert. Der Schleimpfropf verschließt den Muttermund, also die Gebärmutter, und schützt sie damit vor dem Eindringen von Bakterien. Außerdem stabilisiert der recht zähe Schleim die Gebärmutter und verhindert eine Frühgeburt. Wenn der Schleimpfropf sich löst, bedeutet das darum, dass das Baby für die Geburt bereit ist. Aber auch die Übungswehen können dazu führen, dass er abgeht. Du scheidest den Schleimpfropf als weißlich gelben Ausfluss und mitunter etwas Blut aus. Das deutet darauf hin, dass sich der Muttermund bereits leicht zu öffnen beginnt, denn das Blut stammt aus den kleinen Gefäßen der Gebärmutterschleimhaut, die beim Weiten des Muttermunds reißen. Diese leichte Blutung wird auch »Zeichnungsblutung« genannt. Die Geburt ist dann nur noch maximal zwei Wochen entfernt. Bei vielen geht es aber auch innerhalb der nächsten Tage oder Stunden los. Wenn der Schleimpfropf abgeht, heißt das aber nicht, dass du sofort ins Krankenhaus musst. Nur dass du vorbereitet sein solltest. Erst wenn du regelmäßige und schmerzhafte Wehen verspürst, solltest du dich auf den Weg machen bzw. deine Hebamme oder Geburtsklinik kontaktieren. Alles darüber kannst du noch mal im Kapitel zu SSW 22 nachlesen. Ganz wichtig ist aber, dass du dich nach dem Lösen des Schleimpfropfs keinen Bakterienherden mehr aussetzt, weil der Eingang der Gebärmutter ja nun recht ungeschützt ist. Schwimmen gehen solltest du zu dieser Zeit also nicht mehr.

Kurz vor der Geburt wird das Baby oft ruhiger und bewegt sich nicht mehr so viel. Aber es hört natürlich nicht ganz auf, sich zu bewegen! Wenn das bei dir doch der Fall sein sollte: ab zu deiner Frauenärztin oder Hebamme! Man sagt, das Baby sammelt noch mal Kraft, um die Geburt zu meistern. Mein Kleiner war in dieser Zeit noch so richtig aktiv, also wusste ich: Bei mir dauert es noch, bis es losgeht.

ACHTUNG BEI VIEL BLUT!

Sollte bei dir die Blutung länger anhalten und eine größere Menge hellroten, frischen Blutes abgehen, vielleicht verbunden mit Schmerzen, melde dich gleich bei deiner Geburtsklinik oder mach dich einfach auf den Weg. Dann kann es nämlich vielleicht sein, dass es sich um eine vorzeitige Plazentaablösung handelt. In diesem Fall müsste die Geburt sofort eingeleitet werden.

Dann gibt's noch den berühmten Nestbautrieb und so eine große innere Unruhe. Das spüren viele von uns während der Schwangerschaft monatelang übrigens. Weißt du noch? Ich habe auch ganz am Anfang schon davon berichtet. Ein paar Stunden vor der Geburt habe ich tatsächlich immer den Drang verspürt, bestimmte Dinge tun zu *müssen*. Zum Beispiel habe ich alle meine CDs alphabetisch sortiert. Und kurz darauf ging es dann wirklich los. Erst im Nachhinein konnte ich mir diesen merkwürdigen Aktionismus erklären.

Wichtig ist beim Nestbautrieb so kurz vorm ET: Übertreibe es nicht, trotz aller Hummeln im Hintern. Du solltest nicht schwer tragen oder heben und dich auch sonst nicht verausgaben.

Der Blasensprung ist in diesem Stadium der Schwangerschaft immer ein Zeichen dafür, dass es bald losgeht. Wenn du weißt, dass dein Kind schon fest im Becken liegt, solltest du noch am selben Tag einen Termin bei deiner Frauenärztin machen. Sie wird dir dann auch sagen, was weiter zu tun ist. Wenn dein Kind noch nicht im Becken liegt, solltest du dich sicherheitshalber bei einem Blasensprung hinlegen und deine Hebamme anrufen oder deine Geburtsklinik, um zu besprechen, was weiter zu tun ist. Warum das so ist, kannst du noch mal nachlesen im Kapitel zu SSW 24.

Das sicherste Anzeichen dafür, dass es losgeht, sind natürlich die Wehen. Und keine Sorge: Du musst dir keine Gedanken darüber machen, dass du die richtigen Wehen vielleicht verpasst oder sie gar verschläfst, weil sie nachts einsetzen. Denn:

Die Geburts- oder Eröffnungswehen tun so richtig weh und tauchen ganz regelmäßig und in immer kürzeren Abständen auf. Schaue dabei ruhig auf die Uhr: Wie lange dauert eine Wehe, in welchem Abstand kommt die nächste? Denn Geburtswehen können zu Beginn auch noch sehr schwach sein und in großen Abständen auftreten. Das sind dann noch die Vorwehen.

Falls du unsicher bist, ob es jetzt losgeht, mache noch einmal den »Wärmetest«: Bade oder dusche warm oder mache dir eine Wärmflasche. Wenn die Wehen jetzt verschwinden, handelt es sich um Senk- oder Übungswehen. Werden sie stärker, sind es Geburtswehen.

Es ist wirklich endlich so weit

Ja, und dann merkst du es plötzlich: Die Wehen setzen ein, warmes Bad und warme Duschen helfen nichts, die Wehen werden stärker, kommen öfter. Eventuell ist auch die Fruchtblase geplatzt. Am besten rufst du dann bei deiner Geburtsklinik an oder bei deiner Beleghebamme mit Rufbereitschaft und schilderst deinen Zustand. Dafür ist es sehr hilfreich, genau zu wissen, in welchen Abständen die Wehen auftreten und wie lange sie andauern. Denn anhand dessen entscheidet das Krankenhauspersonal, wann du in die Klinik kommen sollst.

Gehen wir also davon aus, dass du dich auf den Weg in die Klinik begeben sollst, und zwar im Normalfall auf den eigenen zwei Beinen. Wenn deine Fruchtblase ge-

FAUSTREGEL FÜR GEBURTSWEHEN

Wehen, die länger als 20 und bis zu 60 Sekunden andauern und über eine Stunde lang alle fünf bis sieben Minuten auftreten und kontinuierlich immer schmerzhafter werden, sind ein sicheres Anzeichen für die »echten« Wehen.

WANN INS KRANKENHAUS?

Ich möchte hier noch mal sagen: Ich bin immer dann ins Krankenhaus gegangen, wenn die Wehen eingesetzt haben, selbst wenn sie noch zehn Minuten oder sogar weiter auseinanderlagen. Einfach darum, weil alle meine Geburten immer so schnell gegangen sind. Ich weiß aber, dass viele Hebammen und Ärzte dazu raten, abzuwarten, bis die Abstände bei vier bis fünf Minuten liegen. Ich bin trotzdem lieber Gefahr gelaufen, einmal wieder nach Hause geschickt zu werden, als mein Kind im Auto zu bekommen. Klar, keiner weiß vorher, wie lange die Geburt dauert, und man verbringt dann vielleicht sehr viel Zeit im Krankenhaus. Wenn aber auch du auf Nummer sicher gehen willst, musst du dich vor niemandem rechtfertigen oder dich entschuldigen, finde ich.

platzt ist und das Köpfchen des Babys noch nicht fest im Becken liegt, solltest du dich hinlegen und im Krankenwagen transportiert werden. Das erfährst du auch von deiner Hebamme (mehr dazu im Kapitel zu SSW 24).

Ich meine jetzt natürlich nicht, dass du zu Fuß ins Krankenhaus gehen sollst. Dein Schatz kann dich fahren, oder ihr ruft einfach ein Taxi. Sagt dem Taxiunternehmen nur gleich am Telefon schon Bescheid, um welche Fahrt es sich handelt, damit ihr nicht am Ende an der Autotür Diskussionen führen müsst. Denn einige Taxifahrer lehnen es ab, Frauen mit Wehen zu fahren.

Wenn ihr im Krankenhaus ankommt, das bereits durch euren Anruf Bescheid weiß, wird in der Regel erst mal ein CTG gemacht, um die Herztöne des Babys und die Wehentätigkeit der Mutter zu überprüfen: Ist alles in Ordnung, und wie intensiv sind die Wehen? So kann auch das Krankenhauspersonal besser einschätzen, wann es losgeht. Der Raum, in dem das CTG gemacht wird, ist noch nicht der Kreißsaal und auch noch nicht dein späteres Zimmer, denn es ist ja noch nicht klar, ob die Geburt wirklich schon startet. Sind die Wehen noch zu schwach und unregelmäßig, kann es durchaus sein, dass ihr noch mal nach Hause geschickt werdet, um nicht Stunden oder gar Tage im Krankenhaus zu verbringen. Beim ersten Baby dauert es meist recht lange, bis sich der Muttermund öffnet. Es kann aber auch ganz schnell gehen, wie bei mir (und zwar alle vier Male): Wenn du schon recht starke Wehen hast, wird eine Hebamme oder Ärztin deinen Muttermund tasten und dich eventuell sofort in den Kreißsaal schicken.

Geburtspositionen

Und dann kommt es auf die Ausstattung des Kreißsaals an: Gibt es darin eine Wanne, in der man eine Zeit lang in warmem Wasser herumdümpeln kann? Oder einen Gymnastikball, auf dem man noch ein bisschen wippen und dabei schön ein- und ausatmen und etwas stöhnen und tönen kann? In einigen Kreißsälen hängen auch Seile von der Decke, an die man sich klammern und bei einer Wehe mit aller Kraft hängen kann. Das kann sehr wohltuend und zielführend sein, weil die volle Kraft automatisch nach unten gerichtet wird. Und da soll das Baby ja nun mal herauskommen.

Aufrechte Positionen sollen sich sowieso gerade für die Eröffnungsphase der Geburt sehr gut eignen, weil die Wehen dann meist regelmäßiger und häufiger kommen, sodass die Öffnung des Muttermunds erleichtert und gefördert wird. Das bedeutet konkret: breitbeiniges Stehen, gegen eine Wand oder deinen Schatz gelehnt oder mit den Armen abgestützt; nach vorn beugen, zum Beispiel auf eine Fensterbank oder einen Wickeltisch; langsames Gehen; oder aber, wie gerade schon beschrieben, in die Seile hängen.

Außerdem kannst du dann in den Wehenpausen umherlaufen, und das tut gut. Denn durch die Bewegung sind die Wehen besser auszuhalten. Gleichzeitig verbessert sich deine Atmung und somit auch die Sauerstoffversorgung deines Kindes. Bei mir war das alles gar nicht mehr möglich, weil die Geburt so schnell ging. Aber mehr dazu im letzten Kapitel.

Je weiter die Geburt voranschreitet, umso mehr wirst du das Bedürfnis haben, eine bodennähere Position einzunehmen. Da gibt es dann den Vierfüßlerstand (den wir schon von den Übungen im Kapitel zu SSW 34 kennen), bei dem man sich entweder auf eine Matte knien oder aber den Oberkörper auf einen Gymnastikball lehnen kann; die tiefe Hocke, bei der man sich auf die Fersen hockt; man kann auch breitbeinig und verkehrt herum auf einem Stuhl sitzen und die Lehne als Halt für den Oberkörper nehmen; oder aber man sitzt auf einem Gymnastikball und lehnt sich gegen seinen Partner; auch die Seitenlage auf dem Bett oder einer Matte ist möglich. All diese Positionen lassen sich bis zum Ende durchhalten, in ihnen kannst du dein Kind gebären, wenn du willst und dich wohlfühlst, soweit man das bei einer Geburt sagen kann.

Natürlich gibt es auch die liegende Geburtsposition auf dem Bett. Klassisch ist die sogenannte Steinschnittlage. Man liegt auf dem Rücken, also im Bett, legt die Hände von außen in die Kniekehlen und zieht die Beine etwas an. Den Rücken rund machen und den Kopf auf die Brust legen – am besten stützt der Partner deinen Kopf etwas ab. Diese Position, generell eine liegende auf dem Bett, ist für die Geburtshelfer sehr praktisch, weil sie stehen können und alles gut im Blick haben und überall gut herankommen. Einigen Frauen aber ist es unangenehm, ihr In-timstes jemandem Fremdem fast auf Augenhöhe entgegenzustrecken. Außerdem fehlt einem die Nähe zum Boden, irgendwie möchte man sich besser abstützen können mit Beinen und Händen, und das Pressen gegen die Schwerkraft fällt auch einigen schwer. Das Geburtsbett hat aber rechts und links an der Seite Vorrichtungen, an denen man sich festhalten kann. Die kannst du gut nutzen, wenn du das Gefühl hast, mehr Halt zu brauchen. Auch für das Baby ist die Position im Liegen aber eher ungünstig, weil es dazu kommen kann, dass es durch die Rückenlage auf der großen Hohlvene zu liegen kommt und damit den Rückstrom des mütterlichen Blutes behindert. Die Folge kann eine schlechter werdende Blutversorgung für Mutter und Kind sein. Allerdings hat das deine Hebamme immer genauestens im Blick und würde dir, sollte das eintreten, in jedem Fall eine andere Position empfehlen.

Einige Frauen beginnen auch im Liegen und ändern ihre Position dann zum Knien auf dem Bett. Dabei kniet man sich so herum, dass man zur Kopfseite des Bettes schaut, die so weit wie möglich hochgestellt wird. Dann kann man sich nämlich gut mit den Armen daran abstützen oder mit den Händen daran festhalten.

All das sind nur Möglichkeiten und Inspirationen für Geburtspositionen. Ganz wichtig ist mir, zu sagen: Jede so, wie sie es mag und es ihr guttut. Und das kann individuell sehr unterschiedlich sein. Es kann auch sein, dass du monate- oder zumindest wochenlang denkst, du hast die perfekte Geburtsposition in der Theorie für dich gefunden, und wenn die Wehen dann einsetzen, nimmst du eine ganz andere ein. So war es bei mir mit der romantischen Vorstellung einer Wassergeburt, die dann doch gar nicht infrage kam für mich (davon habe ich im Kapitel zu SSW 23 erzählt). Die Wahl der Geburtsposition passiert oft intuitiv. Höre also auf deinen Bauch und dein Gefühl! Außerdem darfst du auch während der Geburt verschiedene Positionen ausprobieren, und auch deine Hebamme wird dir die ein oder andere empfehlen.

groß, weil es, wie gesagt, nicht mehr weiterwächst. Es wiegt aber jetzt ungefähr 3250 Gramm. Die Nabelschnur ist in dieser Woche genauso lang wie das Baby übrigens. Einige Eltern erschrecken, dass die Genitalien des Neugeborenen direkt nach der Geburt so groß wirken. Sie sind aber einfach nur angeschwollen durch die Hormone, die dein Körper im Moment produziert, und ziehen sich wieder zurück, wenn das Kleine von deinem Blutkreislauf getrennt wird.

Was ich auch total interessant finde: Ein Baby hat bei seiner Geburt 300 Knochen, wir Erwachsenen aber nur noch 206. Bestimmte Knochen wie die Schädelknochen verschmelzen nämlich erst während des Wachstums außerhalb des Mutterleibs in den ersten Jahren miteinander.

DAS BABY

Dein Baby ist in der 39. Schwangerschaftswoche immer noch an die 50 Zentimeter

LIEBLINGSBESCHÄFTIGUNG
KURZ VOR DER GEBURT

Ganz klar: anderen Frauen bei der Geburt zusehen. Zum Beispiel Geburtsberichte und -filme auf YouTube, aber vor allem habe ich die Serie »Mein Baby« regelrecht verschlungen. Die Folgen habe ich mir so oft angeschaut!
Oder kennst du die Dokumentation »Die Babyfabrik von Manila«? Darin geht es um eine der größten Geburtsstationen der Welt, in der täglich bis zu 100 Babys geboren werden. Wie nah die Kamera an den persönlichen Geschichten und Schicksalen der Frauen dran ist, ist einfach Wahnsinn. Diese Reportage geht so unter die Haut, und man lernt so viel.

DIE MUTTER

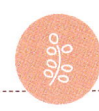

Wir können es nicht mehr leugnen: Es gibt kaum eine Schwangere, die sich in der 39. Schwangerschaftswoche nicht zunehmend unwohl fühlt. Die Gebärmutter füllt fast unser gesamtes Becken und den ganzen Bauchraum aus. Bequeme Positionen gibt's nicht mehr, weder im Liegen, Sitzen noch Stehen. Das dürfen wir ohnehin nicht so lange. Der Harndrang wird stärker, außerdem ist die Haut am Bauch so stark gedehnt, dass sich Spannungsgefühl und Juckreiz einstellen. Dann noch die innere Unruhe ... Puh! *Es wird wirklich Zeit,* denken jetzt bestimmt viele von euch und sehnen die Geburt herbei. Versuche trotzdem, gelassen und geduldig zu sein, plane ruhige Aktivitäten über den Tag, mache es dir schön, nimm dir etwas vor, das dir Freude bereitet. Genieße die letzten ruhigen Stunden mit Freundinnen oder deinem Schatz. Und nutze die Nacht, so gut es eben geht, zum Schlafen.

TO-DO

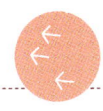

- Versuche doch mal, deinen Bauch zu filmen, wenn dein Baby sich bewegt. Es ist total schön, solche Erinnerungen zu haben, kann ich euch sagen.
- Falls du nachts sehr schlecht schlafen solltest und dich tagsüber wie gerädert fühlst: Probiere auch am Tag, mal ein Stündchen zu schlafen. Das wird dir auch sehr in den ersten Monaten mit deinem Baby helfen.

Wenn's Schlag auf Schlag geht – das tust du bei einer Sturzgeburt

SCHWANGERSCHAFTSWOCHE 40

O mein Gott, wir sind in der 40. Woche! Herzlich willkommen, du Liebe! Es kann jederzeit losgehen.

Das, worum es heute gehen soll, passiert nur bei ein bis zwei Prozent der Schwangeren und damit sehr, sehr selten: eine Sturzgeburt. Trotzdem finde ich dieses Thema ungeheuer wichtig, weil man so wenig darüber findet. Und wenn es dich nun betreffen sollte, können die folgenden Informationen und Empfehlungen ungemein hilfreich, um nicht zu sagen notwendig sein. Und ist es nicht auch wunderbar und irgendwie beruhigend, zu wissen, dass man es schaffen kann? Du könntest dein Baby allein auf die Welt bringen!

Es geht mir mit diesem Kapitel überhaupt nicht darum, Angst zu machen vor etwas, was nur so selten vorkommt. Im Gegenteil: Ich möchte dir Sicherheit geben, indem ich so ausführlich über eine Sturzgeburt und wie man damit umgeht schreibe.

Ärztinnen und Hebammen sprechen übrigens eher von einer »überstürzten Geburt«, die sie wie folgt definieren: wenn zwischen der ersten Öffnung des Muttermunds und der Ankunft des Babys weniger als drei Stunden liegen. Im Vergleich:

Im Schnitt dauert eine normale Geburt zwölf Stunden. Keine Sorge, wenn es bis zu drei Stunden sind, schaffst du es noch locker ins Krankenhaus. Aber bei vielen Frauen geht es eben viel schneller. Und dann bedeutet eine Sturzgeburt im Klartext, dass alles so schnell geht, dass man es einfach nicht mehr rechtzeitig ins Krankenhaus schafft, um sein Kind dort zu gebären. Vorneweg: Es gibt während der Schwangerschaft keine Anzeichen auf eine eventuelle Sturzgeburt am Ende. Selbst ein verkürzter Gebärmutterhals oder ein bereits leicht geöffneter Muttermund weist nicht auf eine Sturzgeburt hin.

Bei einer Sturzgeburt ist der Prozess der Wehen unglaublich verkürzt: Alle Wehenphasen gehen ineinander über, es gibt keine Pausen dazwischen, und es dauert manchmal nur bis zu 20 Minuten, dann setzen schon die Presswehen ein, und das Kind will und muss auch raus.

Was machst du nun aber, wenn du zu Hause von den Presswehen überrascht wirst und das Kind dort auf die Welt bringen musst? Am besten bist du dann natürlich nicht allein. Das solltest du in so kurzer Zeit vor dem errechneten Geburtstermin sowieso nicht mehr sein, zumindest sollte dein Schatz oder eine enge Bezugsperson in »Rufbereitschaft« sein, und zwar sofort! Damit sich immer jemand um dich kümmern kann, wenn etwas sein sollte. Wie zum Beispiel eine Sturzgeburt.

Zur Sicherheit liefere ich dir hier eine Anleitung, falls es nicht mehr anders zu schaffen ist.

MEINE ANLEITUNG

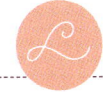

für eine Sturzgeburt

– Das Allerwichtigste und -erste, was du tun musst, ist: die Rettung anrufen, also einen Krankenwagen (über den kassenärztlichen Notruf oder aber direkt über deine Geburtsklinik), und deine Hebamme. Im besten Fall trifft die Hilfe ein, bevor das Köpfchen des Babys rausschaut. Wenn du allein zu Hause bist, öffne die Eingangstür dann einen Spaltbreit, damit die Rettung auch reinkommt.
– Ganz, ganz gründlich die Hände waschen. Wenn du es noch schaffst, auch den Intimbereich reinigen.
– Saubere Handtücher bereitlegen.
– Sich in einen warmen Raum begeben, es darf nicht ziehen.
– Den Bereich (Bett, Boden, Sofa, Teppich), auf dem man sich zur Geburt befinden möchte, mit Müllsäcken auslegen, darüber die Handtücher ausbreiten.
– Wenn du ganz allein bist, versuche, dich hinzuhocken. Wenn du nicht allein bist, kannst du dich auch hinlegen.

– Und dann geht's vor allem darum: Versuche, das Kind noch nicht rauszupressen. Atmen, atmen, atmen, hecheln, hecheln, hecheln … Wahrscheinlich macht dein Körper das aber sowieso ganz von allein, das musst du in keinem Geburtsvorbereitungskurs gelernt haben.
– Wahrscheinlich kommt recht bald der Moment, in dem du das Gefühl hast, dein Kind rauspressen zu müssen. Dann halte deine Hände unter dich, presse das Köpfchen dort hinein und lass dein Baby also in deine Hände hineingleiten. Nicht daran ziehen und es damit unterstützen wollen oder es drücken.
– Das Köpfchen ist jetzt also da. Damit dein Baby ganz rauskommt, musst du aber noch geduldig eine zweite große Presswehe abwarten.
– Während du wartest, kannst du vorsichtig mit den Fingern fühlen (denn du kannst den Bereich ja noch nicht einsehen), ob die Nabelschnur um den Hals des Babys liegt. Wenn das der Fall sein sollte, vorsichtig mit den Fingern die Nabelschnur vom Hals lösen und über den Kopf stülpen. Erst dann weitermachen. Hoffentlich ist jetzt auch schon Hilfe da.
– Du wirst dann also bald den Drang haben, weiterzupressen. Mit dieser Wehe presst du dann vorsichtig das Kind raus, in deine Hände (oder die deines Partners). Keinesfalls nachhelfen wollen und am Kind ziehen.
– Wenn das Baby draußen ist, nimm es ganz behutsam sofort ganz nah an dich heran, es muss sofort warm gehalten werden.

– Im Idealfall fängt das Baby sofort an zu schreien und damit auch zu atmen. Wenn das nicht passieren sollte, also vor allem das Atmen (denn das geht auch ohne Schreien), lagere es so, dass der Kopf niedriger liegt als die Beine, und gib ihm einen ganz, ganz leichten Klaps auf den Rücken. Kontrolliere, ob die Nase frei von Käseschmiere, Schleim oder Fruchtwasser ist, sonst vorsichtig entfernen (siehe auch schon oben) – dann kommt auch der erste Atemzug.

– Nicht die Nabelschnur durchtrennen, denn fachmännische Unterstützung von außen kommt ja bald. Denn die Nabelschnur muss erst auspulsiert haben, weil die Menge des kindlichen Blutes noch sehr gering ist und es das Nabelschnurblut gut gebrauchen kann, außerdem wird es so nach der Geburt besser mit Sauerstoff versorgt. Außerdem bestünde das Risiko, dass das Baby bei unsachgemäßer Durchtrennung der Nabelschnur verblutet.

– Lege das Baby auf dich drauf, halte es ganz warm, reibe nicht die Käseschmiere ab. Es atmet, es lebt, es schreit – alles ist gut gegangen. Einfach abwarten, bis die Rettung kommt, die sich um alles Weitere kümmern: Nachgeburt. Nabelschnur ...

– Vielleicht musst du auch die Nachgeburt noch allein »gebären«, dann wirst du noch mal den Drang zu pressen verspüren. Auch das geht. Am besten hast du dafür eine Schüssel parat (die dir dein Partner reicht), in der die Nachgeburt landen kann. Es ist nämlich immens wichtig, dass die Nachgeburt vollständig

ist. Also auf keinen Fall entsorgen, sondern der Rettung übergeben und mit ins Krankenhaus nehmen, dort wird sie von den Ärzten untersucht.

Warum kommt es zu einer Sturzgeburt?

Bei Mehrfachgebärenden kommt es statistisch gesehen häufiger zu einer überstürzten Geburt, wahrscheinlich weil der Geburtskanal schon etwas vorgedehnt ist. Auch eine stark erhöhte Wehentätigkeit kann ein Auslöser sein. Möglich ist auch, dass die betroffene Frau ein sehr geringes Schmerzempfinden hat, sodass sie die Wehen der Eröffnungsphase darum nur schwach spürt und gar nicht richtig wahrnimmt. Dann setzen anschließend natürlich sehr unvermittelt die Presswehen ein. Aber all das sind nur Vermutungen, und es lässt sich, wie gesagt, von vornherein nicht auf eine Sturzgeburt schließen.

Du Liebe, nun liegt mir ja nichts ferner, als dich zu ängstigen. Ich hoffe, das weißt du. Aber ich finde es eben sehr wichtig, auch auf einen solch krassen Fall, so statistisch gering er auch sein mag, vorbereitet zu sein oder zumindest einmal davon gehört zu haben.

Und als kleine gute Nachricht zum Schluss dieses haarsträubenden Themas: Wenn denn eine Sturzgeburt vorkommt, treten tatsächlich nur extrem selten Komplikationen auf, und die allermeisten »überstürzten Geburten« gehen gut aus. Und was du nicht vergessen darfst, nein, du solltest es sogar feiern: Dein Baby hat eine sehr angenehme, weil recht schnelle Geburt hinter sich gebracht und war nicht im Geburtskanal eingeklemmt. Herzlichen Glückwunsch: Du bist eine Heldin!

WIE EINE ALTE FRAU AM KRÜCKSTOCK – SCHMERZEN AM ISCHIASNERV

Viele werdende Mütter kennen den Ischiasnerv – leider. So auch ich. Etwa zwei Wochen vor dem errechneten Geburtstermin meines ersten Babys konnte ich nicht mehr richtig laufen. Ich habe darum zehn Tage vor dem ET darauf bestanden, die Geburt einzuleiten. Ich konnte einfach nicht mehr. Und es hat auch nach der Geburt noch tagelang gedauert, bis sich der Nerv wieder ganz erholt hatte. Darum habe ich das Wochenbett wirklich im Bett verbracht.

Der Ischiasnerv ist der stärkste Nerv in unserem Körper und verläuft von der Lendenwirbelsäule abwärts über den Gesäßmuskel und das Bein bis hinab zum Fuß. Die Schwangerschaft reizt diesen Nerv, manchmal gewaltig. Der Schmerz tritt im Beckenbereich auf und zieht über den Po das Bein hinab, stark ziehend oder brennend. Jede Bewegung tut weh. Und man nimmt immer mehr eine unangenehme Schonhaltung ein. Auf diese Weise wird der Ischias aber noch mehr belastet, und ein echter Teufelskreis beginnt. Manchmal sogar Wochen vor der Geburt. Autsch! Der Grund ist das schwere Gewicht, das du mit dir herumträgst.

Helfen gegen die Schmerzen können Bewegung und Sport (natürlich zum Ende hin nur noch sehr gemäßigt), aber auch Wärme und Massagen (auch hier Vorsicht, wenn du kurz vor dem ET stehst, denn Massagen können Wehen auslösen). Auch die richtige Haltung ist wichtig – wir haben bereits darüber gesprochen. Und dann gibt es noch Akupunktur. Dazu wendest du dich am besten an deine Hebamme, die kennt sich entweder selbst damit aus oder kann dir jemanden empfehlen.

All diese Hilfestellungen funktionieren kurz vor der Geburt leider nicht mehr so richtig. Denn jetzt solltest du ja eher mit allem zurückfahren, weil es sonst Wehen auslösen könnte. Was aber auch nicht das Schlimmste wäre in der 40. Schwangerschaftswoche. Die Devise ist also: Augen zu und durch. Bald ist es so weit und du hast es geschafft.

Achtung: Wenn du ein Taubheitsgefühl in den Beinen oder im Schambereich verspürst oder unter Lähmungserscheinungen oder plötzlicher Inkontinenz leidest, solltest du deine Ärztin aufsuchen!

DAS BABY

Bei den allermeisten von euch ist das Baby aber noch im Bauch und so kommen wir nun zu seiner Entwicklung dort: Die ist für das Kleine nämlich nun ganz abgeschlossen, es ist endgültig für die Welt bereit. Vielleicht ist es noch mal einen Zentimeter, auf 51 Zentimeter, gewachsen, es wiegt ungefähr 3400 Gramm. Wie groß und schwer dein Baby aber wirklich ist, lässt sich erst ganz genau nach der Geburt sehen.

Es verfügt nun über *70* Reflexe, wie zum Beispiel den Saugreflex, den Such- und Greifreflex. Bevor ich mich mit dem Thema »Schwangerschaft« so intensiv beschäftig habe, wusste ich nicht mal, dass wir Menschen überhaupt so viele Reflexe haben. Und dann schon so ein kleines Wesen!

Bei der Geburt wird auch die Plazenta von der Gebärmutter gelöst, und die Nabelschnur stellt die Versorgung ein, sobald dein Baby den ersten Atemzug macht. Dann verfügt es auch über seinen eigenen Blutkreislauf, und du hast deinen wieder für dich allein.

DIE MUTTER

Tja, was soll ich sagen? Es passiert nichts Neues mehr, alles wird höchstens *noch* beschwerlicher. Aber das größte Ereignis und die größte Veränderung steht uns ja noch bevor: die Geburt und der Moment, in dem wir unser Kleines endlich im Arm halten!

Ach, eines noch: Vielleicht leidest du auch darunter, dass dein Baby auf deinem Ischias liegt? Das kann höllische, stechende Schmerzen im unteren Rücken und im Bein verursachen, und zwar bei jedem Schritt. Manchmal beid-, manchmal nur einseitig. Für jede Beschwerlichkeit und jedes Zipperlein gilt: Halte durch, bald hast du es geschafft!

TO DO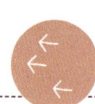

○ Hast du schon deinen Bauchumfang gemessen? Ich hatte übrigens schon in der 39. Schwangerschaftswoche einen Bauchumfang von 100 cm – Wahnsinn, oder?!

*L*IEBLINGSAKTION KURZ VOR DER GEBURT

Mein Puzzle beenden (siehe SSW 22). Damit habe ich mich wirklich gern beschäftigt, und es hat mir vor allem die letzten Schwangerschaftswochen versüßt.

Wenn es etwas länger dauert — Geburtseinleitung und Co.

SCHWANGERSCHAFTSWOCHE 41

Ach je, du Liebe, du bist ja immer noch da! Herzlich willkommen in der 41. Schwangerschaftswoche! Wahrscheinlich geht es dir wie mir bei meinem vierten Kind: Ich musste wehmütig den ET verstreichen lassen. Jeden Tag wurde das Sehnen nach meinem Baby größer. Man denkt doch wirklich an nichts anderes mehr, als endlich sein Baby im Arm halten zu dürfen, nicht wahr? *I feel you!* – Ich weiß genau, wie du dich fühlst.

Ab der 41. Schwangerschaftswoche wird übrigens von einer »Terminüberschreitung« gesprochen. Um eine »Übertragung« geht es erst, wenn die Schwangerschaft länger als 42 Wochen dauert. Laut Statistik bekommen übrigens 60 von 100 Frauen ihr Kind vor oder zum errechneten Geburtstermin, bei 35 von 100 setzen die Wehen innerhalb der zwei Wochen nach dem ET ein. Bei etwa fünf von 100 Frauen dauert es noch etwas länger.

Du Liebe, ab jetzt möchte ich dich bitten, ganz besonders sensibel auf deinen Körper, auf dich und dein Baby zu achten. Bei Unwohlsein, Bedenken, Sorgen, dass es deinem Baby nicht gut geht, höre auf deine innere Stimme und gehe zu deiner Frauenärztin. Zum Glück musst du ab der 41. Schwangerschaftswoche ohnehin alle zwei Tage zur Untersuchung zu deiner Frauenärztin, deiner Hebamme oder direkt in deine Geburtsklinik, je nach Absprache. So wird sichergestellt, dass es euch beiden, also Mutter und Kind, noch gut geht, denn das Baby muss im Bauch natürlich ausreichend versorgt werden, und du musst das auch noch leisten können. Wenn dein Gefühl zu drängend ist, und auch hier appelliere ich wieder an dein Bauchgefühl, und du meinst, dein Baby *muss jetzt* kommen, besprich auch das ganz offen mit deiner Frauenärztin oder Hebamme. Mir ging das damals so, nicht nur wegen des Ischiasnervs, der so geschmerzt hat.

Aber zurück zum Thema: Wenn das Baby zu lange auf sich warten lässt oder es Komplikationen gibt, also seine Versorgung im Mutterleib nicht mehr ausreichend gewährleistet ist, wird die Geburt eingeleitet. So eine Geburtseinleitung hatte auch ich am Ende meiner ersten und meiner vierten Schwangerschaft. Im Kapitel zu SSW 38 habe ich euch ein paar Tipps gegeben, wie ihr auf natürliche Art und Weise vielleicht die Wehen anregen könnt. Probiert das auf jeden Fall aus.

WIE BERECHNET MAN DIE SCHWANGERSCHAFTSDAUER?

Man hört sowohl, dass eine Schwangerschaft neun Monate dauert als auch zehn. Sowieso kommen nur etwa zehn Prozent der Babys zum errechneten Geburtstermin auf die Welt, der Rest innerhalb der zwei Wochen davor oder danach. Woran liegt diese Ungenauigkeit? Ob ein Baby pünktlich oder verspätet auf die Welt kommt, kann von ganz unterschiedlichen Faktoren abhängen, vor allem hat es ganz oft mit dir als Mensch zu tun: Laut Studien bringen ältere Frauen ihr Kind zum Beispiel später zur Welt als jüngere; schwerere Frauen später als schlanke. Was die Monate anbelangt, so sind sowohl neun als auch zehn Monate richtig. Einmal rechnet man nämlich in Mondmonaten, einmal in Kalendermonaten. Ein Mondmonat ist ein Mondzyklus und dauert genau vier Wochen, also 28 Tage. Ein Kalendermonat aber hat im Schnitt 30,4 Tage. Nehmen wir nun den üblichen Schnitt von 40 Schwangerschaftswochen an, kommen wir auf genau zehn Mondmonate.

Geburtseinleitung – wann wird sie gemacht?

Wenn es möglich ist, wird so lange gewartet, bis die Geburt natürlich in Gang kommt. Es ist einfach toll und wünschenswert, wenn sich das Baby allein auf den Weg macht, weil dann seine Hormone mit denen deines Körpers perfekt harmonieren. Darum versucht man in der Regel, eine Geburtseinleitung bis zur Vollendung der 42. Schwangerschaftswoche zu vermeiden, vorausgesetzt, Mama und Baby geht's noch gut. Wenn es aber nun mal nicht klappt, kann die Geburt eingeleitet werden. Allerdings bedeutet eine Übertragung nicht automatisch ein Risiko.

Risiken, die für eine Geburtseinleitung sprechen, sind unter anderem:

– eine Abnahme der Kindsbewegungen
– verminderte Fruchtwassermenge
– schlechte Durchblutungswerte
– das Kind ist deutlich kleiner, als bei der entsprechenden Schwangerschaftswoche zu erwarten
– das Kind ist extrem groß
– das Wohlbefinden der Mutter verschlechtert sich

Solange bei den Untersuchungen aber alles in Ordnung ist und du keine bedeutenden Veränderungen in den Bewegungen deines Kindes bemerkst, kannst du auch noch länger als bis zur 42. Schwangerschaftswoche auf die natürlichen Geburtswehen warten.

Ich werde oft gefragt, ob eine eingeleitete Geburt schmerzhafter ist als eine spontan einsetzende. Das kann man so pauschal aber gar nicht sagen. Einige Frauen berichten, dass sie nach der Einleitung schnell starke Wehen bekommen haben und sich also nicht nach und nach an den Wehenschmerz gewöhnen konnten. Vielleicht werden die Schmerzen dadurch als schlimmer empfunden. Ich selbst habe das ähnlich erlebt, was du in meinen Geburtsbericht im nächsten Kapitel nachlesen kannst, allerdings kann ich nicht sagen, dass es an der Einleitung gelegen hat. Ich hatte von vier Geburten zwei eingeleitete und zwei, bei denen es von allein losging, und aus meiner Erinnerung haben sich alle vier sehr ähnlich (schmerzhaft) angefühlt.

Wenn jetzt also deine Geburt eingeleitet werden soll und du ins Krankenhaus kommst, kann es sein, dass deine Hebamme dir empfiehlt, einen Einlauf zu machen, denn durch die Anregung der Darmtätigkeit kann auch die Geburt in Gang gebracht werden. Außerdem macht es ein sicheres Gefühl, wenn der Darm leer und sauber ist, sodass man sich vielleicht traut, hemmungsloser zu pressen, ohne Sorge zu haben, dass auch etwas Darminhalt mit rausrutscht. Das kann nämlich durchaus passieren. Man kann den Einlauf übrigens ganz diskret allein auf der Toilette durchführen. Aber notwendig ist er nicht. Ich habe den Einlauf übrigens abgelehnt, weil es mir unangenehm war und ich mich einfach nicht getraut habe.

Die erste Phase der Geburtseinleitung bezieht sich darauf, den Muttermund weich zu bekommen, damit er sich leicht öffnen kann. Dazu gibt es verschiedene Methoden, Medikamente oder Zäpfchen, und sobald der Muttermund schön weich ist, geht es in Phase zwei der Einleitung: Die Wehentätigkeit wird angeregt. Auch das kann auf unterschiedliche Art und Weise geschehen, medikamentös oder mechanisch.

Die Geburt kann auch mit einer »Blasensprengung« eingeleitet oder beschleunigt werden. Dies wird auch dann durchgeführt, wenn der Muttermund weich und leicht geöffnet und der Kopf des Babys ins Becken eingetreten ist. Dazu sticht man mithilfe von medizinischen Instrumenten ein kleines Loch in die Fruchtblase, sodass das Fruchtwasser abfließen kann. Auch dieser Eingriff soll die Wehen auslösen oder anregen.

Und damit schließe ich jetzt ab. Ich habe euch oben gezeigt, dass es verschiedene Möglichkeiten der Geburtseinleitung gibt, und bin bewusst auf kein Medikament näher eingegangen. Denn von welchen Methoden und Medikamenten deine Geburtseinleitung begleitet wird, muss der behandelnde Arzt im Krankenhaus entscheiden. Und seine Entscheidung hat ganz individuell mit dir, deinem Befund, der Entwicklung deines Babys und seiner Position in deinem Bauch etc. zu tun.

DAS BABY

Auch wenn dein Baby ein paar Tage auf sich warten lässt, geht es ihm bestimmt immer noch ganz gut in deinem Bauch. Und wenn nicht, hat das deine Frauenärztin oder Hebamme während der häufigen Untersuchungen bestens im Blick, sorge dich also nicht unnötig, aber bleibe wachsam und höre auf dein Gefühl. Es gibt eben Babys, die trödeln gern noch ein bisschen herum, sie finden es einfach noch so richtig schön gemütlich in deinem Bauch. Und sie haben ja auch recht: Draußen ist es erst mal kalt, laut und sehr hell, und es braucht eine Weile, um sich daran zu gewöhnen. Dein Baby ist jetzt wahrscheinlich an die 52 Zentimeter groß und wiegt 3600 bis 3800 Gramm. Klar, schwerer (und ein kleines bisschen größer) wird es weiterhin.

DIE MUTTER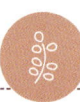

Ich bin mir sicher, dass *du* alles andere als gemütlich unterwegs bist. Schließlich führt das ein oder andere Schwangerschaftswehwehchen dazu, dass wir uns oft schon seit Wochen nicht mehr ganz wohlfühlen und alles so unglaublich beschwerlich geworden ist. Wahrscheinlich sitzt du also bereits auf deiner nun doch gepackten Kliniktasche. Versuche, dich auf deine Vorfreude auf dein Baby zu konzentrieren. Sieh es doch mal so: Je mehr du dir die Geburt herbeiwünschst, umso mehr nimmt auch der Wunsch ab, dass es ruhig noch etwas dauern kann. Du willst nur noch, dass es endlich losgeht. Eigentlich eine wunderbare Übung zum Loslassen.

TO DO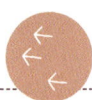

○ Ab jetzt gehst du alle zwei Tage zur Untersuchung bei deiner Frauenärztin oder deiner Hebamme, inklusive CTG, damit sichergestellt ist, dass es dir und deinem Baby gut geht.
○ Wann hast du das letzte Mal so richtig herzlich gelacht? So laut du kannst und voller Inbrunst?

LIEBLINGSSERIE DER WOCHE

Man ist in dieser Woche natürlich sehr unruhig, und es ist wirklich schwer, sich noch auf etwas anderes zu konzentrieren als auf die Geburt. Und darauf, dass man alle zwei Tage zur Untersuchung muss mit *dem* dicken, schweren Bauch. Um überhaupt noch abzuschalten, habe ich darum ferngesehen, besonders lustige Serien. Ich weiß, »Lieblingsserien« hatten wir schon, aber manchmal ist das einfach das letzte und beste Heilmittel. Kennt ihr zum Beispiel »Modern Family« oder »The Kominsky Method« mit Michael Douglas? Die finde ich zum Schießen komisch (aber »The Kominsky Method« ist spezieller Laila-Humor, fürchte ich. Wer traut sich trotzdem, sie mal auszuprobieren?).

Mein Geburtsbericht

Meine Liebe, jetzt habe ich dich bis zum Ende deiner Schwangerschaft begleitet und hoffe, ich war dir eine gute Freundin an deiner Seite. Ich wollte dir mit Rat und Tat zur Seite stehen, damit du diese so aufregende, emotional aufrüttelnde, wunderbare, aber auch manchmal so schwierige Zeit so gut wie möglich meistern kannst. Und damit du dich sicher fühlst. Ich bin von Herzen dankbar für dein Vertrauen in mich. Und hoffe, ich habe dich ein bisschen unterstützen können.

Auch du wirst vielleicht bereits die Geburt erlebt und dein Baby das erste Mal in den Armen gehalten haben. Und: Habe ich zu viel versprochen? Ist es nicht der erhebendste, der schönste und bezauberndste Moment deines Lebens?

Und wenn du dein Baby noch nicht in den Armen halten solltest: Sei dir gewiss, jetzt kann es sich nur noch um Stunden handeln, und diese Stunden bleibe ich auch noch an deiner Seite.

Ich möchte dir zum Abschluss noch von der Geburt meines vierten Kindes erzählen. Denn auch das gehört zur Schwangerschaft dazu: der Geburtsbericht.

Ich war damals sieben Tage über dem errechneten Geburtstermin und konnte einfach nicht mehr. Meine Übelkeit war wieder ganz stark geworden, und ich hatte in der 41. Schwangerschaftswoche noch mal zwei Kilo abgenommen. Ich wollte darum die Geburt einleiten lassen. Man kann ab errechnetem ET noch durchaus bis zu 14 Tage damit warten, das war *mir* aber einfach zu lange. Ich konnte und wollte nicht mehr.

Meine Geburt wurde also in der 42. Schwangerschaftswoche eingeleitet. Und, wie ich im vorangegangenen Kapitel schon geschrieben habe, es ging mit dem Wehentropf dann auch sehr schnell: Nach drei Minuten setzten schon die Wehen ein. Und zwar heftige. Von der ersten Wehe bis zur Entbindung hat es nur *45 Minuten* gedauert. Vielleicht auch zehn Minuten mehr. Auf jeden Fall unter einer Stunde. Auf den ersten Blick klingt das vielleicht toll, weil es schnell vorbei war. Aber dafür fühlte es sich an wie *eine* durchgehende Wehe. Und das bedeutet eine ungeheure Anstrengung und auch Stress für den Körper.

Dieses Mal hat mir meine Hebamme im Moment der größten Schmerzen Lachgas vorgeschlagen, wie ich schon im Kapitel zu SSW 33 beschrieben habe. Für mich war diese Erfahrung neu, ich kannte bisher keine Form von Schmerzmitteln während der Geburt. Aber ich war darüber dann doch sehr erleichtert. Und fand es richtig, richtig gut.

Ich kann nun nicht sagen, dass die Geburt durch das Lachgas angenehm war. Aber die Spitzen der Wehen waren auf jeden Fall stark abgemildert. Die Wehen waren trotzdem die ganze Zeit über da, und ich habe versucht, mit ihnen mitzugehen und mit ihnen zu arbeiten. Ich hatte zum Glück eine sehr gute Hebamme, die mich die ganze Geburt über unterstützt und geleitet hat. Und auch mein Schatz war die ganze Zeit an meiner Seite.

Dann kam irgendwann eine *sehr* starke Presswehe, mit der das Köpfchen des Babys herauskam. Danach durfte ich eine halbe Minute durchatmen und Kraft sammeln – das habe ich als unglaublich angenehm und wohltuend empfunden nach so langer Zeit ohne eine Wehenpause. Dann folgte die zweite große Presswehe und – das Baby war da!

Mein allererster Gedanke war: *Yes, ich werde nie wieder in einen Kreißsaal gehen – vier Kinder, ich habe es hinter mir!*

Die Geburt im Schnelldurchlauf kann man sich durchlesen und versuchen, sie sich vorzustellen; man kann sich Geburtsberichte anhören und bei engen Freundinnen auch voll mitfühlen. Aber: Wenn man noch kein Kind geboren hat, hat man keine Vorstellung davon, wie es wirklich ist. Und damit meine ich nicht: »So was Schlimmes hast du noch nie erlebt.« Denn man kann eine Geburt einfach nicht als etwas Schlimmes bezeichnen, finde ich. Immerhin ist sie dafür da, das Wichtigste, was wir im Leben haben, auf die Welt zu bringen: unsere Kinder. Ich meine damit ganz wörtlich: So etwas hast du noch *nie* erlebt und darum auch keinen Vergleichswert.

Aber wir Frauen können diese unheimlichen Schmerzen und die unglaubliche Anstrengung aushalten. Und jede einzelne verdammte (verzeih!) Wehe. Denn, nicht

vergessen: Jede von ihnen bringt uns unserem Baby ein Stück näher.

Und noch eines kann ich dir sagen: Ab dem Moment, wenn die Geburt richtig losgeht, die Eröffnungswehen einsetzen, sind all deine Sorgen und Ängste und Unsicherheiten vergessen. Und wenn noch ein Restchen davon übrig ist, nimmt dir die erfahrene Hebamme an deiner Seite. Du musst da dann einfach durch.

Klar denkt man manchmal: *Ich kann nicht mehr! Ich schaffe das nicht eine Minute länger!* Und wahrscheinlich stimmt das sogar. Aber meist ist dann schon die Zielgerade erreicht, und jeden Moment setzen die Presswehen ein. Und dann kannst und willst du sowieso nicht mehr zurück, denn die sind in ein paar (wenn auch noch mal heftigen) Minuten durchgestanden. Und wenn an irgendeinem Punkt doch die Geburt ins Stocken geraten sollte oder du wirklich nicht mehr allein weiterkommst, hast du Ärzte, Ärztinnen und Hebammen um dich herum, die dir mit all ihrem Wissen und Können zur Seite stehen und professionelle Hilfe leisten. Und zwar sofort.

Aber direkt nach der letzten Presswehe oder einem Kaiserschnitt ist alles, alles, alles vergessen und unwichtig. Du fühlst dich wie benebelt und einfach nur glücklich – und erschöpft. Aber so wohlig erschöpft. Und du kannst unfassbar stolz auf dich und dein Baby sein, dass ihr beide das gemeistert habt! Und auch auf deinen Schatz, denn es ist alles andere als ein Spaziergang, einer Geburt beizuwohnen, ohne selbst die Gebärende zu sein.

Dafür an dieser Stelle mal ein ganz, ganz großes Dankeschön und Lob an all die

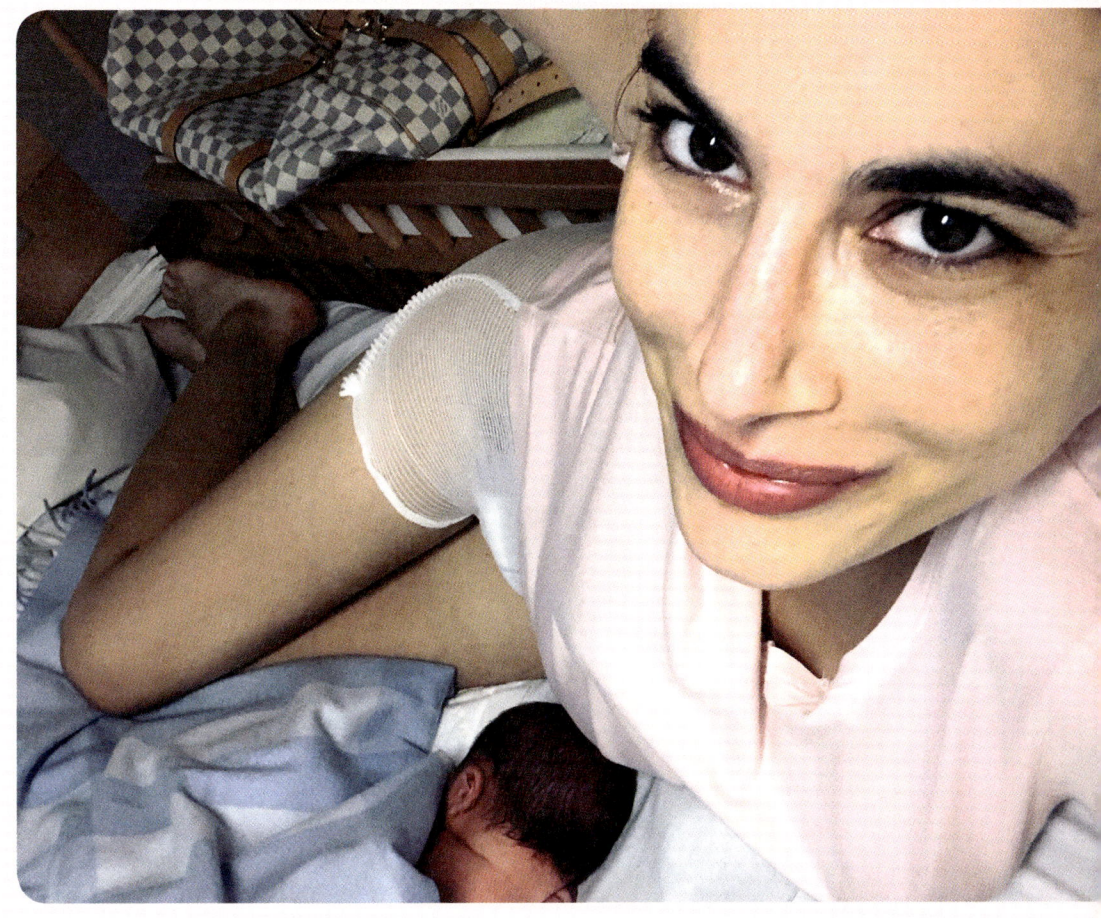

Dieses Bild kann ich mir nicht angucken, ohne feuchte Augen zu bekommen und die Zeit zurückzusehnen. Die ersten magischen Tage mit Baby.

Partner und Freunde/innen, die eine Frau zur Geburt begleiten und ihr zur Seite stehen. Denn es gibt wohl fast nichts Furchtbareres, als sich so hilflos zu fühlen wie in diesem Moment. Deine Frau, Partnerin, Freundin erleidet die größten Schmerzen ihres Lebens, und du kannst nichts weiter tun, als ihre Hand zu halten (oder ihr ein Glas Wasser zu reichen, sie mit einem Müsliriegel zu füttern, ihr einen kalten Lappen auf die Stirn zu legen, sie ihre Arme um

deinen Hals schlingen zu lassen, um sich reinzuhängen, oder sie zur Toilette zu begleiten, wo sie gleich die nächste Wehe durchleben muss …). Aber ich garantiere dir: Das ist das Wichtigste und Beste, was du tun kannst. Und genau das braucht sie in diesem Moment.

Bei mir gab es übrigens noch eine ganz große Besonderheit. Und zwar ist mein Kleiner in der komplett intakten Fruchtblase geboren worden. Sie umhüllte ihn ganz, als er rauskam, und hat sich erst außerhalb des Bauches geöffnet. Man nennt das »Geburt mit Glückshaube«, und so eine passiert nur bei einem von 80 000 bis 100 000 Babys! Die Geburt meines vierten Kindes hat mir also noch etwas ganz Zauberhaftes beschert. Darum war ich doppelt gerührt.

Ich habe ein bisschen dazu recherchiert: Der Name »Glückshaube« stammt noch aus dem Mittelalter. Zu dieser Zeit galt es als gutes Omen, wenn ein Kind mit der Fruchtblase um sich herum geboren wurde. Es hieß, das Kind sei mit Geistesgröße und Großmütigkeit ausgestattet, besäße übernatürliche Fähigkeiten und könnte »sehen«. Darum wurde damit dann natürlich auch Geld gemacht: Die getrocknete Glückshaube wurde zum Beispiel teuer verkauft und als Talisman in Kleidung eingenäht.

Ende gut, alles gut: Mir wurde mein Kleiner, nachdem er geboren war, auf den Bauch gelegt, und dann hat man uns eine ganze Stunde lang in Ruhe gelassen: mich, meinen Schatz und unser Neugeborenes. Erst dann wurde die U1 (die erste von zehn Früherkennungsuntersuchungen für Kinder bis zum sechsten Lebensjahr) gemacht: also Wiegen, Messen und alles, was dazugehört.

Wie bei meinen anderen Geburten bin ich auch nach der vierten drei Tage im Krankenhaus geblieben und habe die U2, die an Tag drei im Krankenhaus stattfindet, abgewartet. Um dann glücklich und wenigstens etwas ausgeruht nach Hause zu gehen. Und dort unseren Alltag mit Baby zu beginnen.

Ja, du Liebe, und hier endet darum auch dieses Buch.

Ich wünsche dir und deiner Familie für euren weiteren Weg mit eurem Baby alles Gute, viel Liebe, Freude, Geduld, Gelassenheit und Vertrauen in euch und die Zukunft!

Mein größtes Geschenk wäre es, dich und euch auch weiter begleiten zu dürfen. Denn natürlich habe ich nicht »nur« Erfahrung mit der Schwangerschaft, sondern mit vier Kindern auch einiges zu berichten über das erste Jahr mit einem Baby. Darum würde ich mich sehr freuen, wenn du mir weiterhin dein Vertrauen schenkst und ich an deiner Seite bleiben darf, wenn es heißt: »Du bist die beste Mama für dein Kind«, denn so heißt mein zweites Buch, in dem es rund um das erste Jahr mit deinem Baby geht.

Deine Laila

Danke

Zuallererst möchte ich mich bei Stefanie Hess von Droemer Knaur bedanken. Sie ist damals auf mich zugekommen und hat mich überhaupt erst gefragt, ob ich mir vorstellen könnte, ein Buch zu schreiben. Ohne sie hätte ich mich nicht getraut zu beginnen, ohne sie würde es dieses Buch nicht geben.

Dann bedanke ich mich ganz doll bei Nina Schnackenbeck, die mit mir zusammen dieses Buch geschrieben hat. Nina, du hast mit liebevoller Genauigkeit meinen Videos Zeilen geliefert und sie in diese wunderbare Textform gebracht. Bist mit mir oft bis spät in die Nacht immer und immer wieder über die Sätze gegangen, bis sie letztendlich gepasst haben. Danke für deine Geduld und deine Begeisterungsfähigkeit. Danke für deine Intuition und auch dafür, dass du gelegentlich meine Gedanken lesen kannst.

Ebenso bedanken möchte ich mich bei meinem besten Freund und Kameramann meiner YouTube-Videos Michael Gabat. Und natürlich bei meinen Freundinnen Manuela und Flavia, die ihr mit Sicherheit aus dem ein oder anderen Video kennt.

Meinem Mann bin ich natürlich unendlich dankbar dafür, dass er mich immer liebevoll unterstützt. Und meinen Kindern. Einfach dafür, dass sie da sind. Ohne sie gäbe es weder meine YouTube-Videos noch dieses Buch. Ich bin unendlich glücklich, dass ihr in meinem Leben seid.

Und dann, ja dann bedanke ich mich von Herzen bei euch Mamas! Ihr habt mich so sehr inspiriert, mir durch eure zahlreichen Kommentare Anregungen gegeben und mich mit euren liebevollen Zeilen tagtäglich unterstützt und bestätigt in dem, was ich tue. Und das bis heute und jeden Tag. Ihr Lieben, eure herzlichen Nachrichten und eure liebevolle Unterstützung bedeuten mir jeden Tag aufs Neue sehr, sehr viel. Ihr seid mir im Laufe der Zeit richtig ans Herz gewachsen, schön, dass es euch gibt.

Alles auf einen Blick

STICHWORTREGISTER